U0802693

颈椎外科手术图谱

Atlas of Cervical Spine Surgery

声 明

出版社和作者对因使用本书材料而造成的一切个人损失、损伤或财产的损失不负责任。这些责任应由治疗的实施者承担，因为他们有义务根据自己的专业知识和对病人情况的了解选择最佳的治疗方案。

颈椎外科手术图谱

Atlas of Cervical Spine Surgery

原著

Mark R. McLaughlin,MD

Regis W. Haid, Jr.,MD

Gerald E. Rodts, Jr.,MD

绘图

William Winn,MS,FAMI

译者

韦　峰　党耕町

审校

党耕町

北京大学医学出版社

Atlas of Cervical Spine Surgery
Mark R. McLaughlin; Regis W.Haid, Jr; Gerald E. Rodts, Jr
ISBN-13: 978-0-7216-9429-0
ISBN-10: 0-7216-9429-2
Copyright © 2005 by Elsevier Limited. All rights reserved.

Authorized Simplified Chinese translation from English Language edition published by the Proprietor.
978-981-259-754-0
981-259-754-9

Elsevier (Singapore) Pte Ltd.
3 Killiney Road, #08-01 Winsland House I, Singapore 239519
Tel: (65)6349-0200, Fax: (65)6733-1817
First Published 2005
2007 年初版

Simplified Chinese Translation Copyright © 2005 by Elsevier (Singapore) Pte Ltd and Peking University Medical Press. All rights reserved.

Published in China by Peking University Medical Press under special agreement with Elsevier (Singapore) Pte Ltd. This edition is authorized for sale in China only, excluding Hong Kong SAR and Taiwan. Unauthorized export of this editon is a violation of the Copyright Act. Violation of this Law is subject to Civil and Criminal Penalties.

本书简体中文版由北京大学医学出版社与 Elsevier (Singapore) Pte Ltd. 中国境内（不包括香港特别行政区及台湾）协议出版。本版仅限在中国境内（不包括香港特别行政区及台湾）出版及标价销售。未经许可之出口，是为违反著作权法，将受法律之制裁。

北京市版权局著作权合同登记号：图字：01-2006-6937

图书在版编目（CIP）数据

颈椎外科手术图谱 /（美）麦克劳林（McLaughin, M. R.），（美）哈维德（Haid，R. W. ），（美）路兹（Rodts, G. E. ）著；韦峰，党耕町译. —北京：北京大学医学出版社，2007.1
书名原文：Atlas of Cervical Spine Surgery
ISBN978-7-81116-094-9

Ⅰ. 颈… Ⅱ. ①麦… ②哈… ③路… ④韦… ⑤党…
Ⅲ. 颈椎—脊椎病—外科手术—图谱
Ⅳ. R681.5-64

中国版本图书馆 CIP 数据核字（2006）第 039525 号

颈椎外科手术图谱

原　　著：Mark R. McLaughlin; Regis W. Haid, Jr; Gerald E. Rodts, Jr
主　　译：韦峰 党耕町
出版发行：北京大学医学出版社 (电话：010-82802230)
地　　址：(100083) 北京市海淀区学院路 38 号 北京大学医学部院内
网　　址：http://www.pumpress.com.cn
E-mail：booksale@bjmu.edu.cn
印　　刷：北京佳信达艺术印刷有限公司
经　　销：新华书店
责任编辑：冯智勇　　**责任校对**：王怀玲　　**责任印制**：郭桂兰
开　　本：889mm × 1194mm　1/16　**印张**：16.5　**字数**：259 千字
版　　次：2007 年 1 月第 1 版　2007 年 1 月第 1 次印刷
书　　号：ISBN 978-7-81116-094-9 / R・094
定　　价：85.00 元
版权所有，违者必究
（凡属质量问题请与本社发行部联系退换）

译 者 前 言

三位脊柱外科专家，集他们几十年的经验，用绘图和少许注解的方法，介绍了他们怎样做颈椎手术的经验。内容涵盖了当前所有常用的枕颈、上颈椎、下颈椎、颈胸段的内固定、植骨融合和减压的手术方法。对23种手术方法，分章节介绍了每一种手术的步骤、操作技巧、技术难点和容易发生错误的地方。

目前颈椎病与颈椎损伤的外科治疗在我国普遍开展。我认为本书对于青年骨科医师、脊柱外科和神经外科医师颇有实用性。堪为一本工具书、参考书和教科书。

我们阅读此书，从中学习了许多。愿与同道们分享。由于文字水平所限，谬误之处在所难免，希望批评指正。

感谢北京大学医学出版社鼎力支持，使译本能早日奉献读者。

党耕町

2006-10-9

原书前言

本书不讨论适应证和治疗选择，不是颈椎外科的专业论著，也不是综合论述。而是介绍作者们在治疗颈椎疾患时所采用的一些技术。它是一本简要介绍“我们怎样做的”图谱。

本书汇集了三位作者的点滴技巧，这是我们过去多种治疗颈椎疾患的经验。我们不断完善我们的技术，以动态的记载观察至今，并以更新的完美技术修正它们，与此同时，我们对颈椎疾病也了解了更多。

我们着重用插图展示手术步骤和介绍相关技术，以及我们喜欢使用并获得成功的产品。由其他有经验的脊柱外科医生所介绍的一些更好的或者类似的产品和技术，我们也作了介绍。

我们崇信颈椎外科的先驱者们，他们包括Ralph Cloward，Wolfgang Caspar，Volker Sonntag，Alan Crockard等，他们是我们的开路先锋。他们的聪明才智和知识的积累，通过演讲、指导和学术系统性对我们一代所产生的影响间接地为本书作出了贡献。在本书中可以看到上述大师们对我们的影响。

本书在编排上，对某一特殊的技术可以作为单独的课程，如果读者愿意，也可以彼此结合，作为连续的课程。章内的插图常常以先后次序排列，以便读者阅读。

我们讨论的焦点主要在颈椎退变性疾病，但所介绍的主要技术也可以用于创伤和肿瘤的治疗。一位聪明的外科医生曾说：“当你在某一病例中处于困境时，常常是因为你没有充分地暴露”。我们坚信，适当暴露和松解技术是任何颈椎手术成功和减少术后并发症的重要环节，这便是为什么我们在所有章节中都强调这个重要的概念的理由，这就便于采用先进的融合技术。

本书的第一部分涵盖了颈椎前路由上到下的手术，由经口技术至颈胸联接部的手术技术。也包括在一些章节中介绍那些少见的处理上较为困难的特殊技术。

本书的第二部分，包括多种后路手术的途径、内植物安装。也包括一些特殊的、少见的困难情况，它需要一些一般脊柱外科医生还不熟悉的、更为困难的技术。最后一部分介绍颈椎的关节成形术。

本书主要针对那些想扩展有关脊柱疾病治疗知识的脊柱外科医生、对脊柱外科有兴趣的住院医生和进修医生。同时也有助于其他专业的医生（如医生助理、护士、手术助理）更好地了解脊柱手术。

没有一个奉献的团队本书是不能完成的。首先，我们感谢医学绘图师，Bill Winn，毫不犹豫地承担本书中的任务。Bill 花费大量时间创作了本书大部分插图，对每一幅图，在解剖学、可视性以及美学的角度作了反复修改。以真实的范例，常见的疾病形态，而非正常的解剖图谱来展示外科手术步骤是本书最独特之处。Mr. Winn是善用图画讲故事的大师，本书就是他不断追求完美的纪念碑。

其他许多作者以他们的技术支持、建议和鼓励为本书作出了贡献。特别感谢我们的编辑，Rebecca Schmidt Gaertner，他耐心地制订了出版计划，并使之顺利进行。

我们衷心希望本书能为我们的年轻医生提供帮助，通过他们为病人奉献优秀的外科治疗，使病人减少痛苦，尽早康复。

Mark R. McLaughlin, MD
Regis W. Haid, Jr., MD
Gerald E. Rodts Jr., MD

原书序一

作者们对颈椎前路和后路手术技术作了很好的讨论和图示说明。本书对术前、术后和诊断方面提供了优秀的外科插图。多数章节中，对术中特别疑难的技术难点以“常见错误”为题作了提醒和说明，并且单列两章，对颈椎后路手术、前路手术中可能遇到的少见情况作了介绍，这是本书突出的特点。我认为这两章特别有用。对每一种手术，从口腔径路至颈胸段后路融合，依操作步骤的顺序逐步作了介绍。并透彻地描写了常用的手术技术，如后路钢丝固定技术、椎板切除、后路椎孔开窗技术。也包括了未来的人工椎间盘技术，并一步一步地介绍了颈椎人工间盘置换技术。总之，我认为这是一本介绍颈椎手术技术的好书。对住院医生、进修医生和青年神经外科医生在学习和掌握颈椎前、后路手术技术方面，本书将有极好的帮助。

Volker K. H. Sonntag, MD
Phoenix, Arizona

原书序二

一本值得拥有的外科教科书有一些重要特点。**可用性**：它必须坚持基本原理的一致性。**权威性**：必由知名外科医生编写。**实用性**：必以容易吸收的形式传递重要信息。

McLaughlin，Haid 和 Rodts 医生用图谱的方式阐述颈椎的手术达到上述三"性"的目标。他们直接地告诉读者这本书写什么，不写什么。在第一章中明确地说，他们的目的是在介绍"我们是怎么做的"。每一章都以标准的外科技术为基础，结合了他们的宝贵"经验"和"教训"。

在基本原理的一致性方面，我有几点看法。首先，章节的版面排序及其内容必须连贯和一致。本书符合这一原则，它以图绘关键手术步骤为主，附带简练的文字说明、暗示和提醒，巧妙地编排，实现其连贯和一致性。而非简单、机械地堆积在一起。伟大的教师有坚实的综合知识，谦虚、不断地自我学习，以及启发他人的能力。William Butler Yeats曾说过，"教育不是填鸭，而是点亮的火把"。三位作者都是这样的著名教师。

如果不是著名的外科医生所著，本书还有阅读的价值吗？我们都了解"真知源于实践"，作者们都有多年的实践，并把自己的经验奉献在书中。他们的解剖知识和技术才能尽人皆知，并且在本书中得以展现。书中的"常见错误"让我们注意Ralph Waldo Emerson 的警告，"聪明人善于从别人的错误中学习，而傻瓜则只关注自己的。"

最后，本书是一本实用的外科教科书，它给读者以特定的、易懂的、并可快速查阅的信息，告诉人们常用的外科手术如何安全和成功地进行。本书特别适用于医学生、住院医生和这一水平的医生，书中的"手术技巧"和"常见错误"有更大的价值，它将吸引那些更有经验的外科医生。本书最引人注目之处在于其实用性。与Petronius在 *The Satyricon*（Circa 66 CE）中的声明（即"我们可以确定，在学校中产生的那些愚笨青年的原因就是没有接触每日生活中有用的活动"）相反，读者们将在每次颈椎手术中实践从本书获取的实用信息。本书不会制造"愚笨"者。

Richard G. Fessler, MD
Chicago, Illinois

目录

第1章

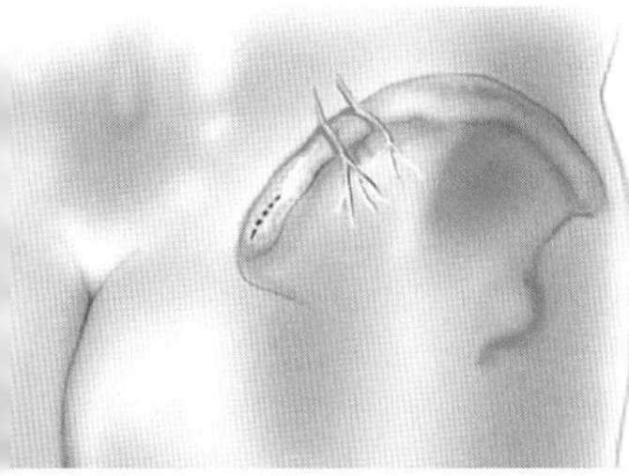
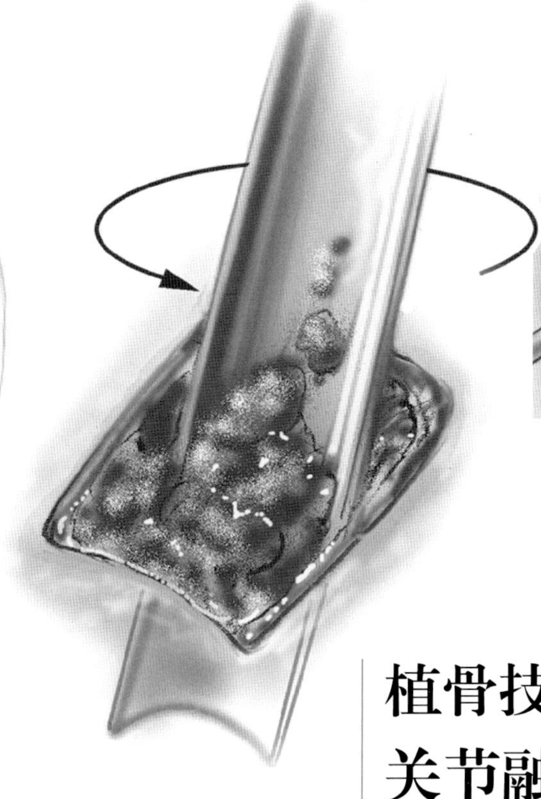
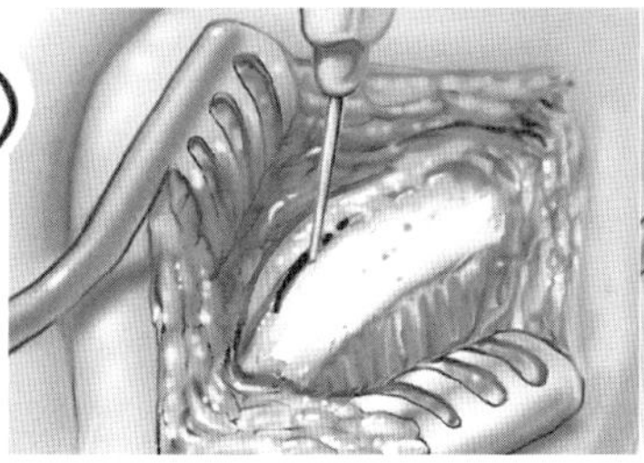
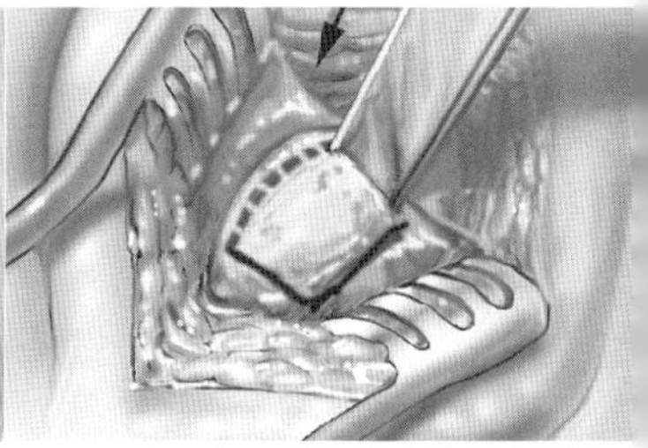

植骨技术：关节融合的概论与原则

植骨技术

我们习惯在后方融合时用自体骨或骨形态发生蛋白（BMP）来加强融合效果。尽管可以从手术局部如棘突获得一些骨质，但因多为皮质骨，所含的细胞和BMP很少，因此质量较差。经验告诉我们，自体骨能够显著提高后方融合率。相反，前路则可以应用异体骨，因为前方无论用什么植骨其融合率都很高。对于有假关节形成风险的病人，如有长期吸烟史或前次融合失败者，我们多使用前路自体髂骨植骨或加用BMP。

自体肋骨也是一种很好的植骨来源，可以应用于后路手术加强融合效果。枕颈固定融合术中可以用摆锯将肋骨从中劈开铺在去除皮质骨的植骨床表面，肋骨特有的弧形线条非常适于枕颈融合。本章将讨论三种获得自体骨块的方法：

- 髂后上棘取骨
- 前路取骨技术
- 肋骨取骨

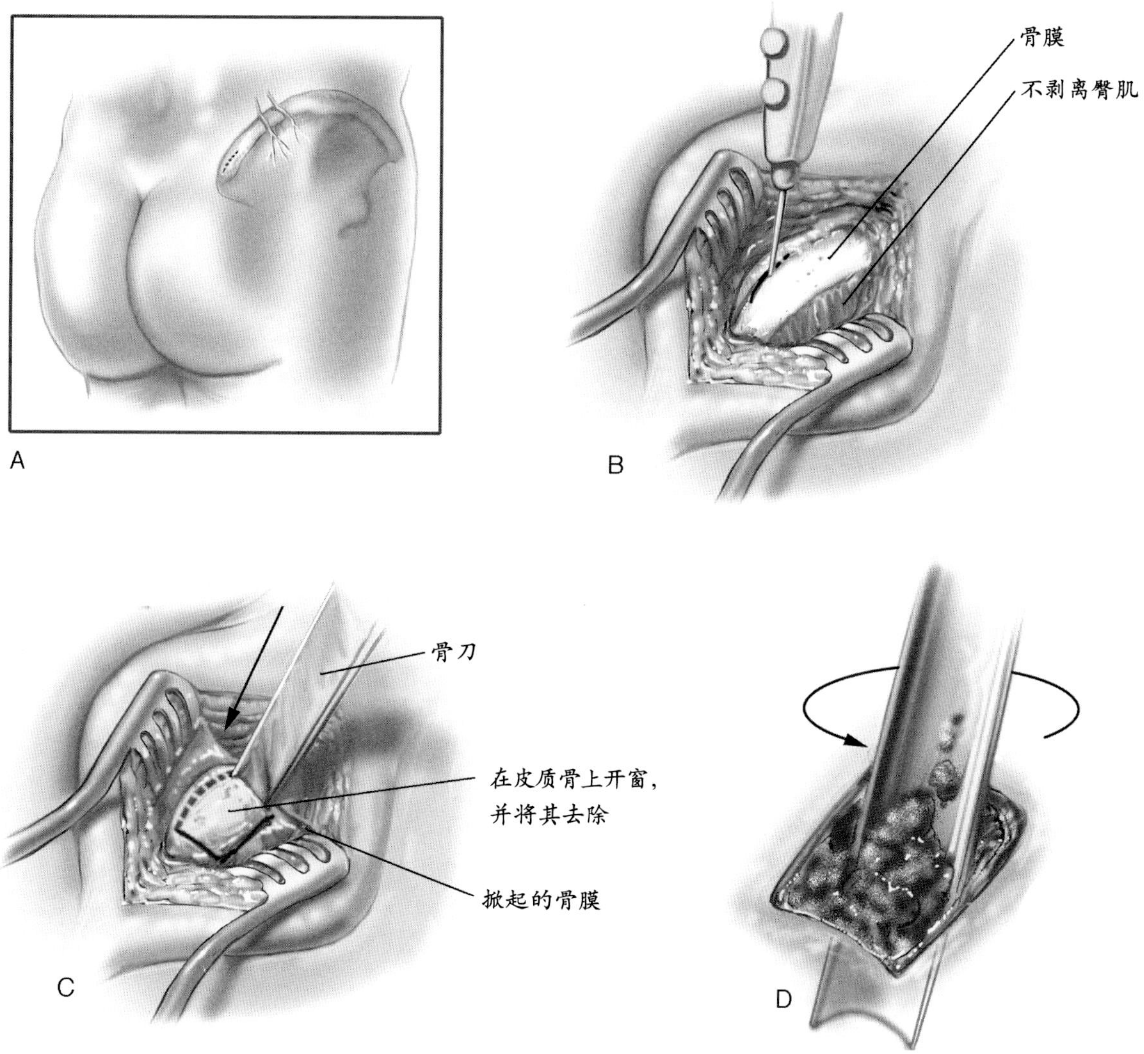

髂后上棘取骨（图 1-1，1-2 和 1-3）

图 1–1，A ~ D. A，后路手术需要植骨时，可以从髂后上棘取骨。触摸确定髂后上棘的位置，单独消毒铺巾。在髂后上棘表面做长约 2 ~ 3cm 的切口，恰于臀上神经之内侧。此入路可以获得近 30cc 的自体碎骨。**B，**切开皮肤、皮下直至髂后上棘。骨膜下剥离，用单极电刀和骨膜起子暴露髂骨翼表面的皮质骨。因为仅需显露髂嵴的上表面，因此须小心避免损伤臀肌。减小对臀肌的损伤会减少术后取骨区的疼痛。**C，**充分显露髂后上棘后，用骨刀在皮质骨表面开一个矩形的窗。去除骨窗的皮质骨后，就可以在不损伤臀肌的情况下获得自体松质骨了。此项取骨技术由脊柱外科的先驱 Ralph Cloward医生开创，称之为“puka方式取骨”（Cloward 医生在夏威夷开始应用此项技术，并以当地语言“小孔”形容此技术）。**D，**用弧形的凿子取出髂嵴中的松质骨，最好将骨凿置于松质骨中环形旋转以取出窗内的松质骨。

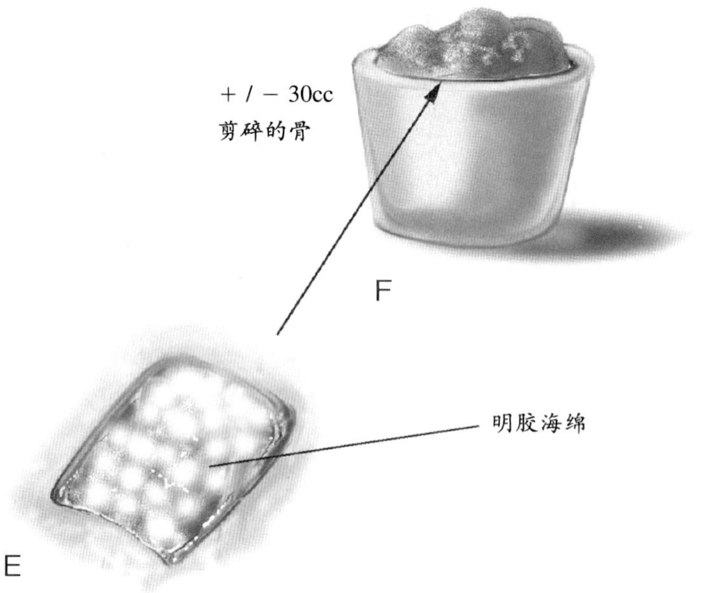

图1–1，E和F. 用这种旋转取骨的方法可以获取大量碎的自体髂骨，同时也可以避免过度剥离髂嵴。此法可获得将近30cc的自体髂骨。取骨后用含有抗生素的盐水冲洗伤口，取骨区填以明胶海绵或用骨蜡涂抹松质骨表面。用可吸收缝线间断紧密缝合筋膜和皮下组织。

图 1-2，A ~ E. 长节段融合时，需要更多的骨量。这时需要扩大髂嵴处的暴露。用骨刀切取皮质骨，用刮匙获取松质骨。可将皮质骨切成条状，以便表面融合之用。此技术的缺点是需要广泛地剥离臀肌，增加了术后取骨区疼痛的发生。

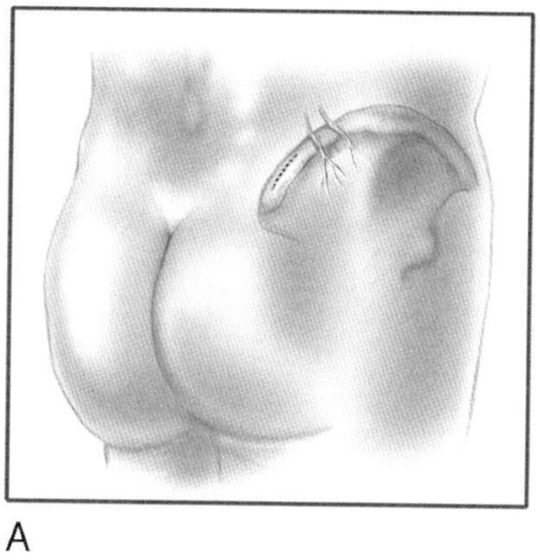

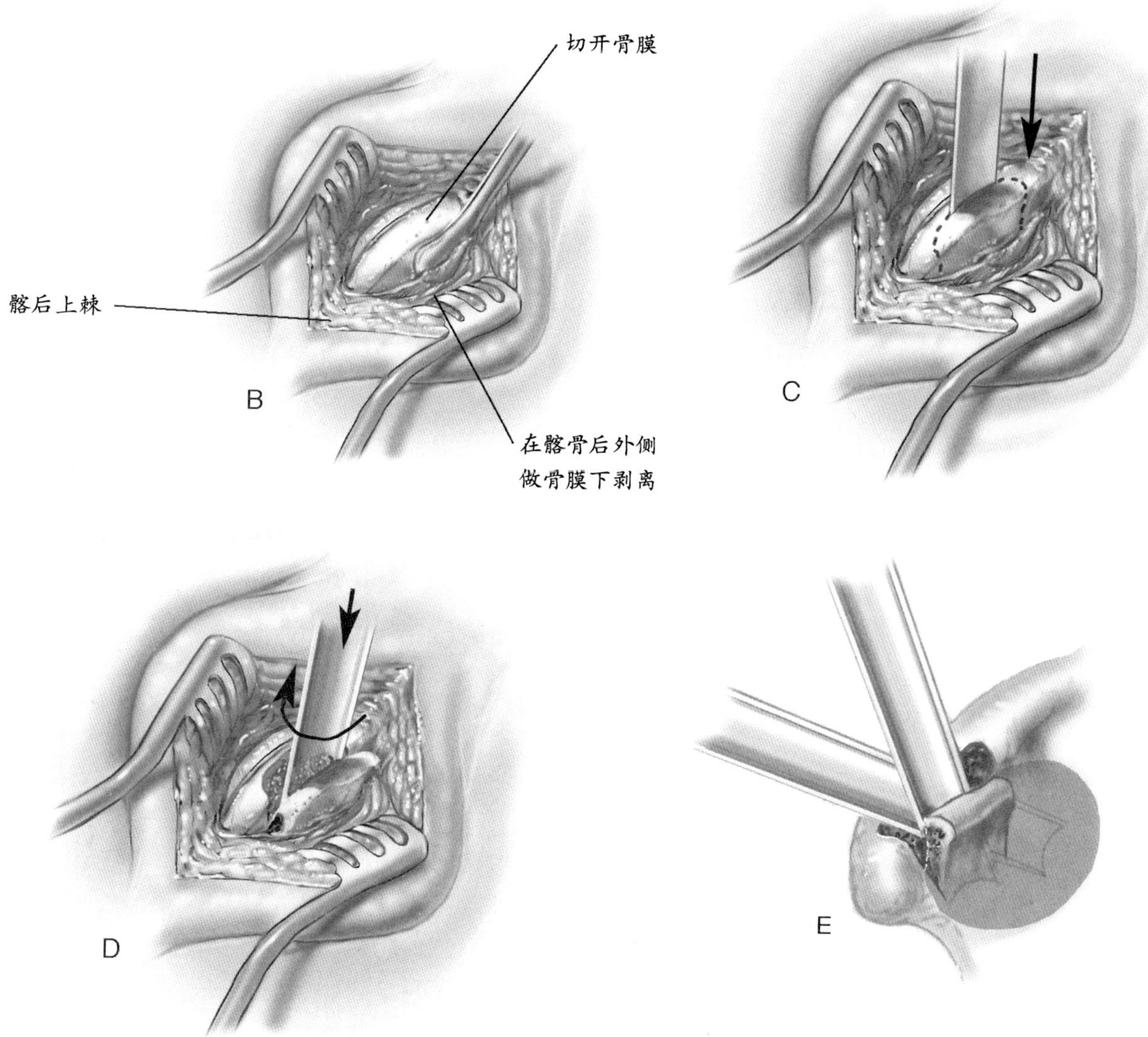

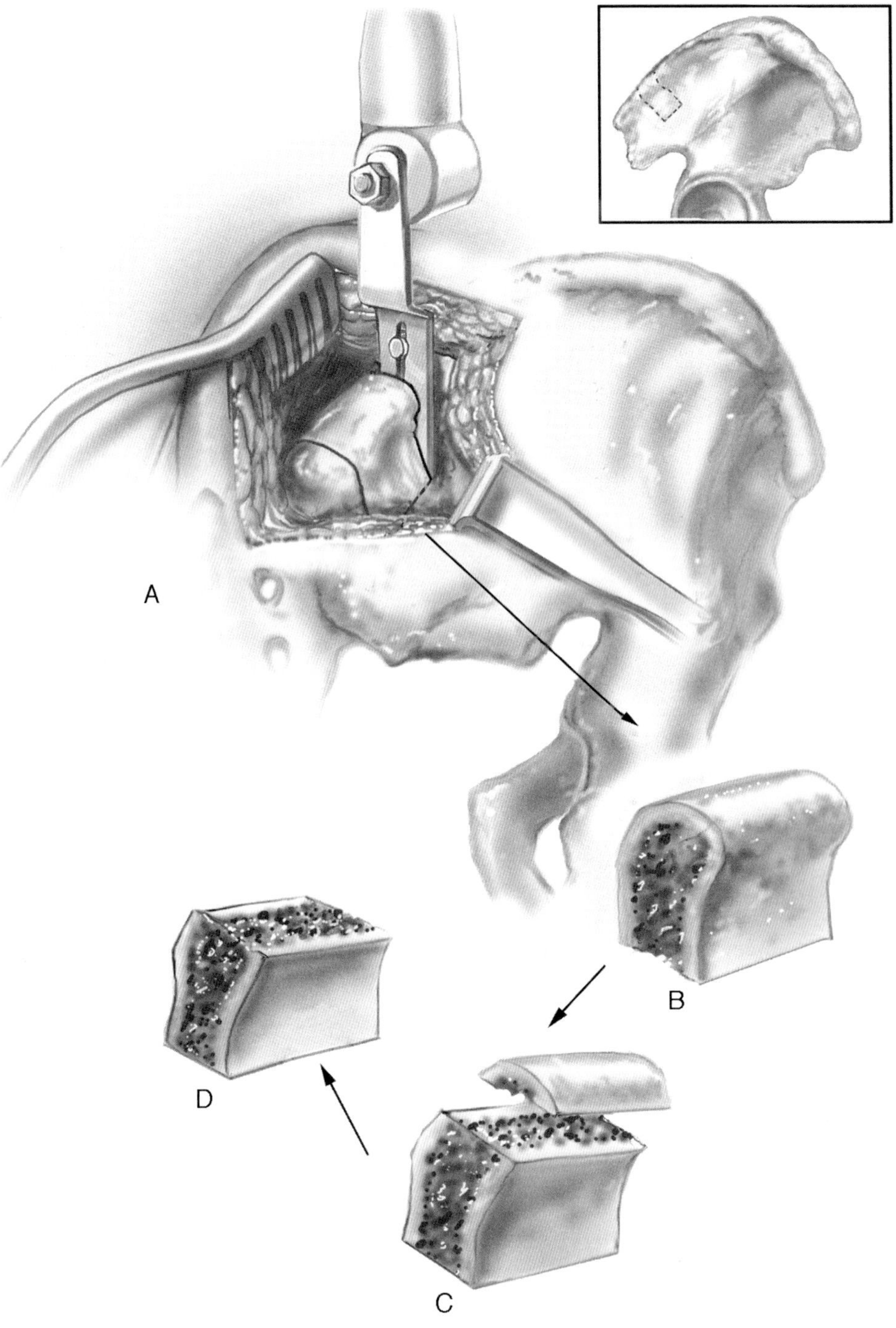

图 1–3，A ～ F. C1–C2 自体骨融合。用于C1–C2融合的植骨块最理想的取骨位置在髂骨翼的更外侧，因为这里髂骨的轮廓更接近C1后弓。用摆锯取出三面皮质骨后去除上表面的皮质做成双面皮质骨。两层皮质分别与 C1 下缘和 C2 上缘相接。使用Sonntag钛缆技术时，为使钛缆与植骨结合成一体，植骨块至少长 4 ~ 5cm。但在使用椎板夹时，植骨块则需短于两侧椎板夹的间距。术者需充分估计植骨块的高度，因此建议取骨可以稍大，而后再做裁剪。最后将裁剪下来的骨块剪碎置于外侧沟。

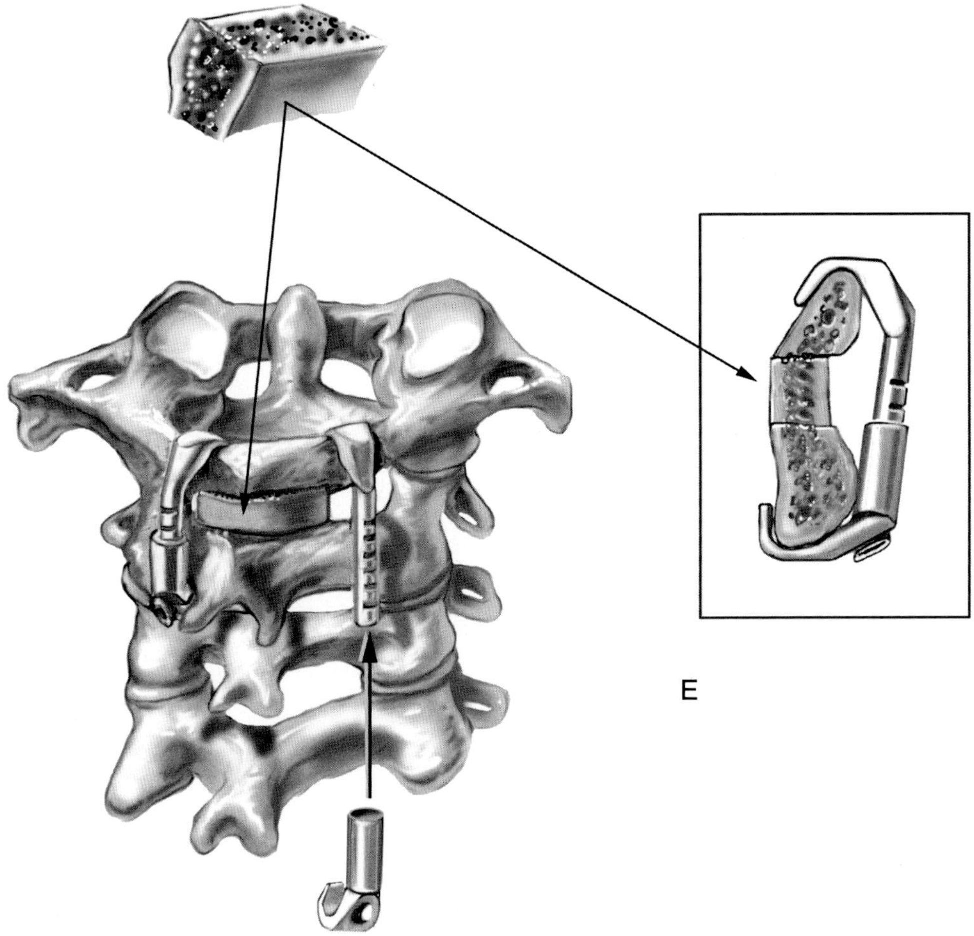

E

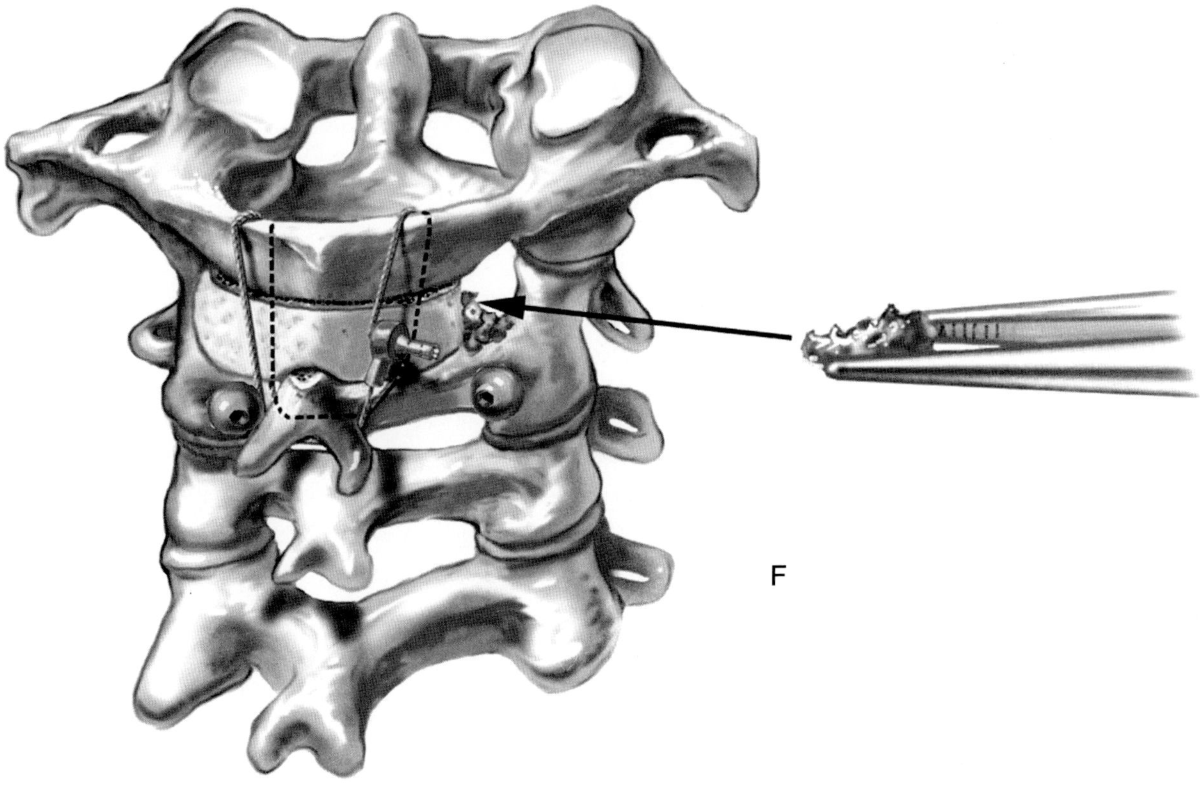

F

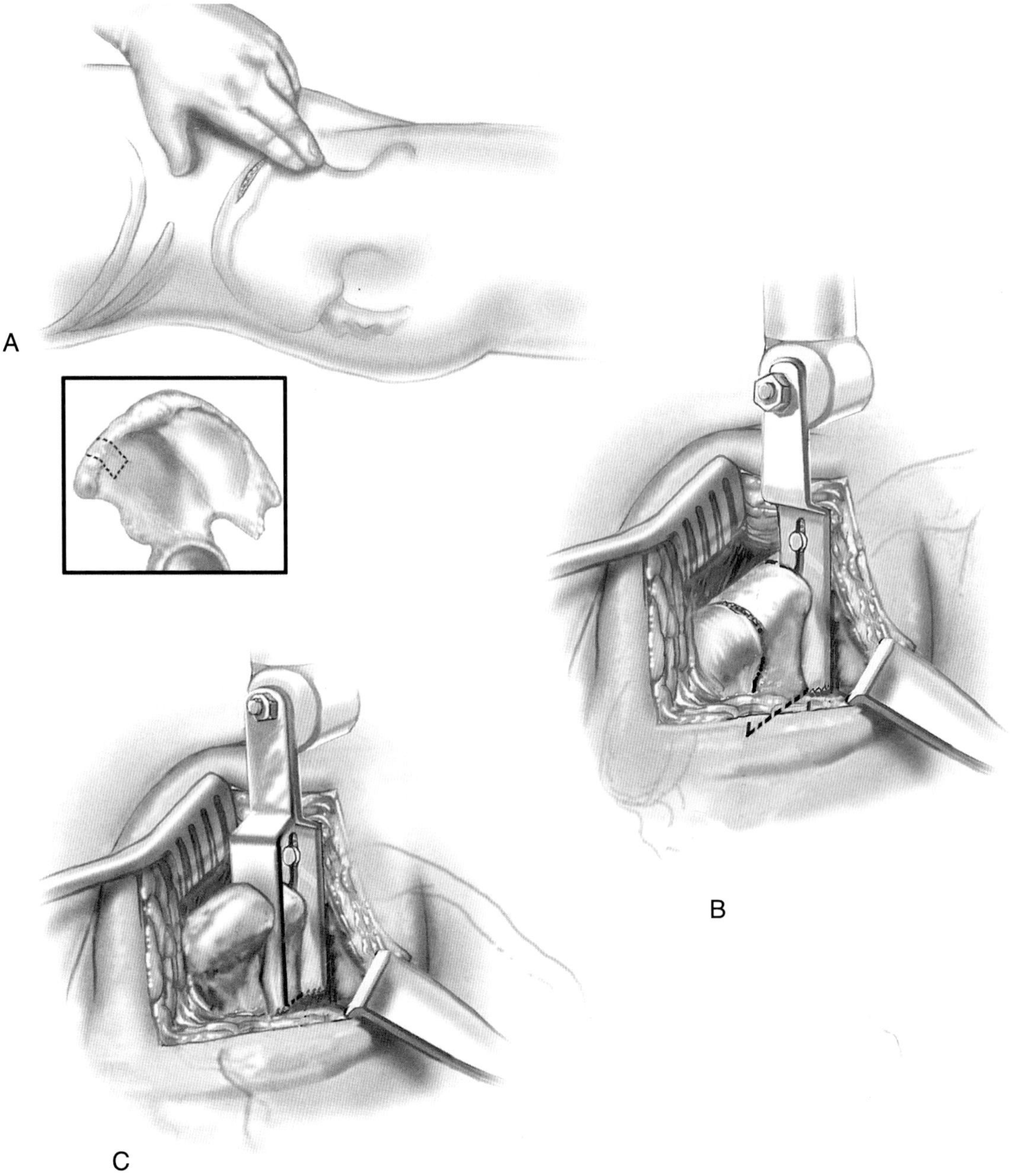

前路取骨技术（图 1-4，A ~ G）

图 1–4，A ~ C. A，病人仰卧位，触诊确定髂前上棘位置。在髂前上棘外侧两横指处做皮肤切口以避免损伤股外侧皮神经或造成髂前上棘撕脱骨折（髂前上棘是缝匠肌的起点）。颈前路单节段植骨融合取三面皮质骨，可做 2 ~ 3cm 皮肤切口。如行椎体次全切，可适当延长切口以取得更大的植骨块。**B，**骨膜下剥离髂嵴，撑开器撑开软组织以充分显露。用卡尺测量要融合的椎间高度。**C，**可选用双刃摆锯，调整摆锯间宽度与所需植骨块高度相同（通常 8~10mm）。我们推荐使用该摆锯，因为它可以确保取得大小适合的骨块。椎体次全切或需要更长的植骨块时，可选用单刃摆锯，根据需要的长度做两次截骨。

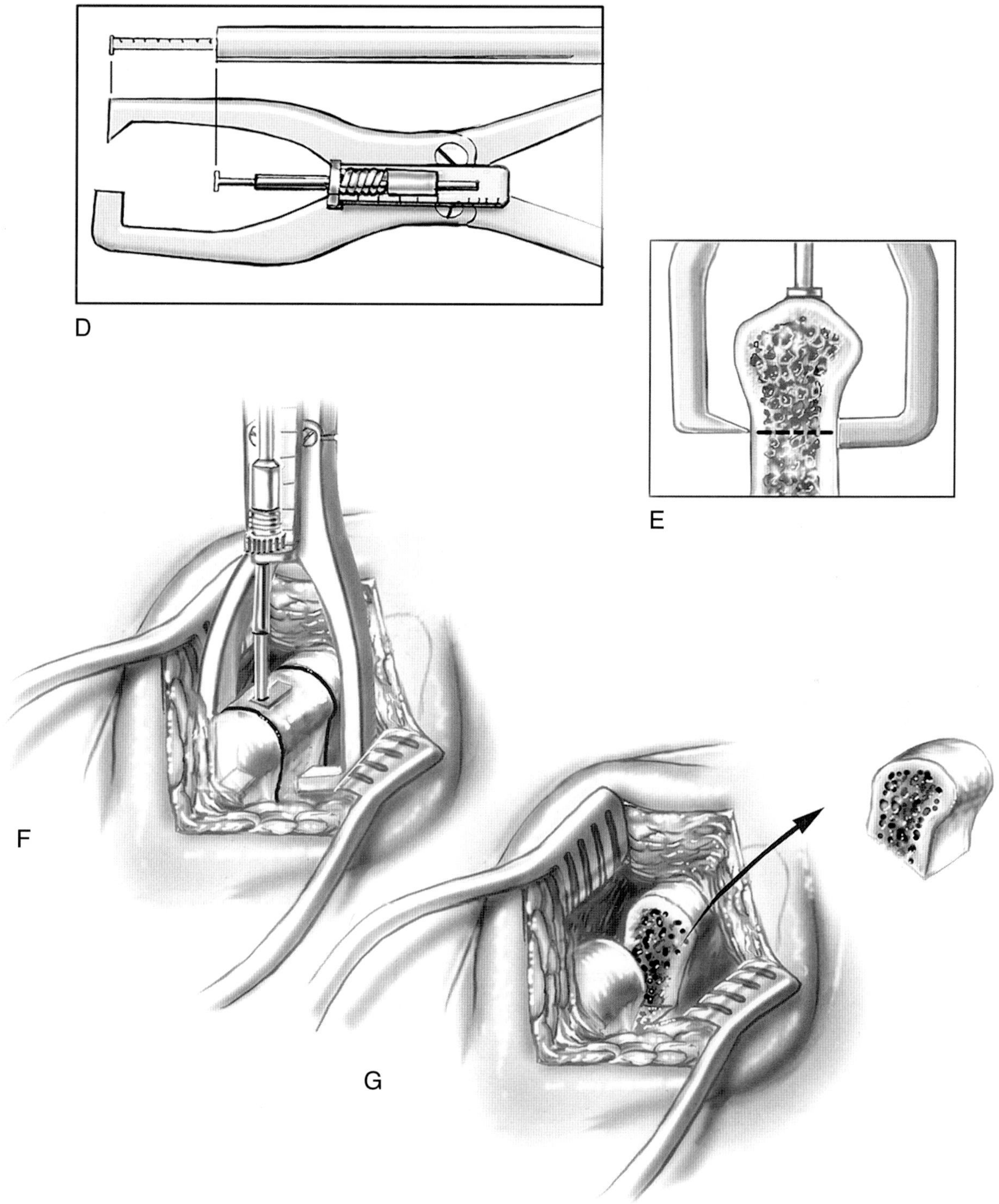

图 1–4，D ~ G. 单节段植骨融合取骨时可选用“bone chomper”（Aesculap，Germany）截断植骨块的底部。我们推荐使用此工具也是因为它能够取出合适深度的骨块。该工具上带有卡尺，能够根据预先测量好的椎间深度调整截骨深度。小心避免伤及筋膜。取骨后将骨蜡涂抹于松质骨表面止血并以明胶海绵填于缺损处。

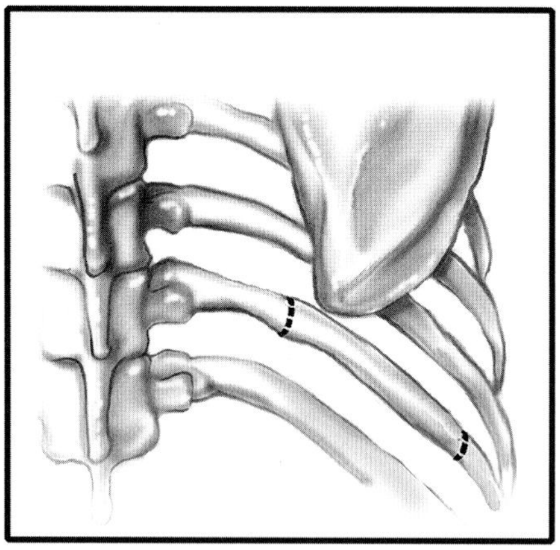

A

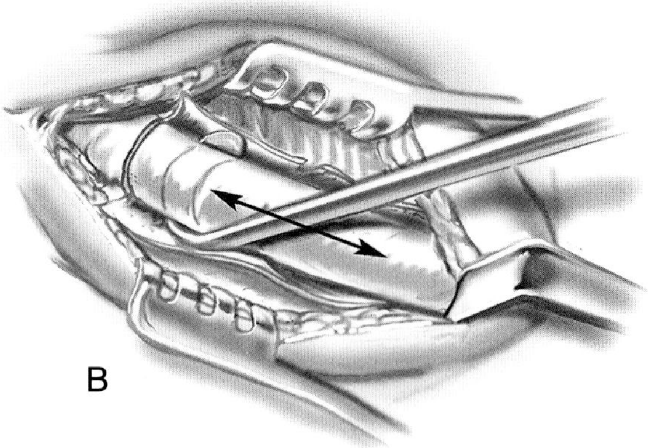

B

肋骨取骨（图 1–5）

肋骨是非常好的植骨来源。肋骨的强度虽然较低，但是融合效率高。肋骨也常用于儿童枕颈融合的植骨材料；并且也可以应用于颈后路环扎术的结构植骨块，但现在我们更倾向于使用钉棒技术。

图1–5，A. 病人俯卧位，在肩胛骨下角处备皮、消毒、铺巾。肩胛骨下方通常是第8肋骨，可作为良好的自体骨来源。触摸肋骨的轮廓，取与肋骨缘平行的切口约5cm。使用Army–Navy皮拉钩可取出长于切口的肋骨。

图1–5，B. 切开皮肤后，直切开肋骨表面的骨膜，用Alexander骨膜剥离子和Doyen骨膜剥离子剥离肋骨骨膜使肋骨与血管神经束分离。肋骨的剥离范围可以远超过皮肤切口的长度以获得更长的植骨块。血管神经束在肋骨的下方，在上述操作中应注意保护。

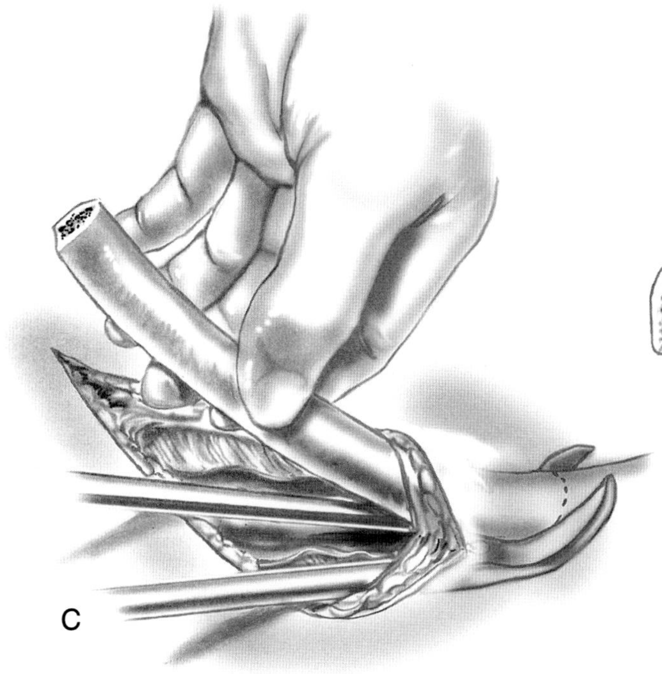

C

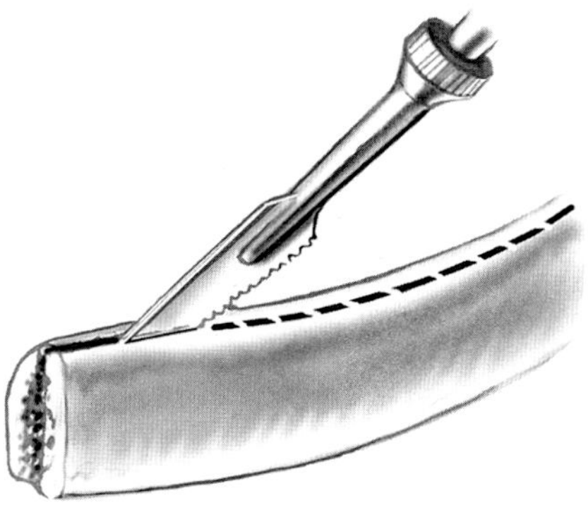

D

图1–5，C. 将肋骨与肋间肌和血管神经束分离后，用肋骨剪潜行于皮下在尽可能的远端截断肋骨。取出肋骨后以骨蜡涂抹断端止血。逐层间断缝合筋膜、皮下组织及皮肤。此操作有造成气胸的风险，因此我们常规在恢复室中拍摄胸片以除外气胸。

图1–5，D. 用摆锯将取出的肋骨从中间锯开。凸侧有松质骨的一半可直接用于颈后路或枕颈区的表面融合。将凹侧有松质骨的一半折成青枝骨折，使之与另一半轮廓相同。肋骨骨块可以用自体髂骨块加强用于颈后部或用钢丝捆绑于关节突或棘突。肋骨可以整块使用，也可以劈开应用。肋骨的自然轮廓非常接近于颈椎的前凸。

常见错误

- 要根据植骨的目的来决定取骨的方式。例如需要用碎松质骨加强后路融合效果时，最好选择髂后上棘取骨。应避免剥离臀肌以减少术后取骨区疼痛的发生。髂后上棘只用来获取松质骨。
- 取自体肋骨后应该在恢复室拍摄立位胸片以确保未发生气胸，因为在取肋骨时会有不经意的胸膜撕裂。

第2章

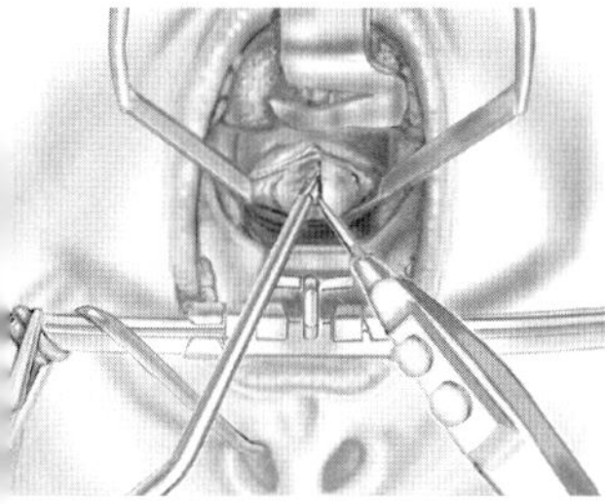

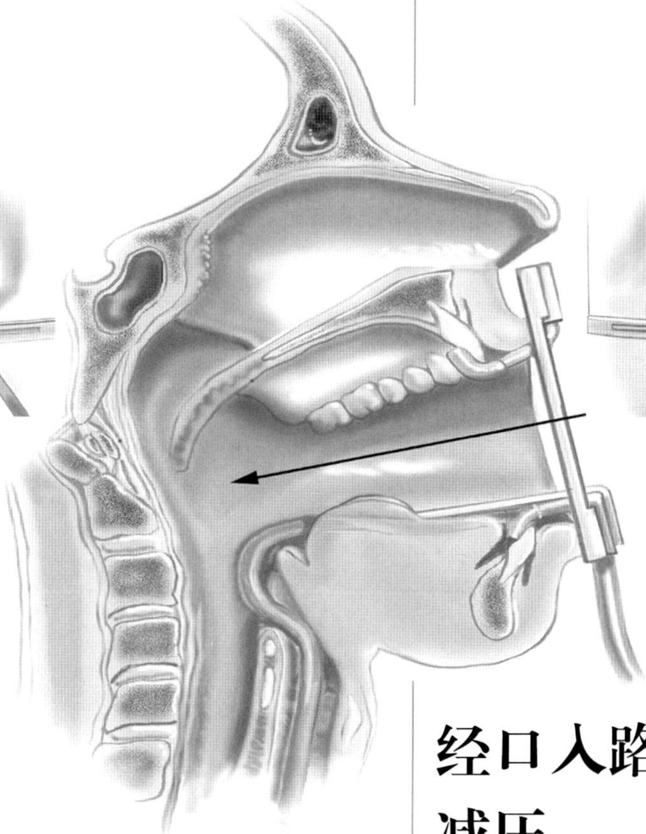

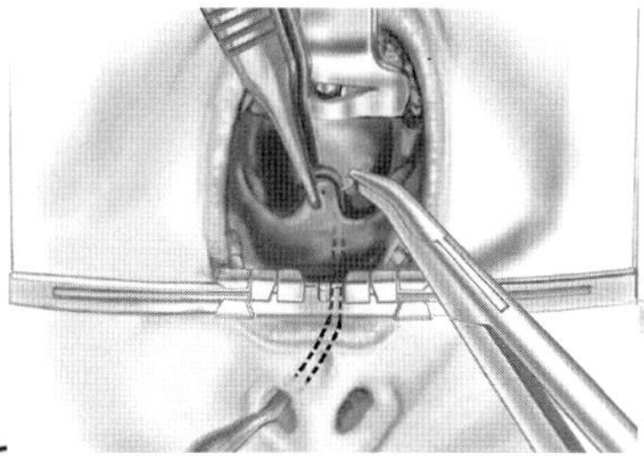

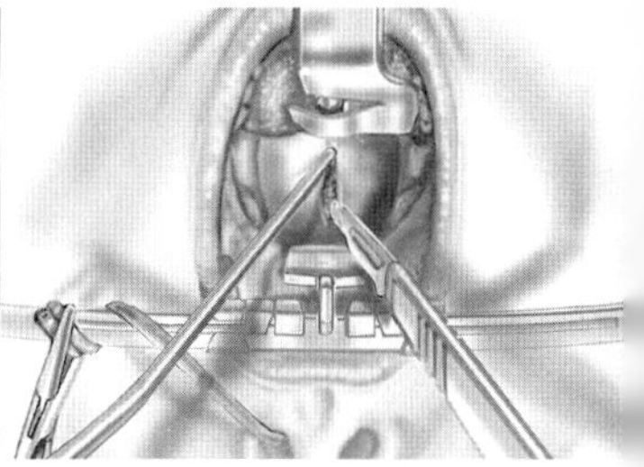

经口入路齿突切除减压

准备行经口减压的病人应该对牙齿进行检查，并且要检查患者下颌张开的情况（尤其对类风湿患者，因为他们的下颌张开往往是受限的）。从经验上讲，经口手术要求下颌至少能够张开2横指。若病人下颌张开严重受限，则需要经上颌骨或经下颌骨入路。在病人挑选合适，撑开器显露清楚的情况下，经口入路通常可以暴露从斜坡到 C2–C3 间隙的范围。

术前准备工作应包括口腔清洁。我们治疗过的一位病人曾发生硬膜外脓肿，原因与口腔卫生极差有关。术前应仔细分析 CT 检查结果以判断有无 C1–C2 旋转。如果存在旋转，椎动脉的位置就会相应向内移位，给手术带来更多危险。

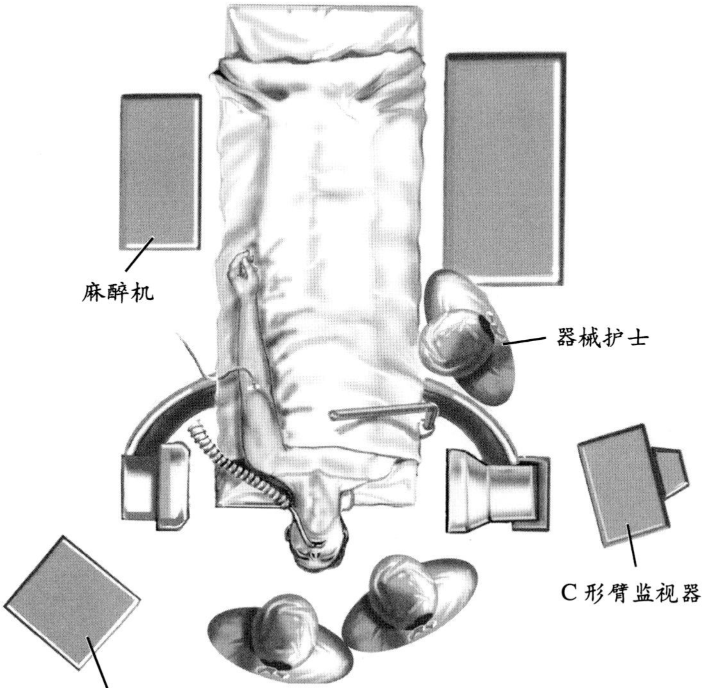

手术室的安排

图2-1. 手术室的设置和病人的体位对于手术非常重要。在气管插管前病人尚清醒时后伸病人颈部，一为保证良好的视野，二为在清醒状态下对过度后伸时的神经系统进行评估。保证病人头部处于旋转中立位。经口入路很少需要行气管切开。术后3天病人在重症监护病房并携带气管插管，将气管插管上的袖囊中气体排空，确认气道通畅之后可拨出气管内插管。因为病人术后头三天需要带气管插管，三天拔管后也难以很快恢复饮食，所以手术中关闭口腔粘膜后可在直视下放置一鼻饲管并妥善固定。术后通过此管提供充分的营养，这对术后伤口愈合非常重要。我们强烈建议术后第一天起即开始鼻饲饮食。围手术期应用大剂量青霉素或克林霉素，术后持续5天。

尽管有时也会监测脊髓功能，但是我们更习惯唤醒试验以观察神经功能有无变化。手术室内所有器具的摆放都要保证术者在有限的空间内使用方便。C形臂、麻醉机、监视器和器械护士的位置都要方便术者操作和观看显示器。显微镜通常放置于病人的左侧，暴露完毕后再撤走。C形臂垂直于病人的身体，手术台下的部分尽量向尾端倾斜以使术者的脚有更多的空间。显示器安置于术者的右侧以使术者清晰地看到深度的变化或减压的情况。也可以使用术中计算机导航系统。

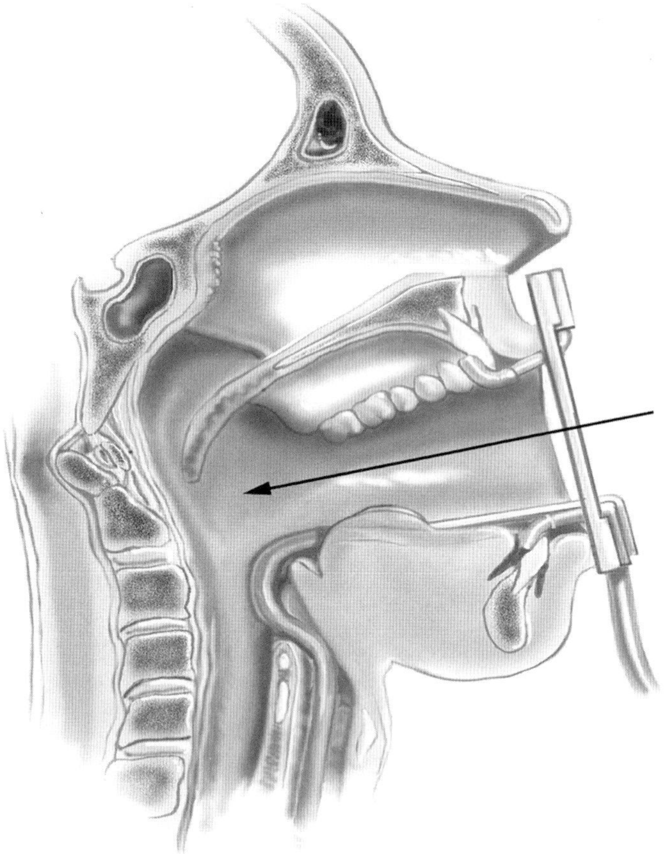

图2–2. 使用Spetzler–Sonntag（Aesculap, Germany）开口器，并用Crockard (Codman)自动撑开器拉开粘膜和咽缩肌。随后将悬雍垂拉向头端暴露头颈交界处。具体方法是，将一条红色导尿管从鼻腔插入口咽，将悬雍垂缝于橡胶管尖端，轻柔地拉紧橡胶管，这时悬雍垂就被拉向上方，从而暴露出从C1到斜坡的广泛区域。尽管还可以用第二个软腭撑开器牵开悬雍垂，但是导尿管仍然必不可少，因为导尿管还有阻止鼻腔分泌物下流的作用。

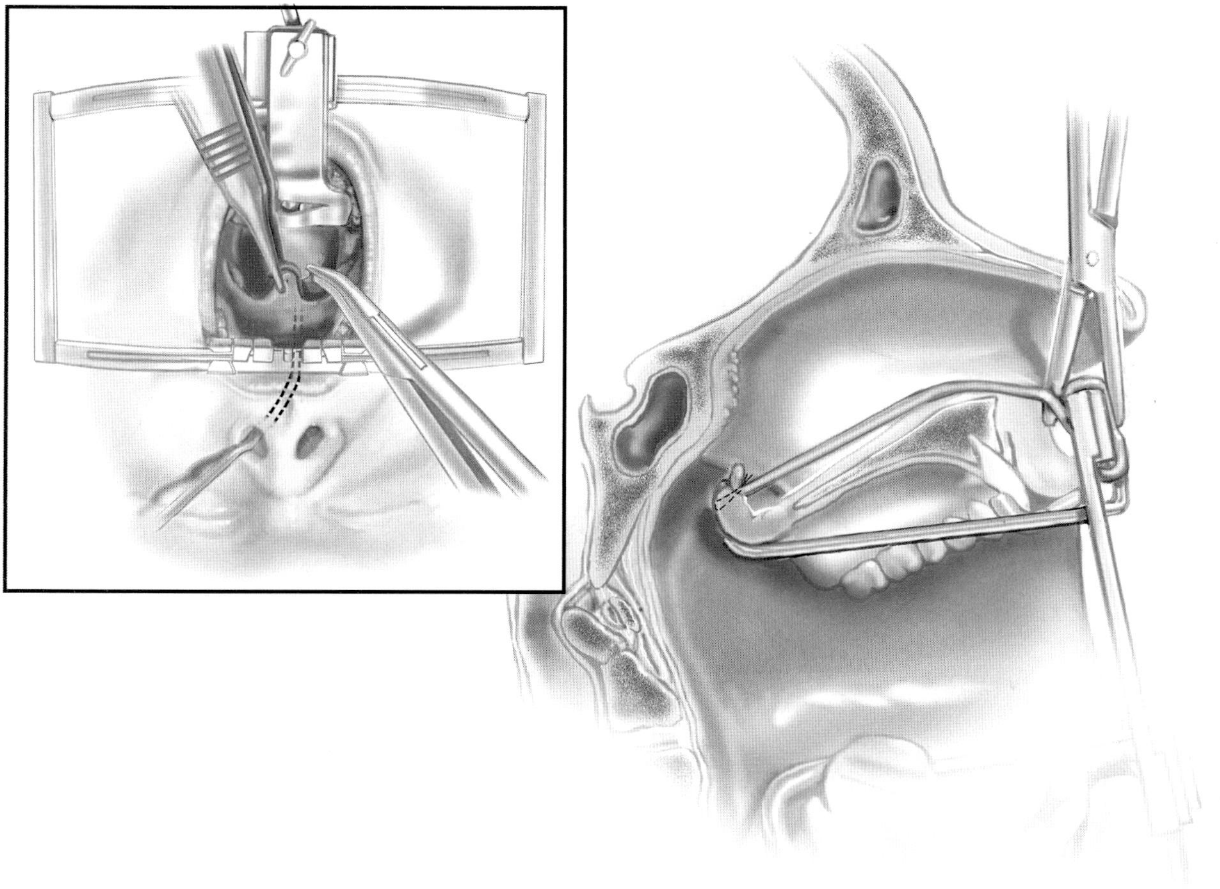

图 2-3. 侧面观，导尿管的一端缝于悬雍垂上，另一端夹在撑开器上。可以再使用一个软腭撑开器，这时C2、C1和斜坡的下部都可以清晰的显露出来了。

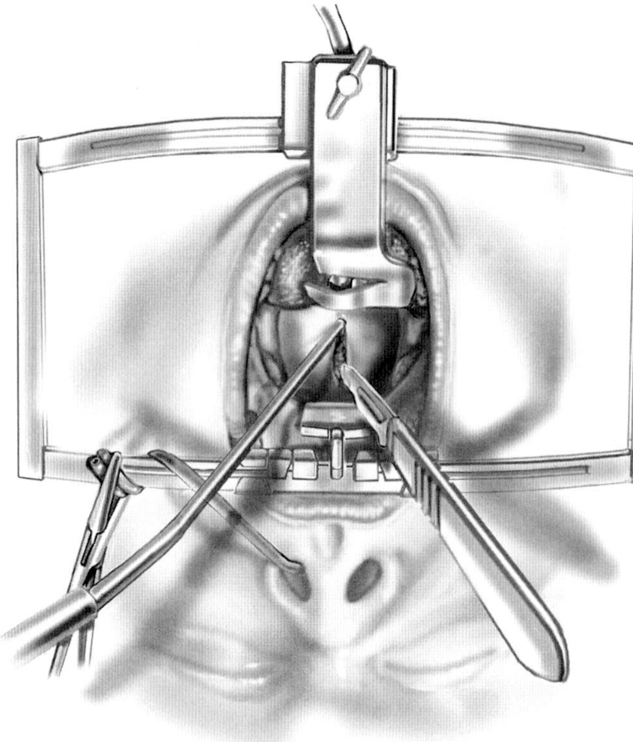

图2–4. 切开前先触摸C1前结节。C形臂再次确认切口位置。用局麻药和肾上腺素浸润切口附近粘膜，在C2和C1前结节表面做正中切口。切开时一定要注意切开粘膜全层，尽可能保护浅层粘膜的完整以便关闭伤口。用吸引器轻轻拉开粘膜，用单极电凝向侧外剥离。因为放入撑开器后粘膜切口会被拉长，所以开始做粘膜切口时可短于需要的切口长度。

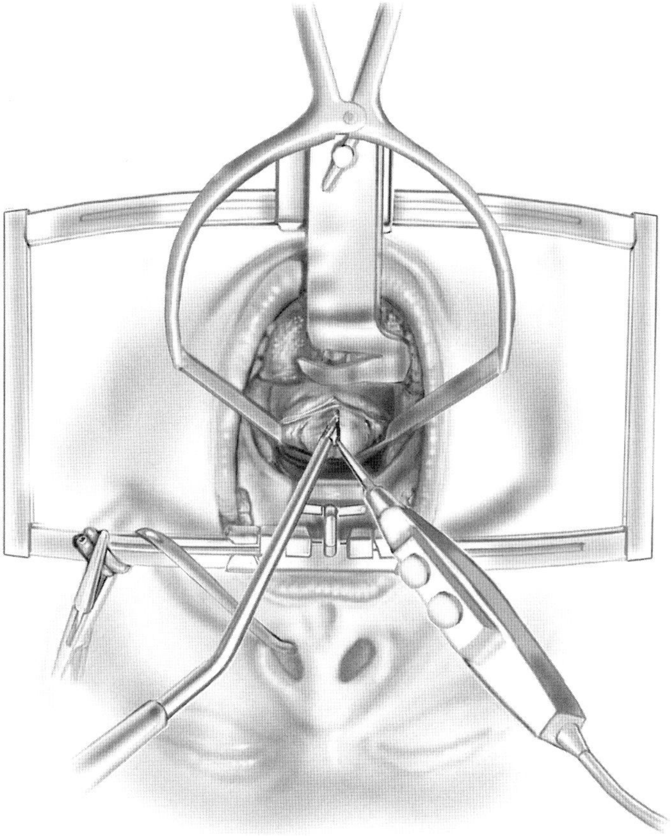

图2-5. 用单极电凝沿C1中线两侧向外各剥离约1cm，沿C2中线两侧向外剥离7.5mm。这样可以充分地显露齿突。剥离完成后用 Crockard 自动撑开器将组织拉向外侧。这样 C1 前结节、C1 前弓两侧的中间部分以及C2的上部就清晰地显露出来了。一边向外剥离，一边撑开撑开器。

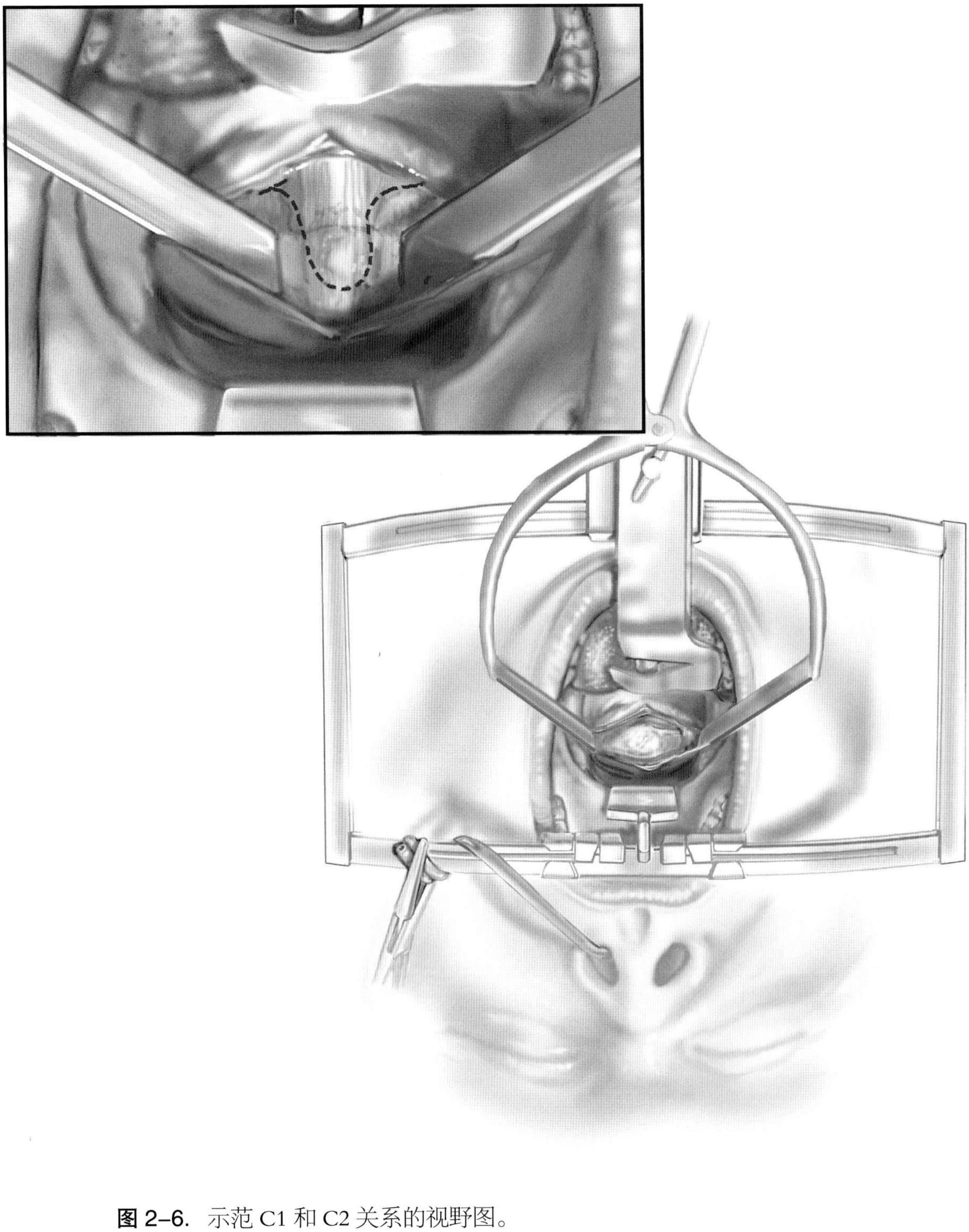

图 2–6. 示范 C1 和 C2 关系的视野图。

图 2–7. 仔细将韧带结构从 C1 表面剥离。向上剥离显露C1前弓上部，向下剥离C1前弓的下部则有助于显露齿突的肩部。

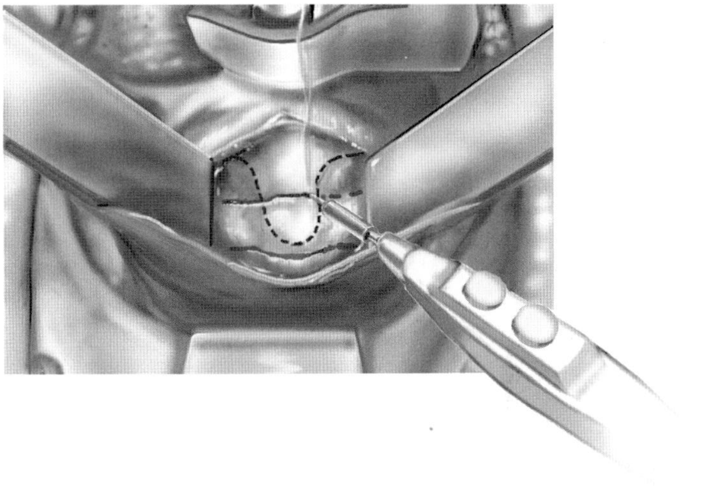

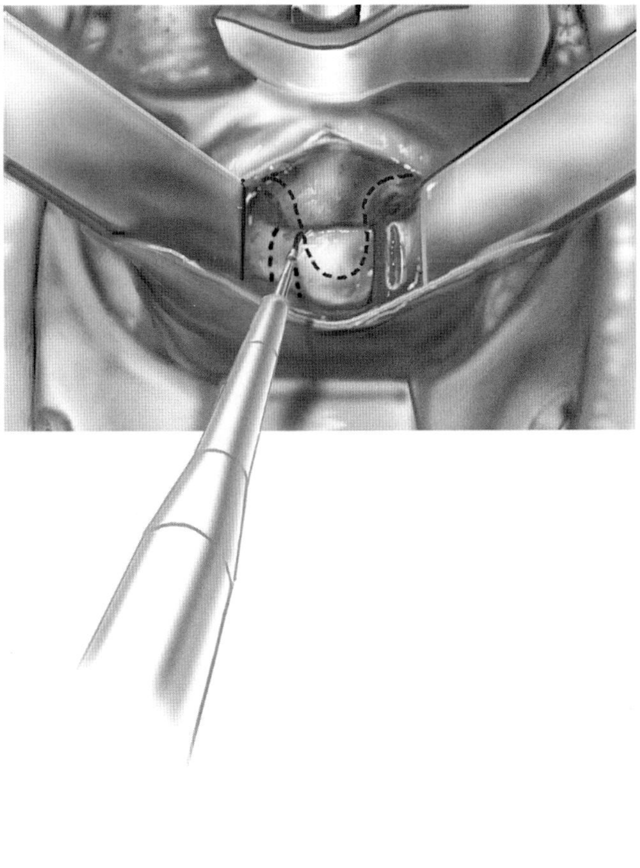

图2–8. 一旦C1前弓的骨性部分显露清楚，即用高速火柴头磨钻在C1前弓两侧开槽、切除或者用needle–nose咬骨钳同样地在前结节两侧开槽切除。这里常见的错误是前弓切除不够广泛。前弓广泛的切除是显露齿突肩部的关键，有助于术者确定解剖标志。

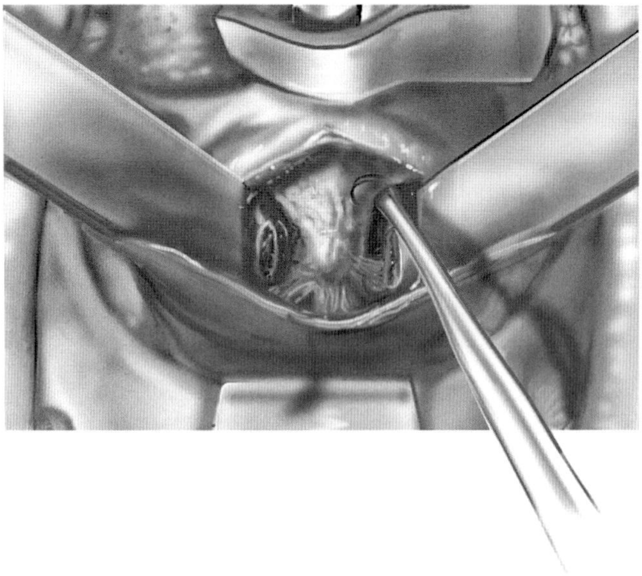

图2–9. 确定齿突肩部。切除C1前弓后，可以清楚地看到齿突。用向前成角的小刮匙沿齿突环形地切断翼状韧带和齿突尖韧带使齿突游离。

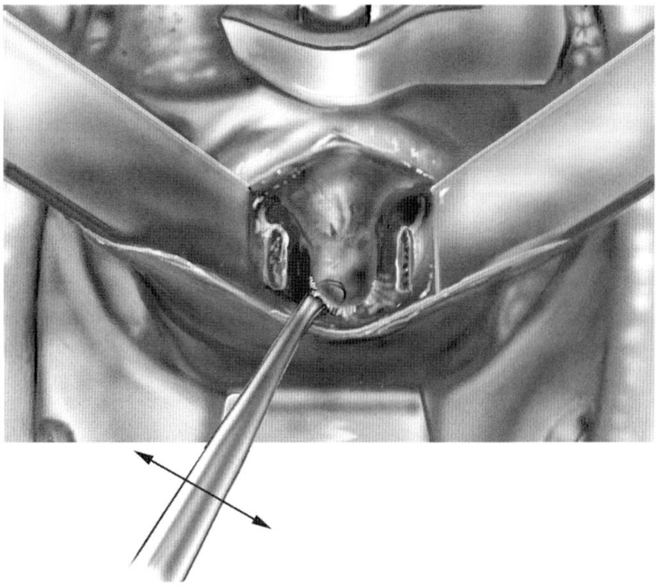

图2–10. 用向前成角的刮匙剥离齿突肩部。切断和齿突相连的所有韧带之后，将刮匙伸到齿突后面，有时齿突可以被活动。轻轻地将齿突背侧抬起以证实刮匙能够完全环绕齿突一周。在用磨钻磨除齿突前将齿突和周围韧带组织游离非常重要（箭头）。如果韧带结构残留，磨除的过程就会造成齿突从基底部的离断。切除和韧带相连的残留骨皮质将比较困难。

图 2-11. 将齿突和周围的韧带组织分离，使用高速磨钻从外向内、从头端向尾端逐步切除齿突。一定要从头端向尾端磨直至基底部，而不是将齿突从基底部横断。这是因为齿突的后面仍有后纵韧带和齿突相连。如果在基底部将齿突横断，残余的齿突就会游离，会给进一步的切除带来极大的困难。因此，我们推荐从头侧向尾侧逐步磨削以避免产生游离的骨块。

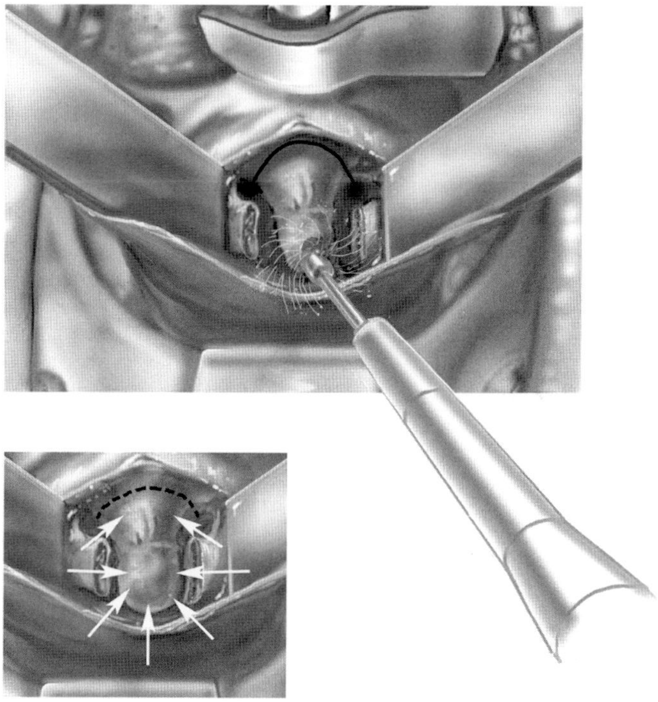

图2-12. 磨除齿突的主体，仅在后壁残留一层鸡蛋壳样的薄层皮质。用带弧度的刮匙将这层骨壳切除。我们称之为“蛋壳技术”。

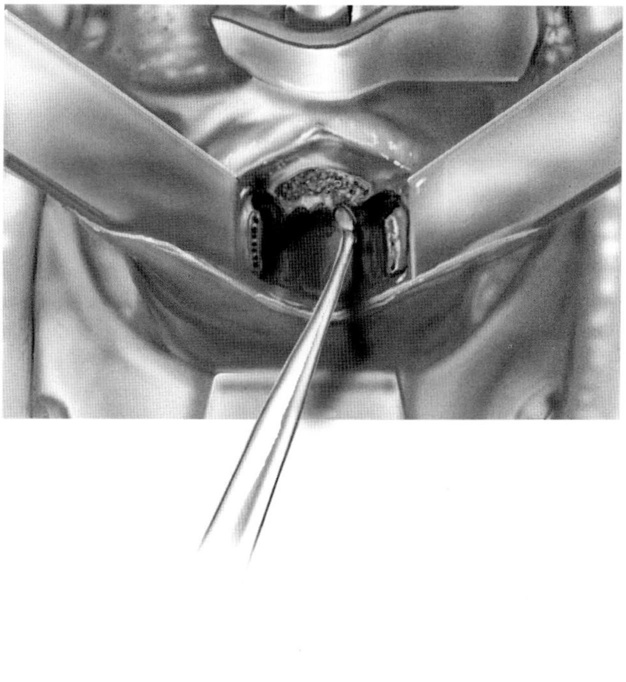

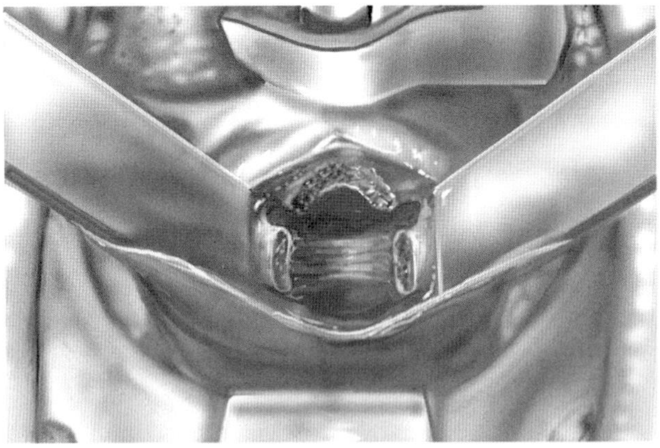

A

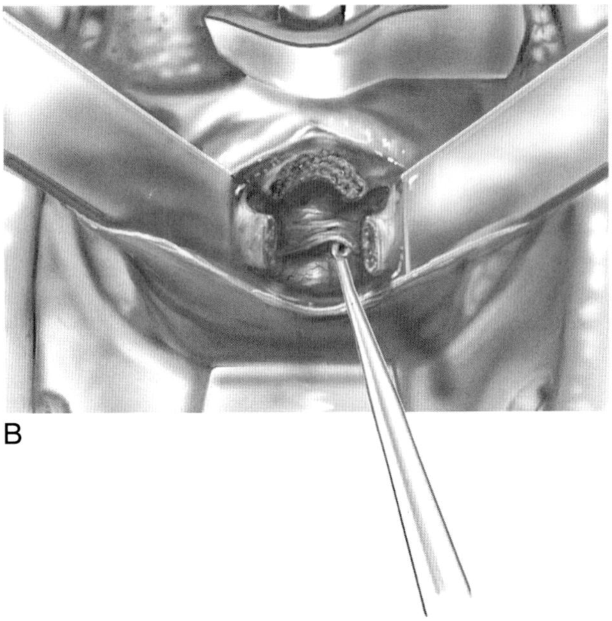

B

图2–13. 去除齿突之后（**A**），即可看见十字韧带（**B**）。C2椎体头侧的部分切除得越多越好，不要认为这没有必要。因为我们经常看到由于C2椎体头侧切除不充分而残留的脊髓压迫。

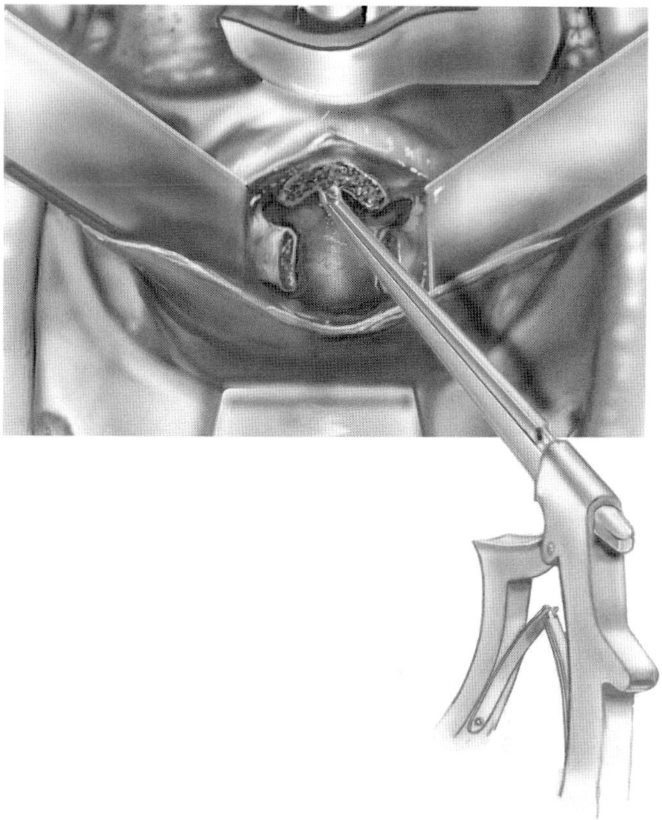

图2–14. 将韧带切除从而暴露出硬膜之后，术者必须决定应该切除多少软组织。有时需要考虑切除一些血管翳。根据C2椎体后方压迫的水平，用椎板咬骨钳潜行切除减压。我们早年的经验是术中减压的程度不如想象得那么充分。绝大多数这些病人的压迫来源于骨性压迫。如果有明显的血管翳，可以用刮匙和椎板咬骨钳切除。但我们认为切除软组织暴露硬膜的收益不足以抵消脑脊液漏造成的风险，因此有时我们仅行骨性减压而保留韧带的完整。

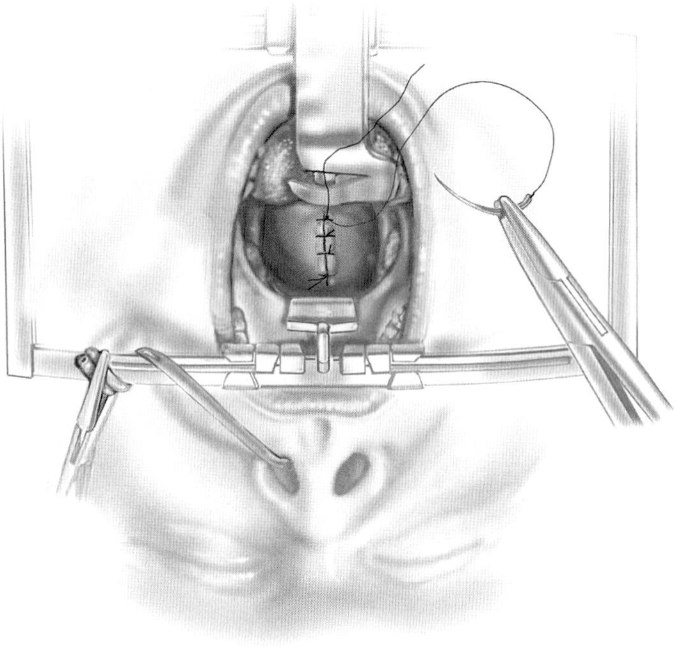

图2–15. 闭合伤口。减压完成后，用含有抗生素的溶液冲洗。我们不用骨蜡封闭骨面止血，这样有污染伤口造成感染的风险。止血完毕后，用3–0铬线间断全层缝合关闭粘膜。

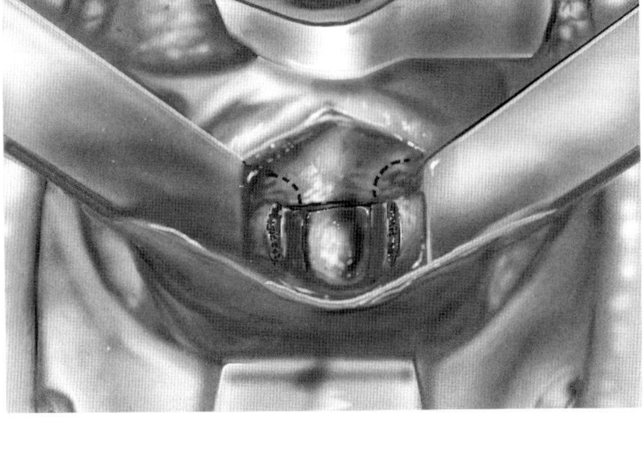

常见错误

图 2–16. C1前弓显露和切除范围不足。C1前弓的切除范围至少应该到达前结节外侧 7.5mm，这样才能看清齿突的外侧壁。如果不暴露到这个程度，很难确定齿突的肩部，彻底切除也会很困难。

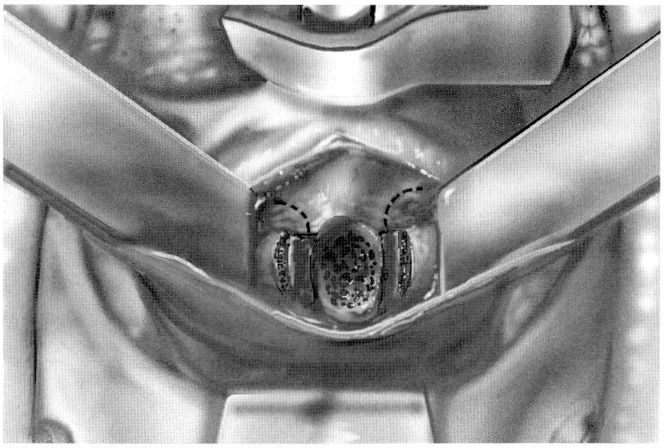

图2–17. 有些术者使用“减瘤”技术切除齿突，包括磨除齿突的中央部分，而齿突的侧壁、后壁和顶部保留一薄层的骨皮质。这样能够在中央的部分造成骨折，从而达到脑干减压的目的。但是由于后方和上方仍有广泛的韧带组织相连，所以用“减瘤”技术很难将这些骨片去除，手术时间会大大延长。因此还是从头端向基底、从外向内磨除容易得多。

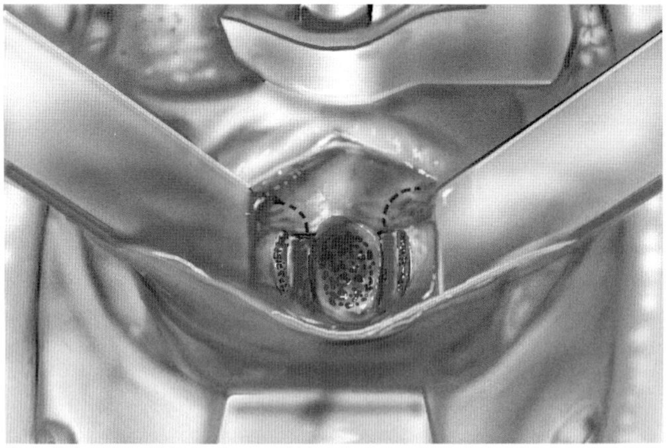

图2–18. 齿突后壁切除不充分是这种手术的难点。我们早年做过的一些病例，在手术以后发现后壁减压不彻底，有骨片残留。因此，应该在手术前用CT和MRI确定减压的程度，即明确充分减压所需切除C2椎体的范围。有时仅需切除齿突尖部即可充分减压，有时却需要切除整个 C2 椎体。CT 更能反映压迫的程度和范围。减压可以用椎板咬骨钳和高速磨钻。术中可以将少量 iohexol 造影剂注射到减压床里，通过侧位透视检验骨质切除的程度以及减压是否充分。

第 3 章

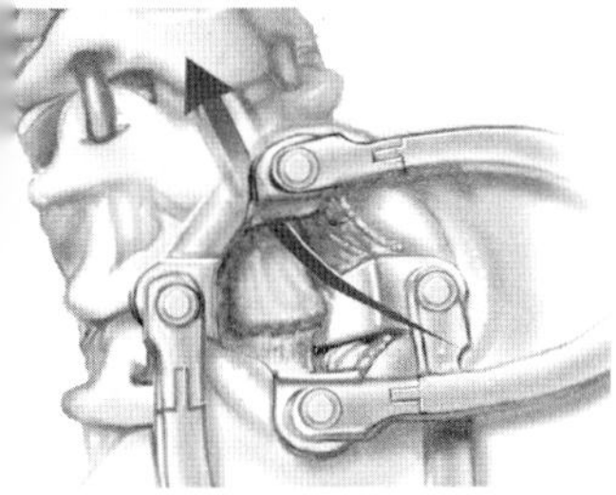

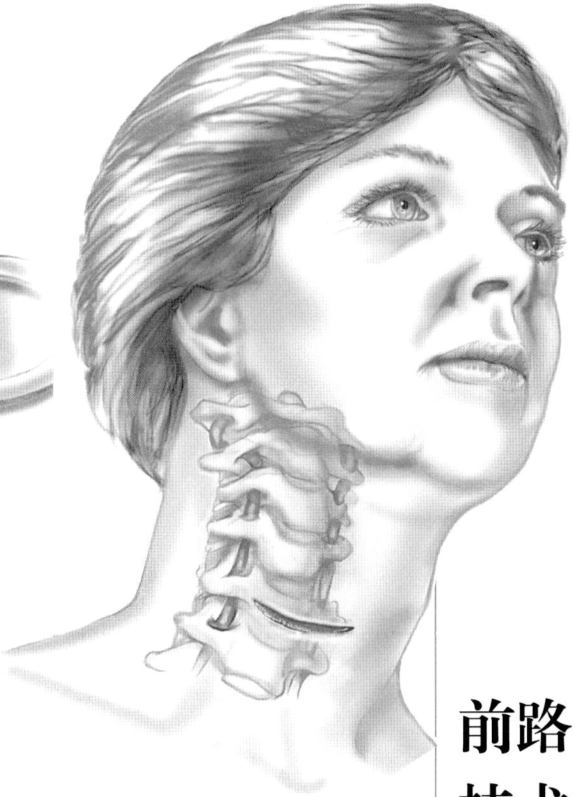

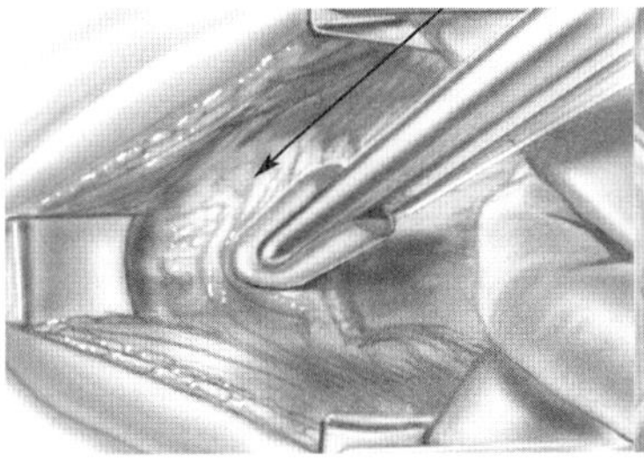

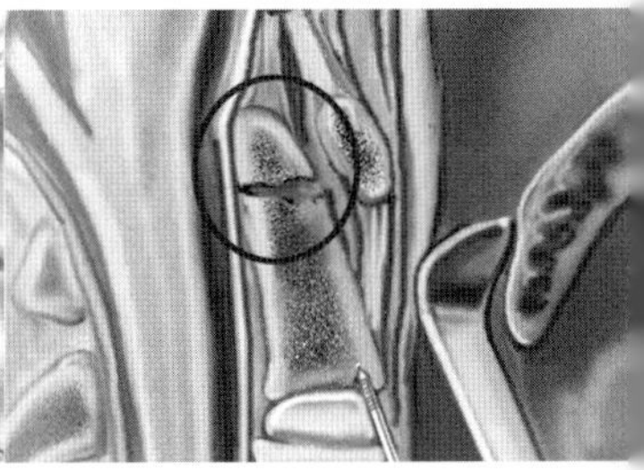

前路齿突螺钉固定技术

关于前路齿突螺钉固定，病人的体型、骨折线的方向以及骨折移位的程度是重要的参考因素。短颈和桶状胸的病人不是前路螺钉的最佳适应证，因为上述生理条件使钉道不容易固定骨折。因此在术前谈话签字时应告知病人及家属术中有可能改变术式采用后路C1–C2固定融合或 Halo 架外固定。

斜行或冠状面的骨折线也不适于前路螺钉固定，因为螺钉通道很可能沿着骨折线的方向。

最后，不可复位的骨折也不是前路螺钉的理想适应证。根据我们的经验，骨折向后的移位可以通过透视的引导将头前移而复位。骨折向前移位可以在气管插管以后用手指伸入口腔在透视引导下将C1前弓向后推压。如果能够复位，即可应用前路螺钉固定；相反，如果不能复位，就必须考虑改变固定方式。

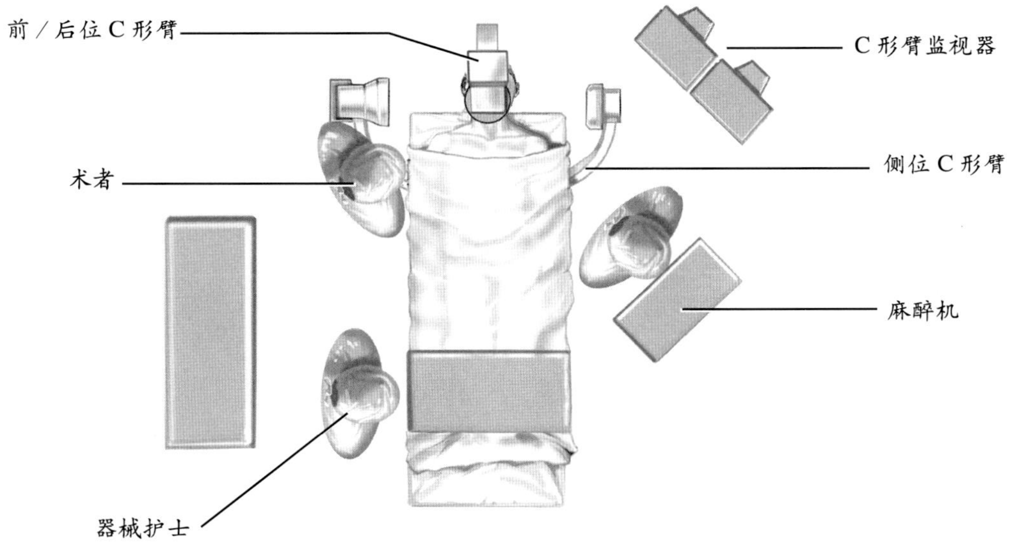

图 3-1. 此图显示的手术室安排是为右手操作的术者准备的，有双平面透视仪辅助。这样的安排能够使术者一边观看显示器，一边没有妨碍地进行螺钉植入。必须在手术开始前确保骨折复位，并且能够用透视仪清晰地看到C1–C2复合体。如果不能清楚地看到上述结构，或者不能准确地复位，那么就应该考虑放弃前路齿突螺钉固定，而选择后路 C1–C2螺钉或Halo架外固定。桶状胸的患者行前路齿突螺钉固定难度较大。（有时可以将患者头部向天花板方向前移以克服困难。）

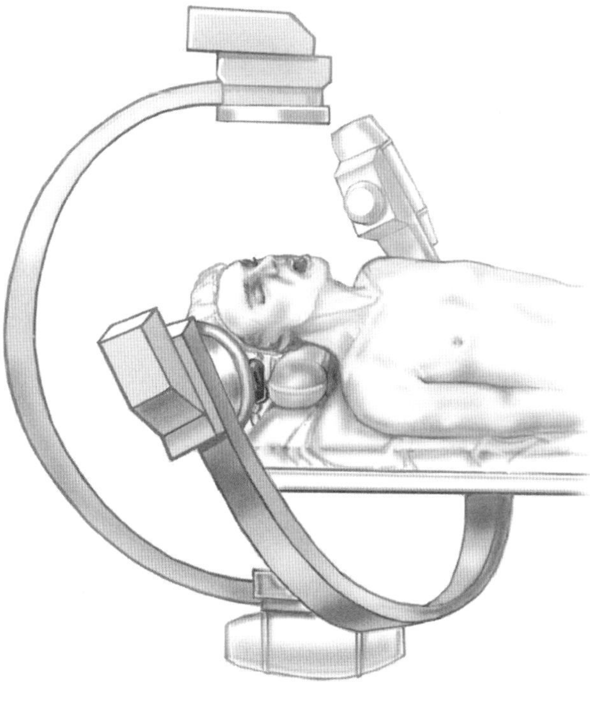

图3-2. 如果使用两台C形臂术中透视，应先放置侧位透视仪并且在手术台下给予一定角度的倾斜以方便使正侧位透视仪到位。麻醉时应选用透光的牙垫以不妨碍术中观察C2，也可以用圈成桶状的纱布做代用品。

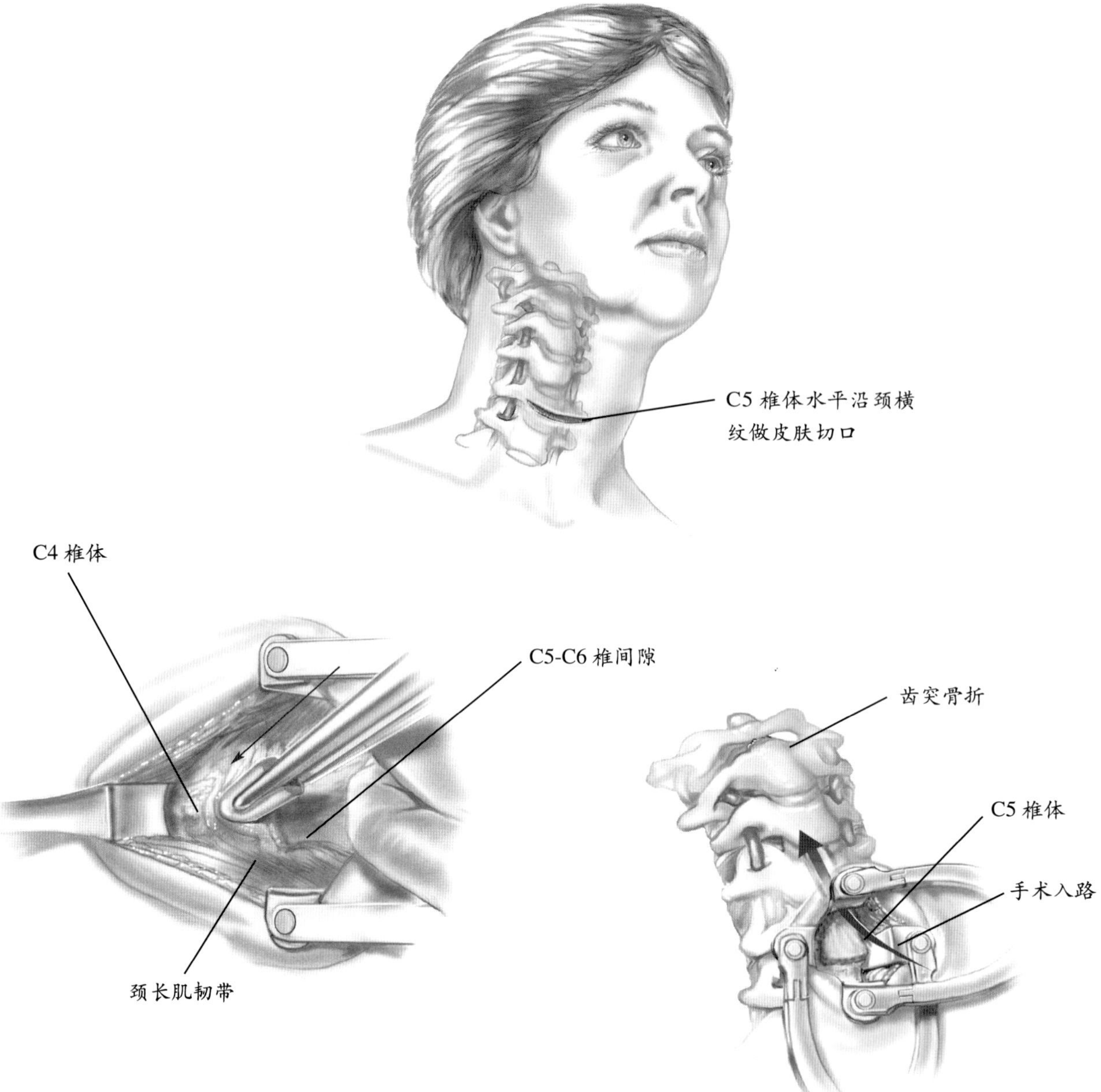

图3–3. 在C5–C6水平做皮肤切口。我们一般采用标准的横切口及前路颈椎间盘切除术入路。一旦确定到达椎前筋膜，即安装内–外Caspar撑开器，用Kittner剥离子向上钝性剥离至C2–C3椎间隙水平。向上剥离的时候需要间断透视确定暴露的水平。绝大部分操作都不是在直视下完成的，因此需要透视确定是否到达C2–C3椎间隙。我们很少使用头尾向双刃撑开器，仅用头端牵开器即可。

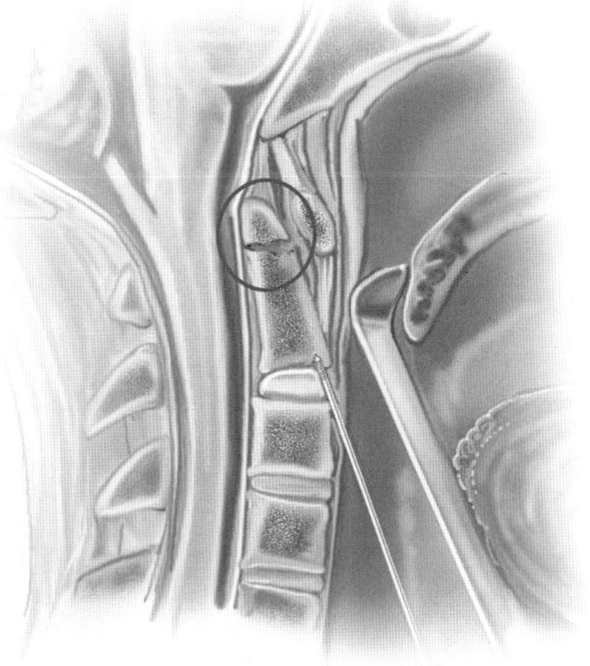

图 3–4. 确定到达 C2–C3 椎间隙之后，用牵开器暴露相关的解剖结构。牵开器系统包括 UCSS（Universal Cannulated Screw System, Medtronic Sofamor Danek）和 Apfelbaum 撑开系统（Aesculap）。

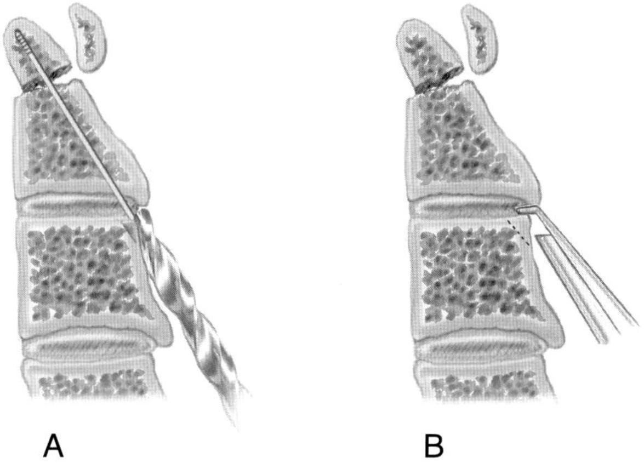

图 3–5，A 和 B. 在 C2 椎体前下缘的中线部位放置一根克氏针。透视确定克氏针是否居中。有时术者必须切除C3前上缘的部分骨质以获得理想的针道。可以用 Apfelbaum 手钻套在克氏针的外面磨除这部分骨质，也可以将椎板咬骨钳向下切除这部分骨质。而后术者即可以开始用空心钻和螺钉系统固定齿突骨折了。

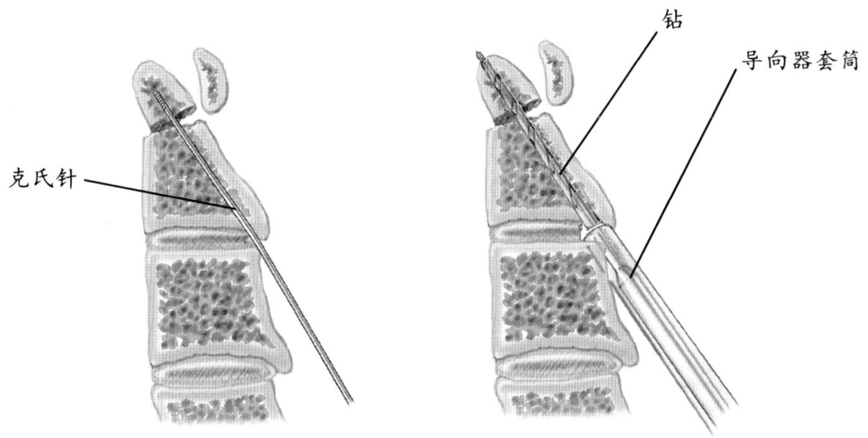

图3–6，A. 一旦通道做好之后，用袖珍电钻将克氏针钻入。在双平面透视的引导下将克氏针穿过骨折线进入骨折块。

图 3–6，B. 确定克氏针位置满意之后，套入导向器，让空心钻沿着克氏针前进。在钻前进的时候确保克氏针不要跟随着前进。钻头需要穿透远端骨折块的骨皮质。我们习惯使用UCSS螺钉安装系统。

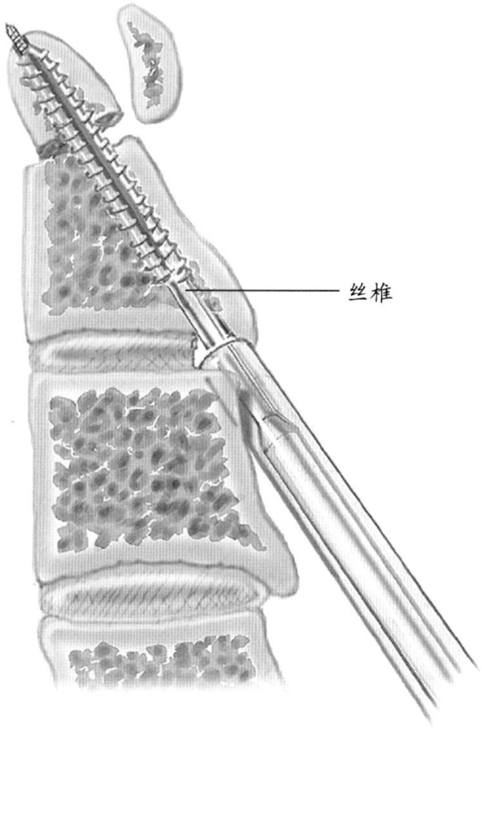

图3–7. 钻孔完毕用丝锥沿克氏针攻丝，同样避免克氏针在攻丝的时候前进。挑选拉力螺钉的时候要挑选螺纹段越过骨折线 1 ～ 2mm 的螺钉。

螺钉选择

测量 38mm，使用 36mm 螺钉
测量 40mm，使用 38mm 螺钉
测量 42mm，使用 40mm 螺钉

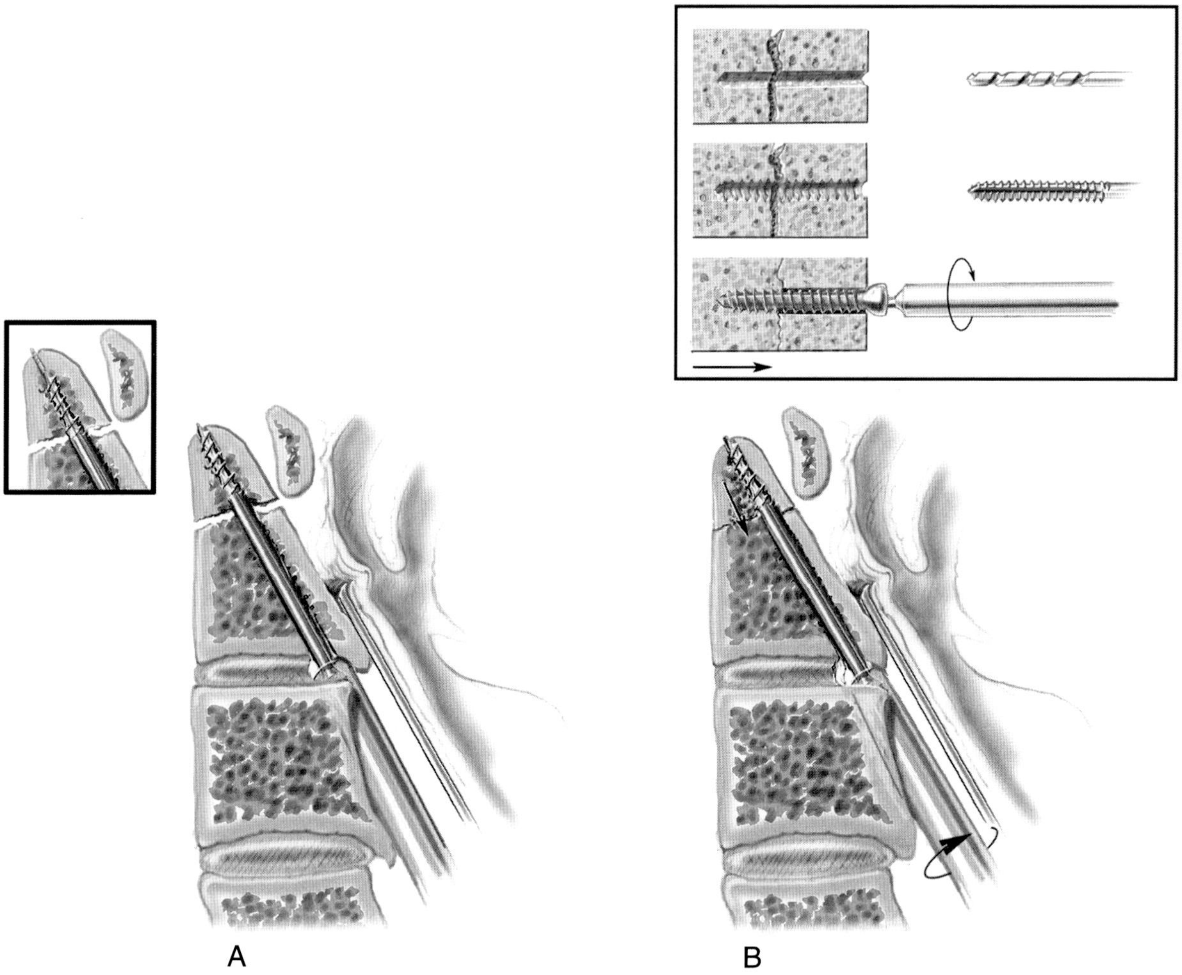

图3–8，A. 当拉力螺钉穿过骨折线的时候，要拔出克氏针以免其折弯。

图3–8，B. 螺钉的拉力作用发生在改锥旋紧的最后几圈。骨折块偶尔有不能被完全拉紧的时候。如果没有拉力螺钉，可以使用粗一点的钻头扩大骨折近端的螺孔（滑动孔）。这时可以使用全螺纹螺钉达到断端加压的作用（如小图所示）。

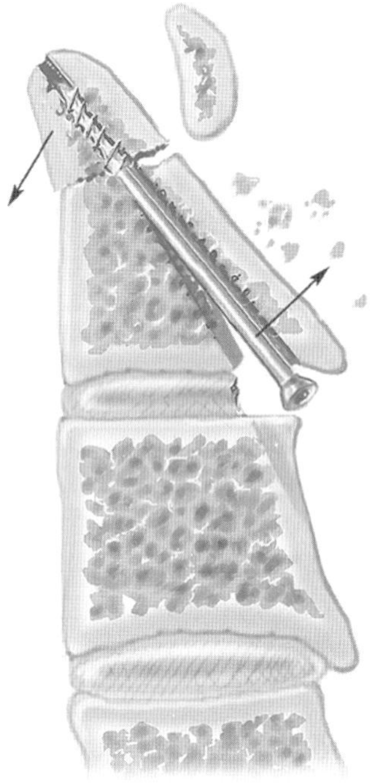

常见错误

螺钉的长度应在术前即参考 CT 确定，但最终还是应该依靠术中透视决定。术前应告知病人及家属术中有可能因为病人的体型或不能达到充分复位而无法行前路齿突螺钉固定。有可能选择后路 C1−C2 固定。

图 3–9. 如果螺钉太靠前方，有可能造成C2椎体前部骨折。术前应行矢状面和冠状面的CT重建，注意骨折线的方向非常重要。如果存在冠状面骨折，该病人的解剖改变就不适于直接螺钉固定。

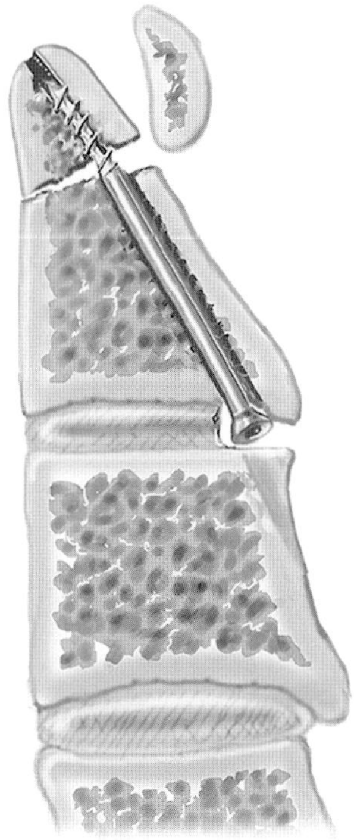

图3–10. 螺钉的螺纹在骨折线近端，这将影响螺钉的拉力作用。

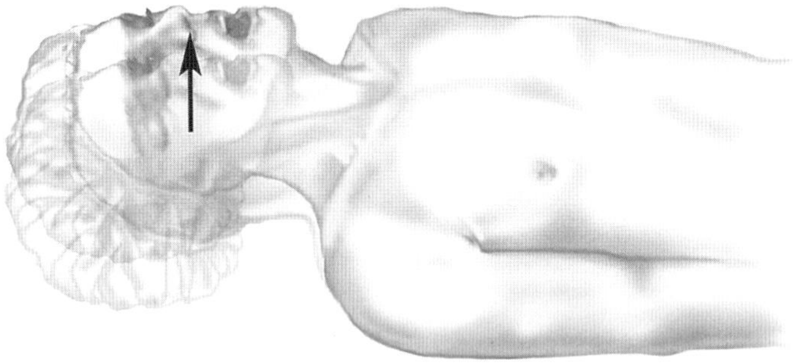

术后结果

图 3–11. 向前平移头部可以帮助复位。向前移位的骨折也可以在麻醉满意后用手指经过口腔轻轻按压而得到满意的复位，但应该在透视下进行。

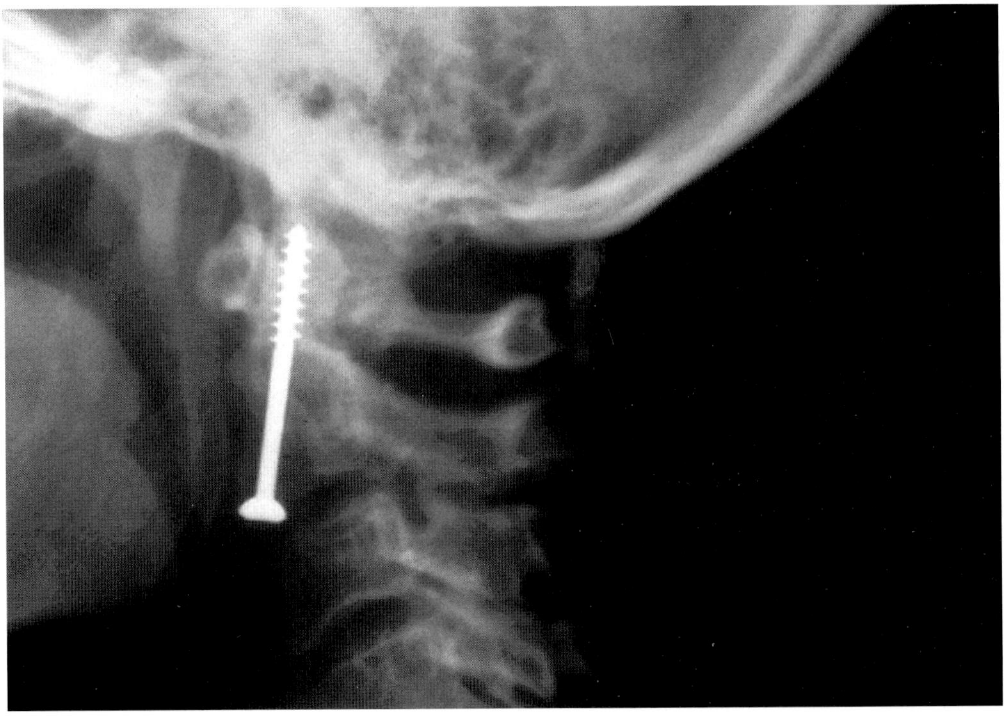

图 3–12. 侧位片提示了齿突螺钉的位置。注意拉力螺钉的螺纹部分仅应在齿突的骨折块里，这样才能保证有效的拉力。

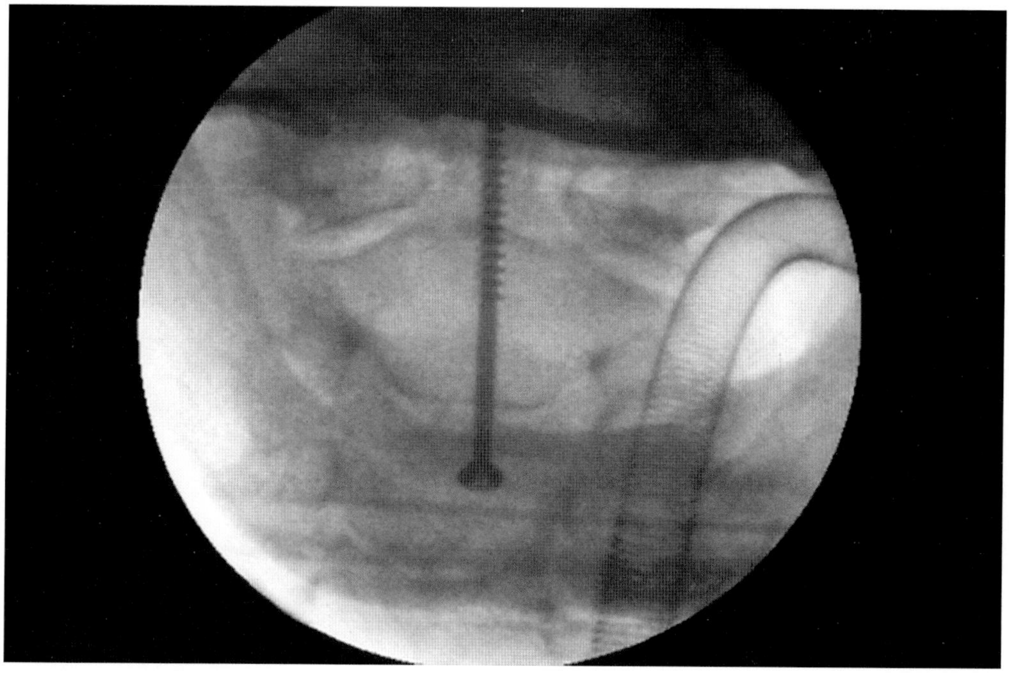

图3–13. 前后位X线片发现了齿突螺钉选择常见的错误：螺钉选择的太长，甚至延伸到C3椎体表面。同时拉力螺钉的螺纹部分太长，也同样减弱拉力的效果。

第4章

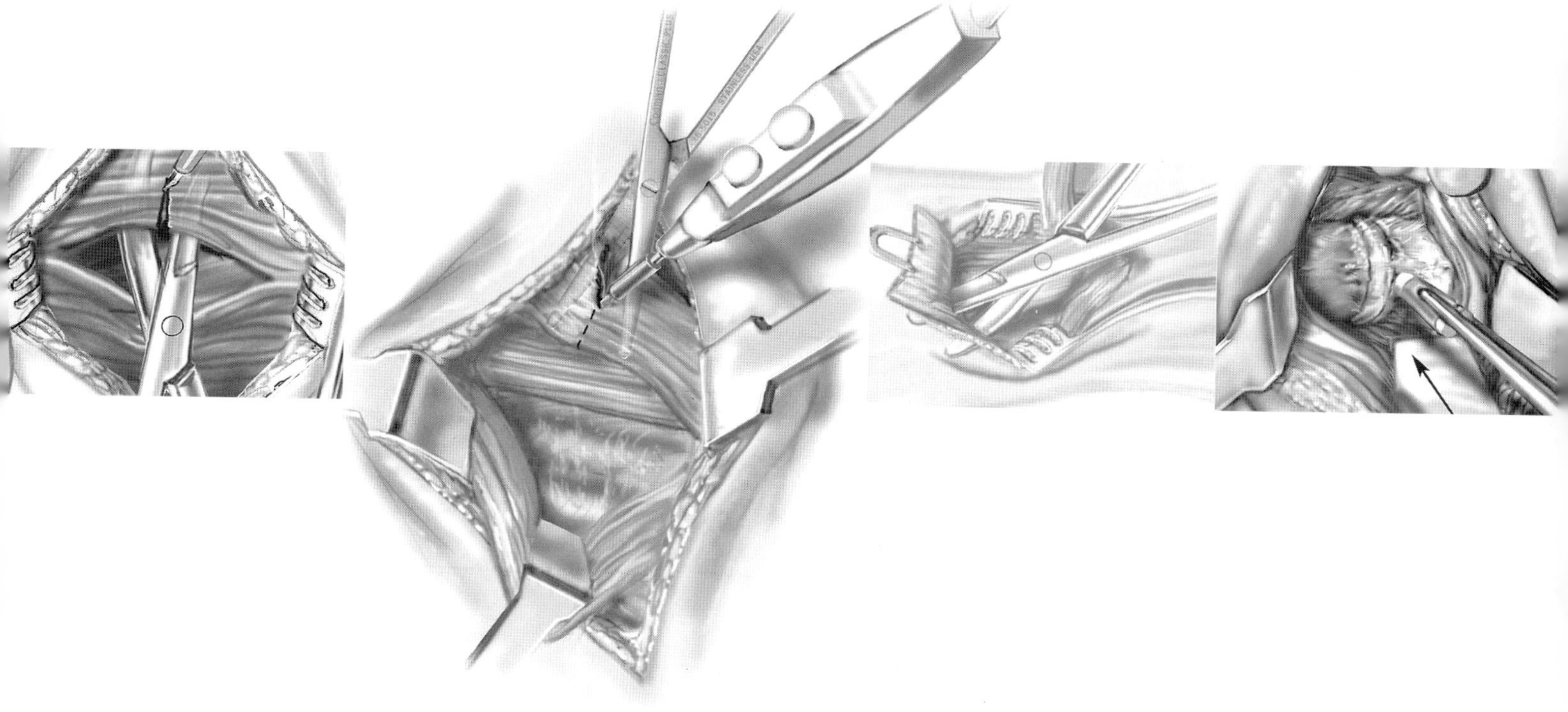

颈前入路：暴露和松解技术

本章节以颈椎前路显露为重点。前路暴露应尽量避免对颈部肌肉的过度牵拉以减少术后软组织肿胀。切断肩胛舌骨肌有助于更广泛的分离，却不会造成任何可以证实的功能障碍。我们切断该肌肉后并不常规重建，但如果需要的话，只需用丝线缝合。除了颈阔肌和胸锁乳突肌鞘需要锐性切开以外，其余分离操作均可以用条状剥离子和手指完成。

在术野中经过的任何粗的颈前静脉，只要妨碍显露，都可以结扎。单节段或双节段的间盘切除可行横切口。三个以上节段的间盘切除则可以采用沿胸锁乳突肌内缘的纵切口。

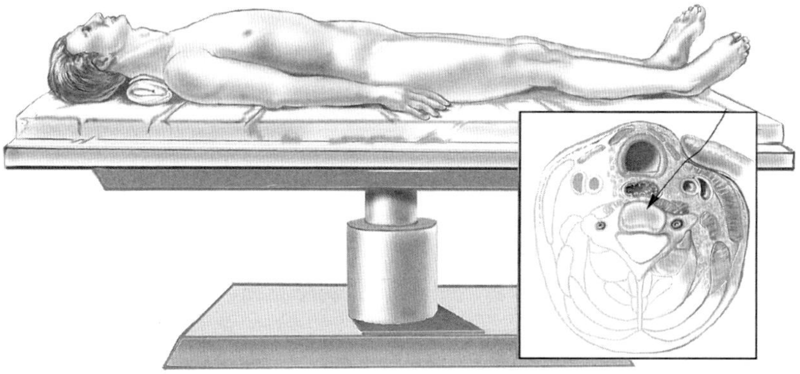

图4–1. 病人仰卧位躺在电动手术台上。将1000ml的塑料输液袋用毛巾包裹好垫于颈下。身体所有骨性突出的部分都需妥善垫好，包括双侧尺神经和足跟。垫在头下的环形垫圈会减少颈椎的前凸，因此我们通常让患者的头部直接躺在手术台上以保持颈部的轻度后伸。椎管严重狭窄或巨大间盘突出造成椎管明显狭窄的病人，应该先行后伸试验，然后再行插管；摆好体位后再诱导麻醉。

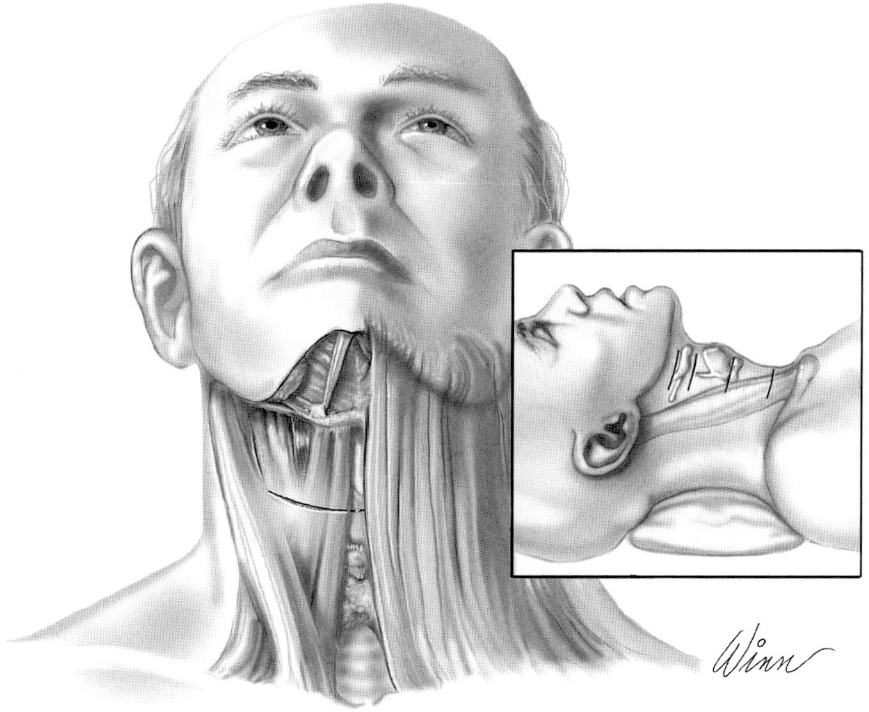

图 4–2．图为颈前路间盘切除经典的横行切口和不同节段间盘切除的切口位置（小图）。切口自颈中线向外沿颈横纹至胸锁乳突肌内侧缘。可以用手指触摸骨性标志确定切口水平。用手指轻轻向内按压可以触及C6横突结节（Chassaignac's 结节），以此可以判断切口的水平是否合适。环甲膜一般平齐 C5–C6 间隙水平。触诊老年患者的 C6 横突结节时必须谨慎，因为老年人可以合并颈动脉粥样硬化，用力触摸可能会造成斑块折断脱落造成栓塞。

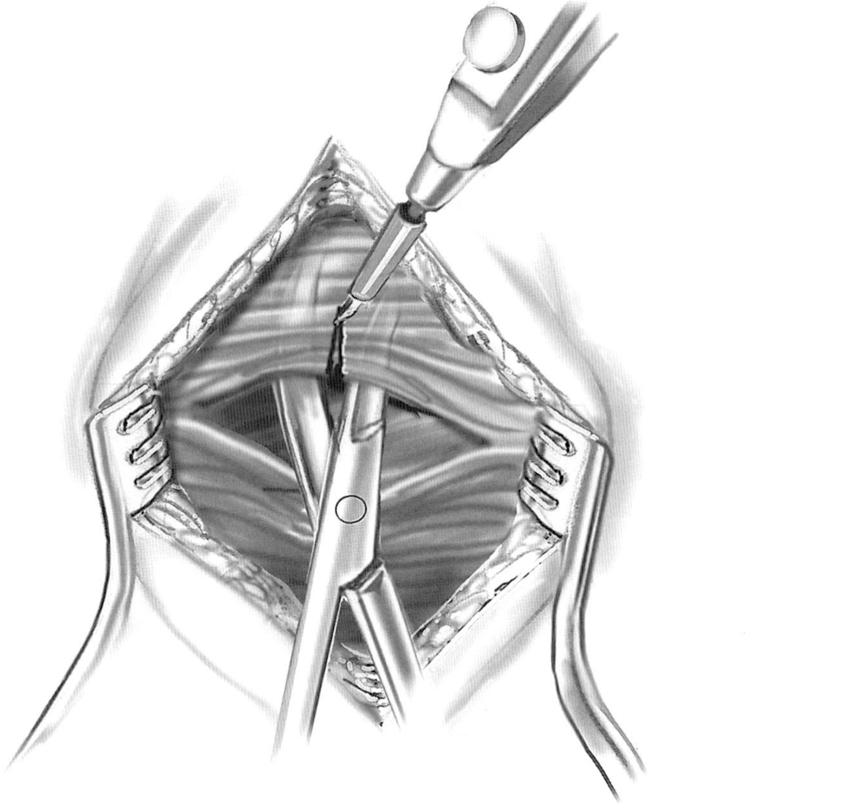

A

图 4–3，A ~ C. A，横行切口切开皮肤和皮下脂肪组织。确定颈阔肌，将其提起，用Metzenbaum剪刀开口，潜行分离后用单极电刀切断。**B，**切断颈阔肌后在颈阔肌下方向头端和尾端做广泛的分离。这对安放撑开器十分有帮助。如果颈阔肌皮瓣游离得不够广泛，在安放内、外撑开器后头端的组织会被牵拉得像绳索一样，使得头尾端的撑开也异常困难。**C，**颈阔肌皮瓣分离之后，辨认肩胛舌骨肌。肩胛舌骨肌可以作为C5–C6水平的标志，斜向走行，与胸锁乳突肌基本垂直。我们认为切断肩胛舌骨肌非常有助于颈前的广泛显露。手术结束后通常不需要重新缝合肩胛舌骨肌，而且不会因此造成任何问题。

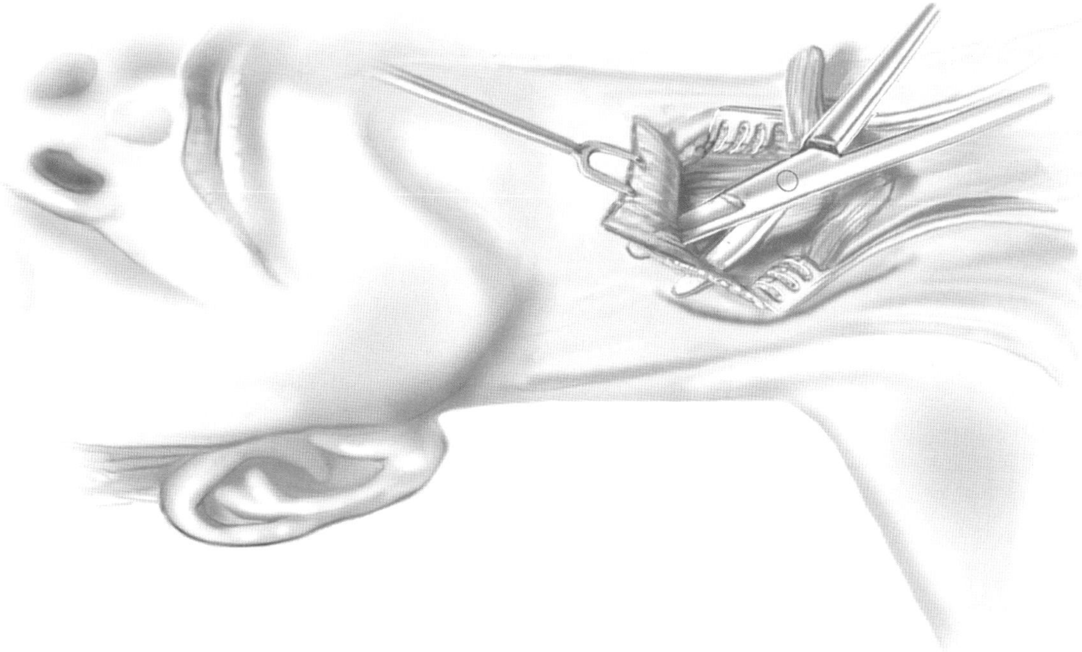

B

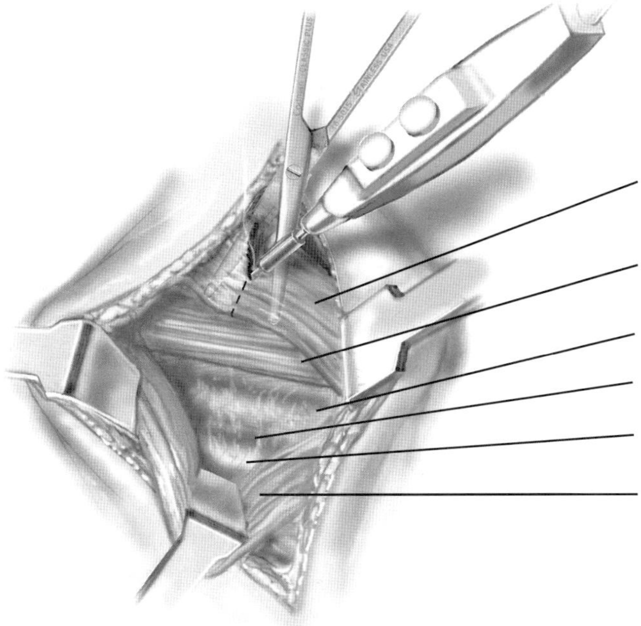

C

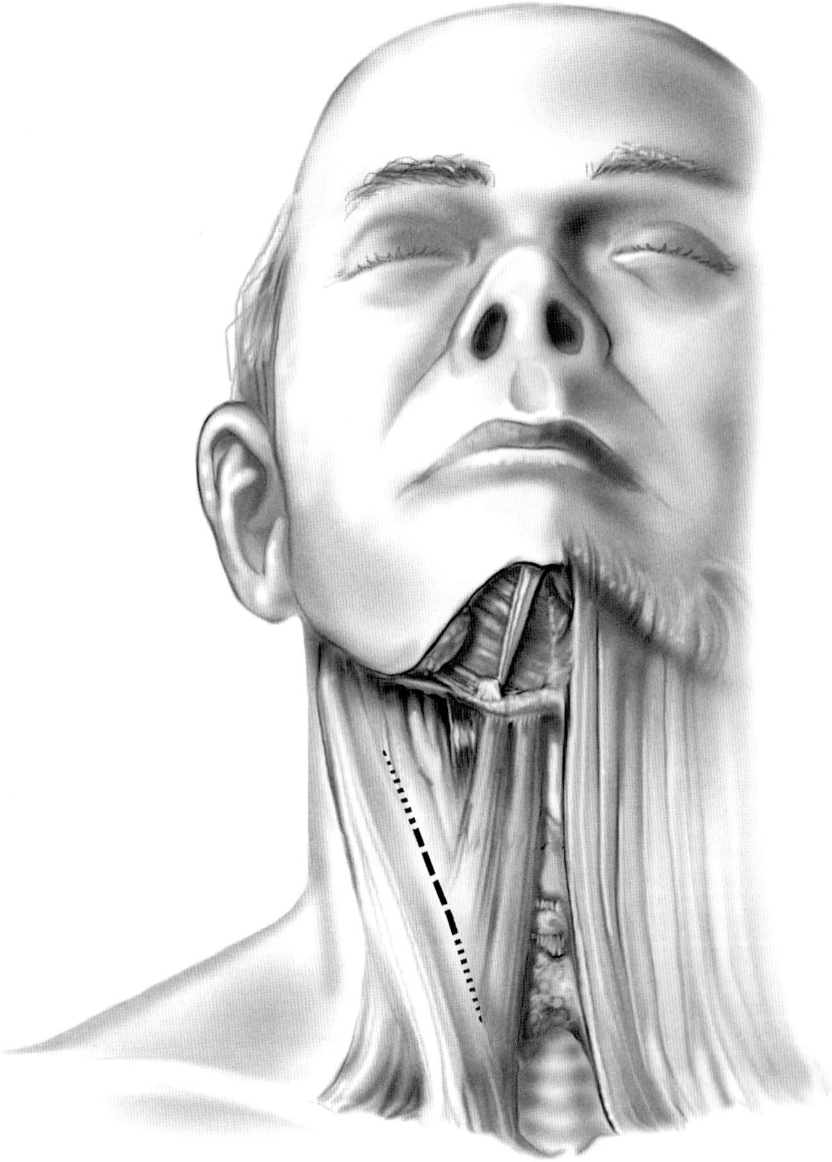

A

图4–4，A～C. A，为了显露多个节段，可以采用胸锁乳突肌内侧缘的纵向切口。我们行两个节段以上的间盘切除和多节段椎体切除时采用此切口。**B，**采用纵切口时不必做颈阔肌皮瓣即可达到充分的显露。纵切口可暴露颈前广泛的区域。**C，**在外侧的胸锁乳突肌、动脉鞘和内侧的气管、食管之间的无血管区域分离。可结合钝性和锐性分离技术达到椎前。

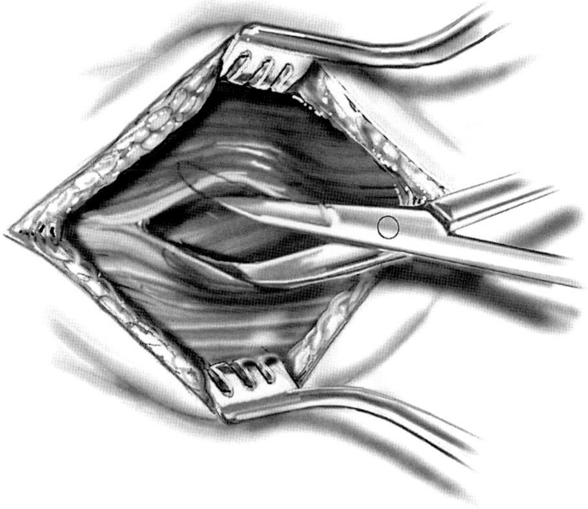

B

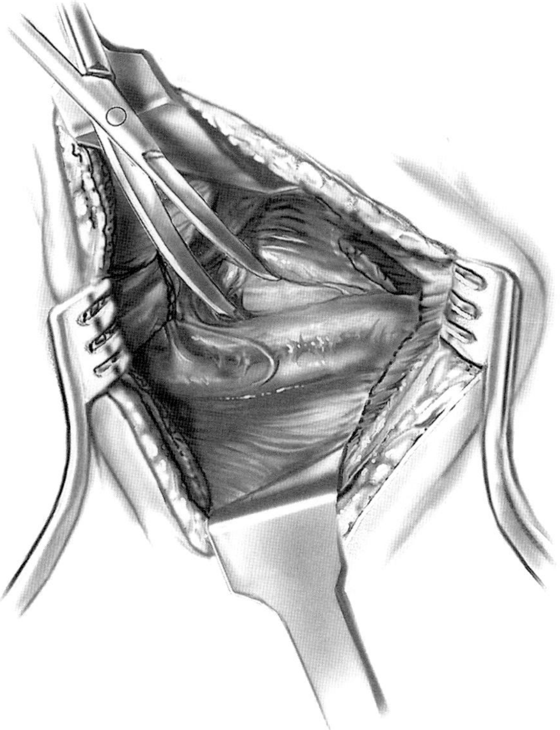

C

图 4–4，B ~ C. 续。

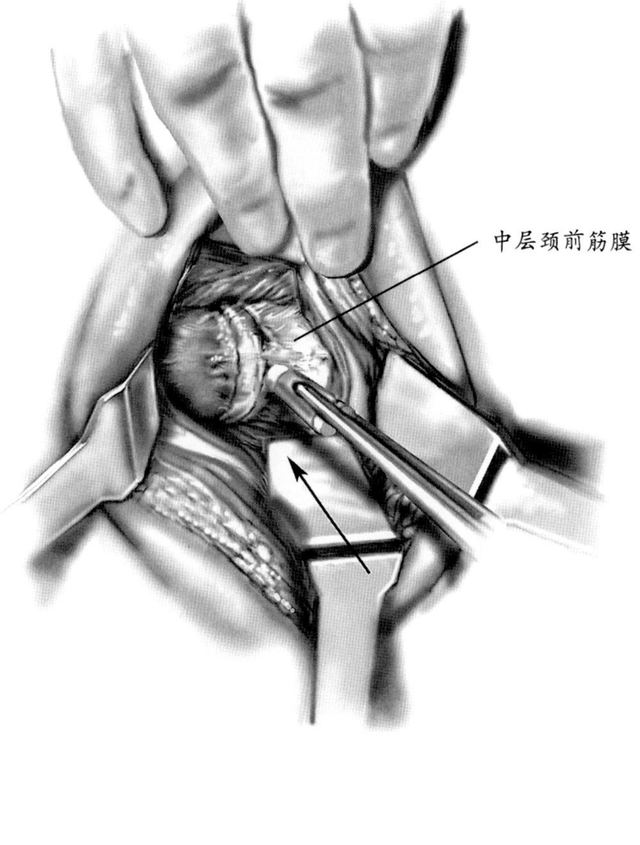

图4– 5．一旦达到椎前，即可用Kittner剥离子将此区域扩大。

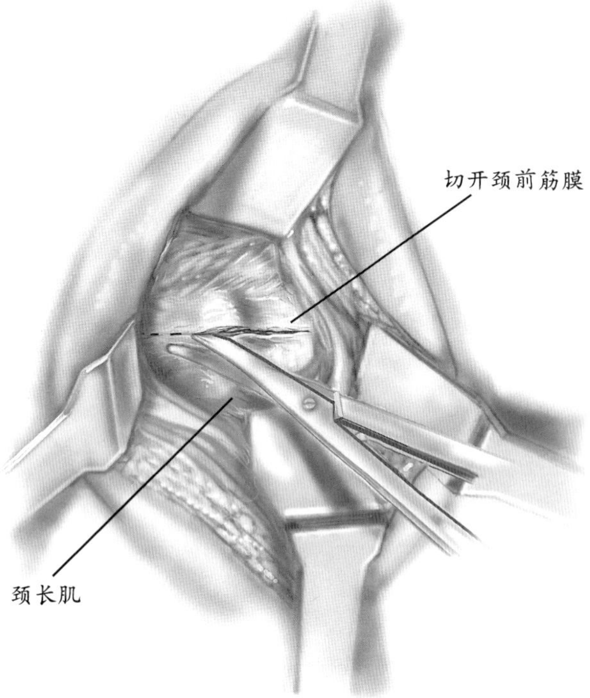

A

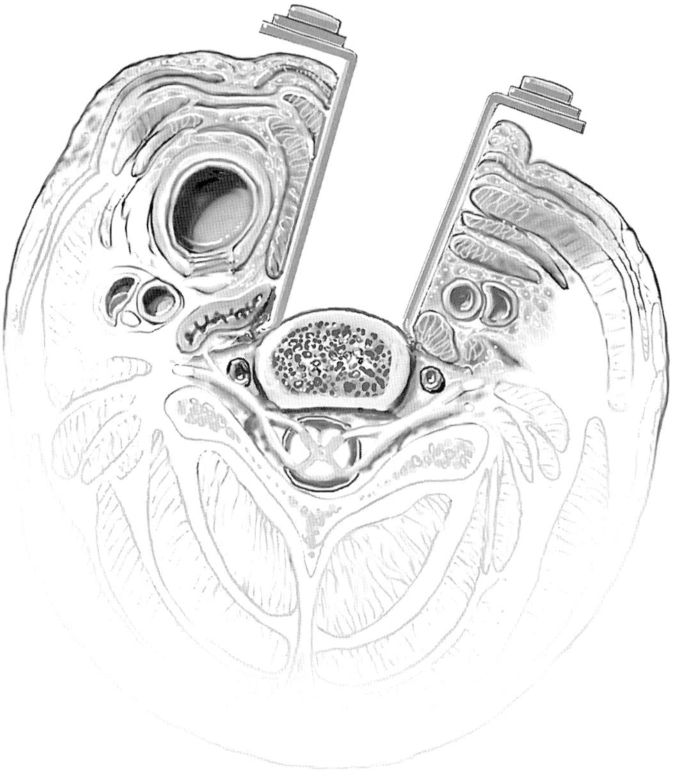

B

图 4–6，A 和 B. A，如果需要可锐性打开椎前筋膜。用单极电刀向外剥离颈长肌。在颈长肌内侧的止点处做骨膜下剥离，然后即可向外拉开。确定椎间隙后，在椎间隙内插入针头（或者将Caspar撑开器螺钉拧入椎体），C 臂机透视。**B，**用Caspar撑开器向内牵开气管和食管，向外牵开颈动脉鞘。

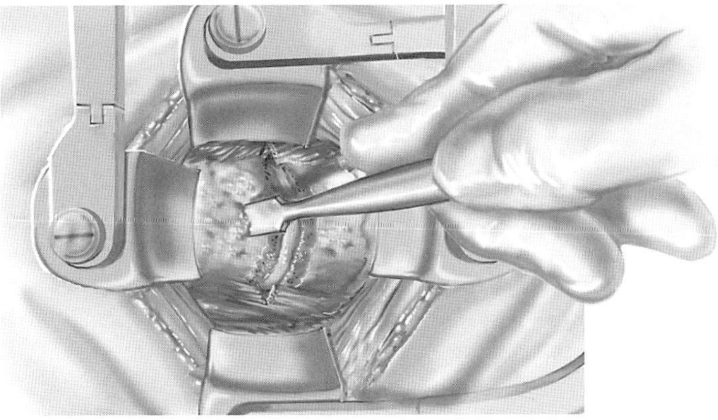

图 4–7. 确定手术节段后，向外剥离颈长肌看清双侧的钩椎关节。用条状剥离子将骨皮质表面的软组织清除干净，这样可以看清骨赘的形状。

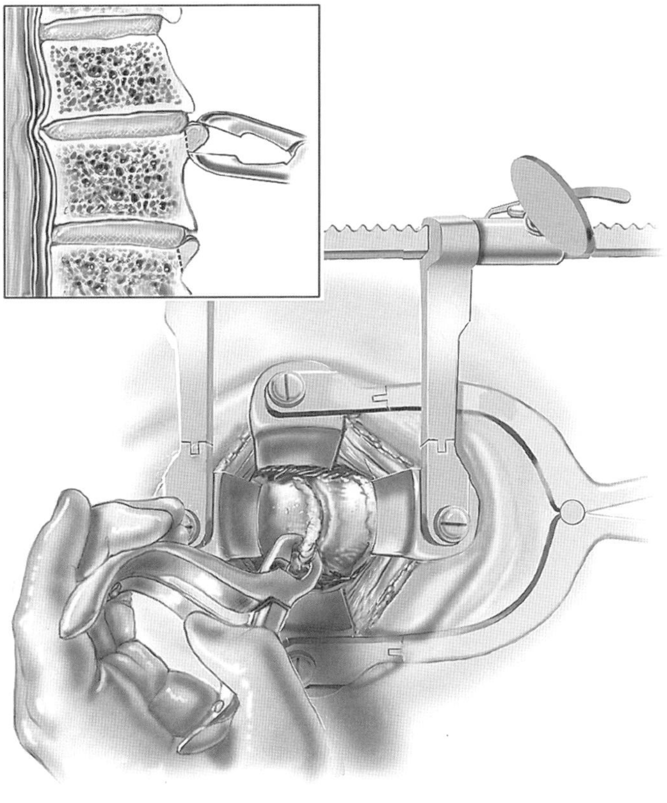

图 4–8. 用咬骨钳切除所有骨赘使椎体表面平整，以利于安放钢板。此操作有助于术者确定椎间隙和开始准备安放钢板的皮质骨表面（小图）。去除骨赘也有助于暴露双侧的钩椎关节，从而容易确定椎体的外侧缘和中线的位置。

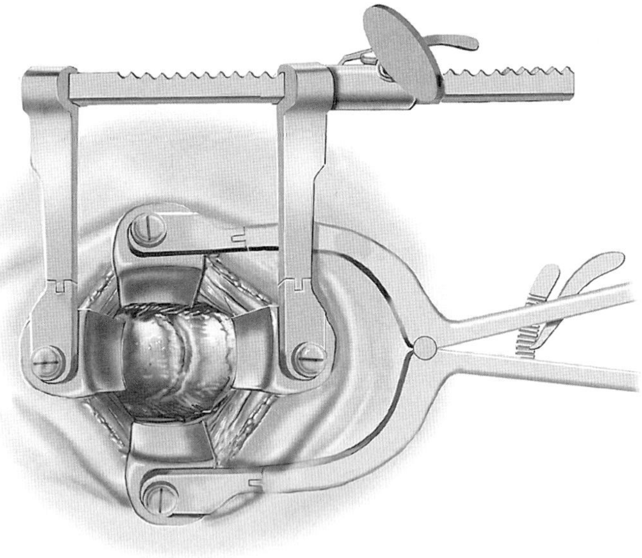

图 4–9. 确定手术节段、去除了椎前软组织和骨赘之后，安放固定撑开器。一般习惯用齿状 Caspar 撑开器做内外向撑开，钝头撑开器做头尾向撑开。

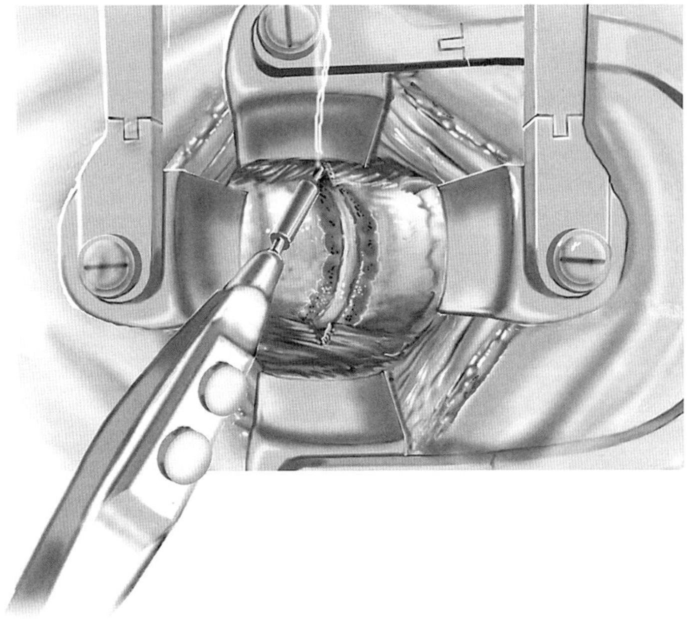

图4–10. 先安放内外侧牵开器，将双侧颈长肌一起拉向外侧。然后以手术节段的椎间隙为中心安放头尾向撑开器。这种显露方法特别适用于C5–C6前路间盘切除、植骨融合。术者有足够的空间安放椎间撑开器螺钉，实施间盘切除、植骨以及安放钢板。用单极电凝将颈长肌从外侧的钩椎关节表面剥离干净。如果行人工间盘置换术，可能需要更大范围的显露。这种方法能获得足够的外侧显露从而有助于椎间孔减压。

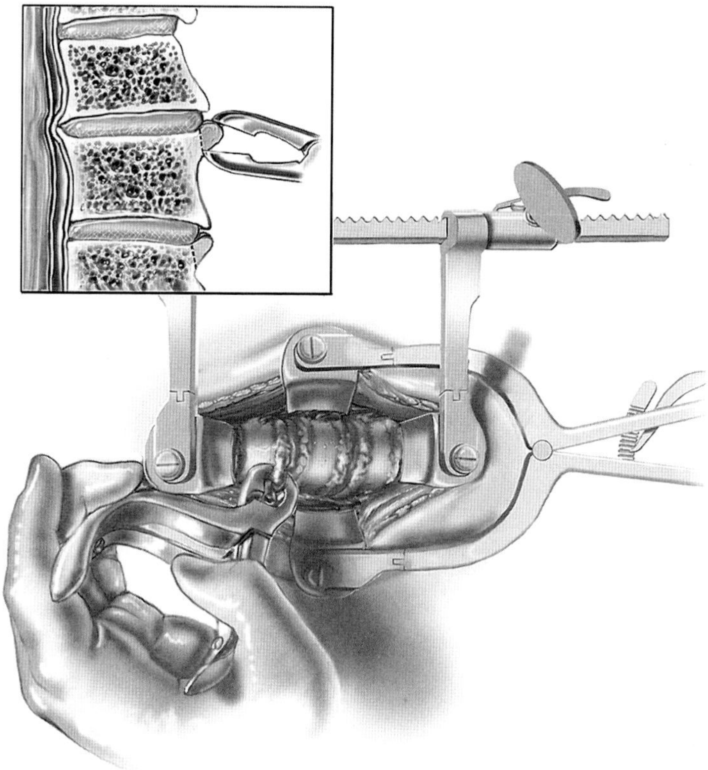

图4–11. 长节段暴露时，一旦安装好撑开器之后，可以继续切除骨赘，为安放钢板做准备。

常见错误

颈前路显露中最常见的错误如下：

- 软组织松解不充分，骨赘切除不彻底。我们认为手术节段的上下都必须充分松解，使得在安放撑开器后中线上的结构没有任何张力。过度的牵拉会造成术后软组织肿胀和呼吸道水肿。
- 去除所有骨赘对于安放钢板和螺钉至关重要。如果骨赘没有彻底切除，当旋紧螺钉时，钢板会上翘，旋转。

第 5 章

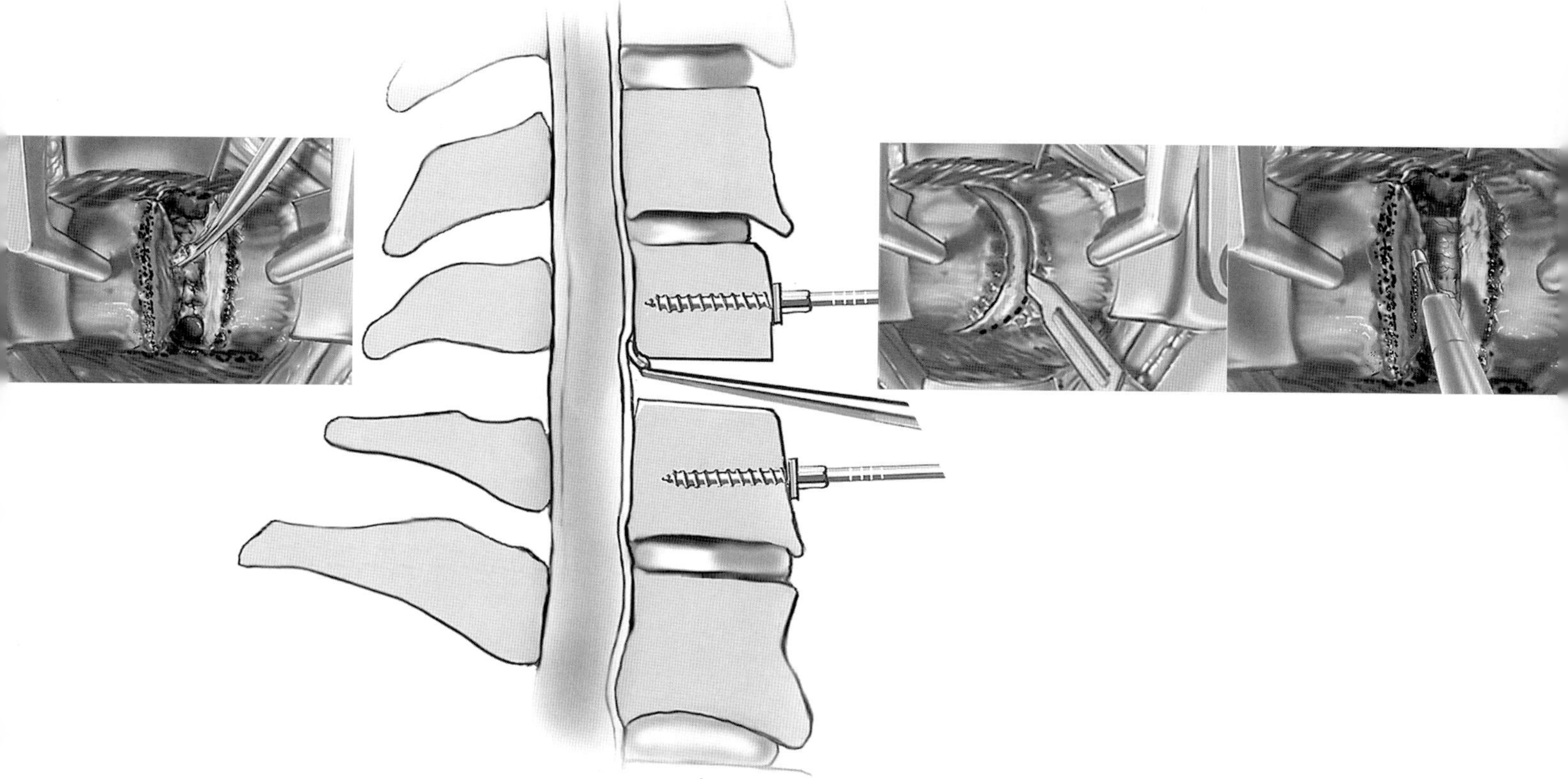

单节段间盘切除

前路颈椎间盘切除术能够有效地治疗保守治疗无效的神经根型颈椎病和脊髓型颈椎病。尽管有时也可以选择后路行神经孔开大治疗软性颈椎间盘突出，但是我们更倾向于使用前方入路切除所有中央型间盘突出或质硬的间盘或骨赘。

颈前路间盘切除及融合有多种多样的手术方法，我们认为Smith-Robinson融合技术结合直接减压技术是最为有效的一种。切除间盘前将前部骨赘切除，使椎体表面光滑平整有助于确定中线，安放椎间撑开器螺钉并且有助于钢板贴附。要小心设计撑开器螺钉的进入方向以恢复颈椎的前凸。认真的终板准备也是手术成功的关键。

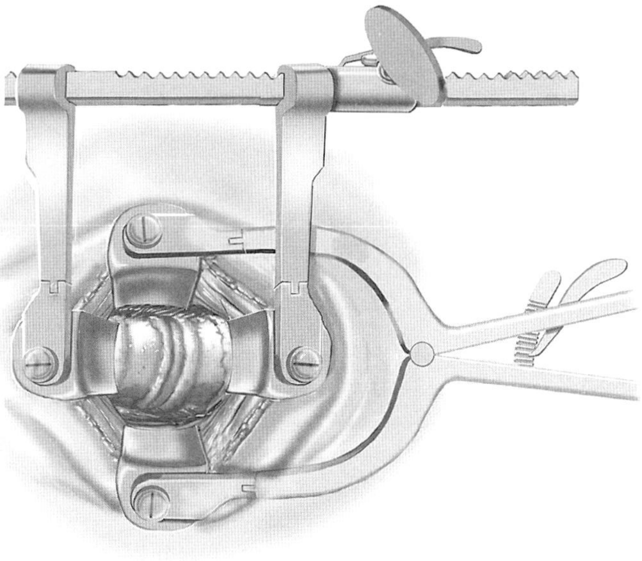

图 5–1. Caspar 拉钩系统提供了良好的撑开和显露。一般在内外方向上使用带齿拉钩，头尾方向上使用不带齿的拉钩。单节段间盘切除，有时不需要安放头尾方向上的拉钩。

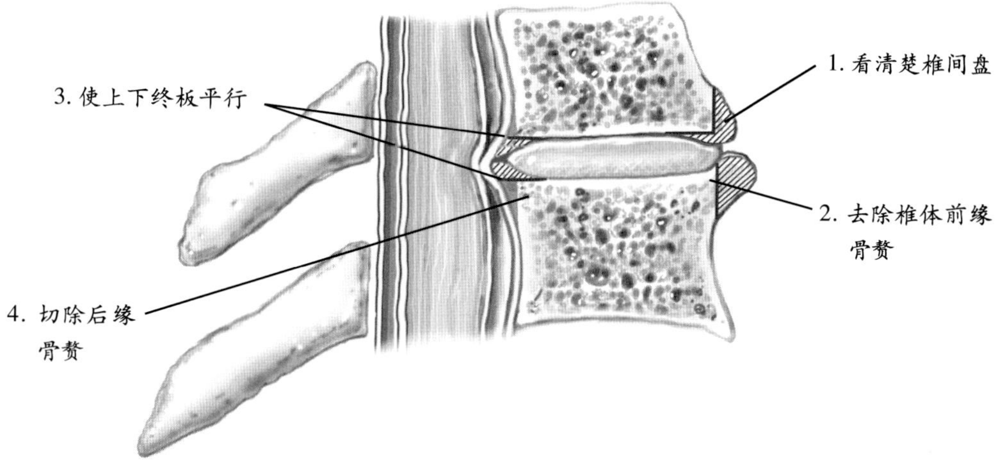

图 5–2. 间盘切除的设计。此图展示了前路间盘充分切除及融合的基本步骤。第一步，要清楚地看见椎间盘；第二步，去除椎体前缘的所有骨赘使其平整以利于服帖地安放钢板，避免应力增加；第三步，间盘切除后终板准备时使上下终板平行以利于植骨块植入；第四步，进一步切除骨赘从而达到彻底的神经根和脊髓减压目的。

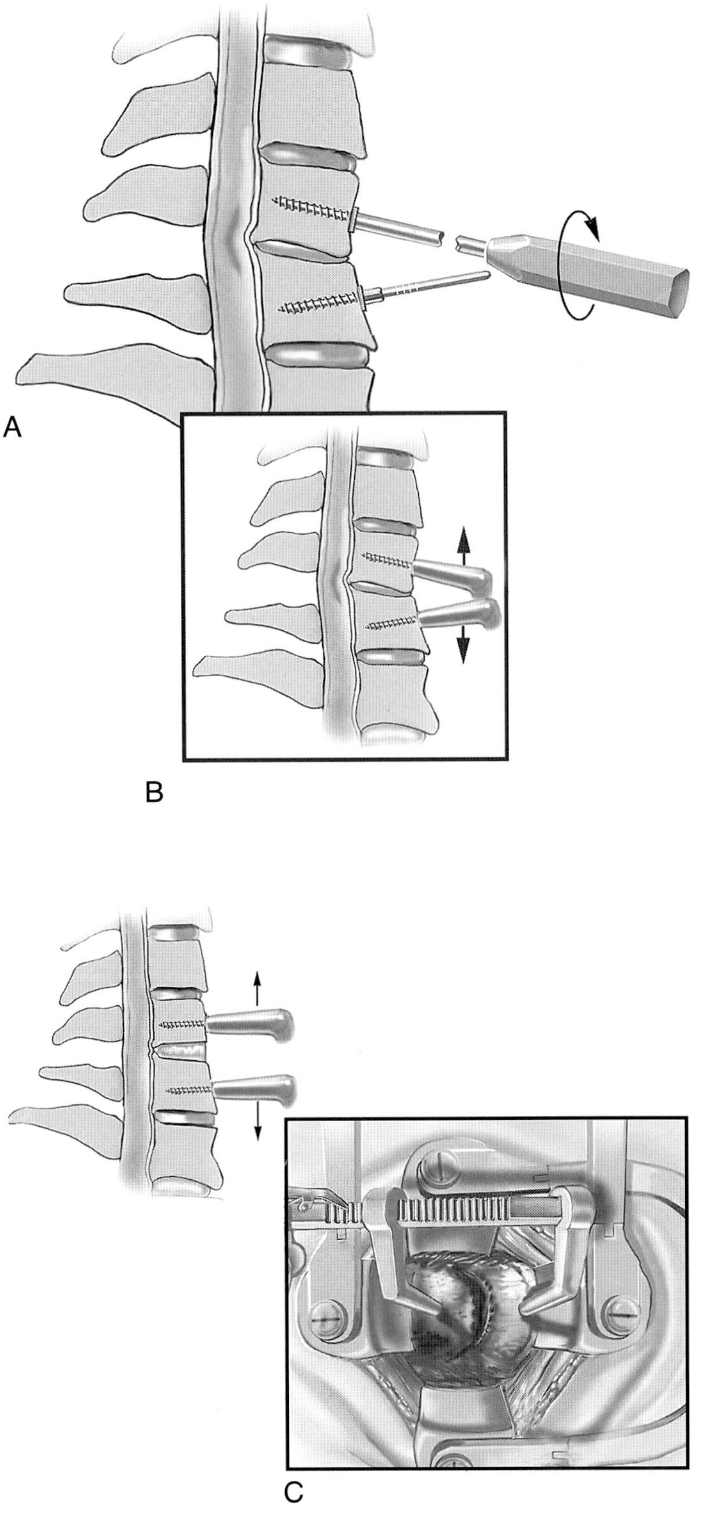

图 5–3，A ~ C. A， 撑开器螺钉交叉放置。**B 和 C，** 将撑开器螺钉交叉放置的目的是为了在安装撑开器以后能够恢复该椎间隙正常的矢状面平衡，恢复颈椎前凸。

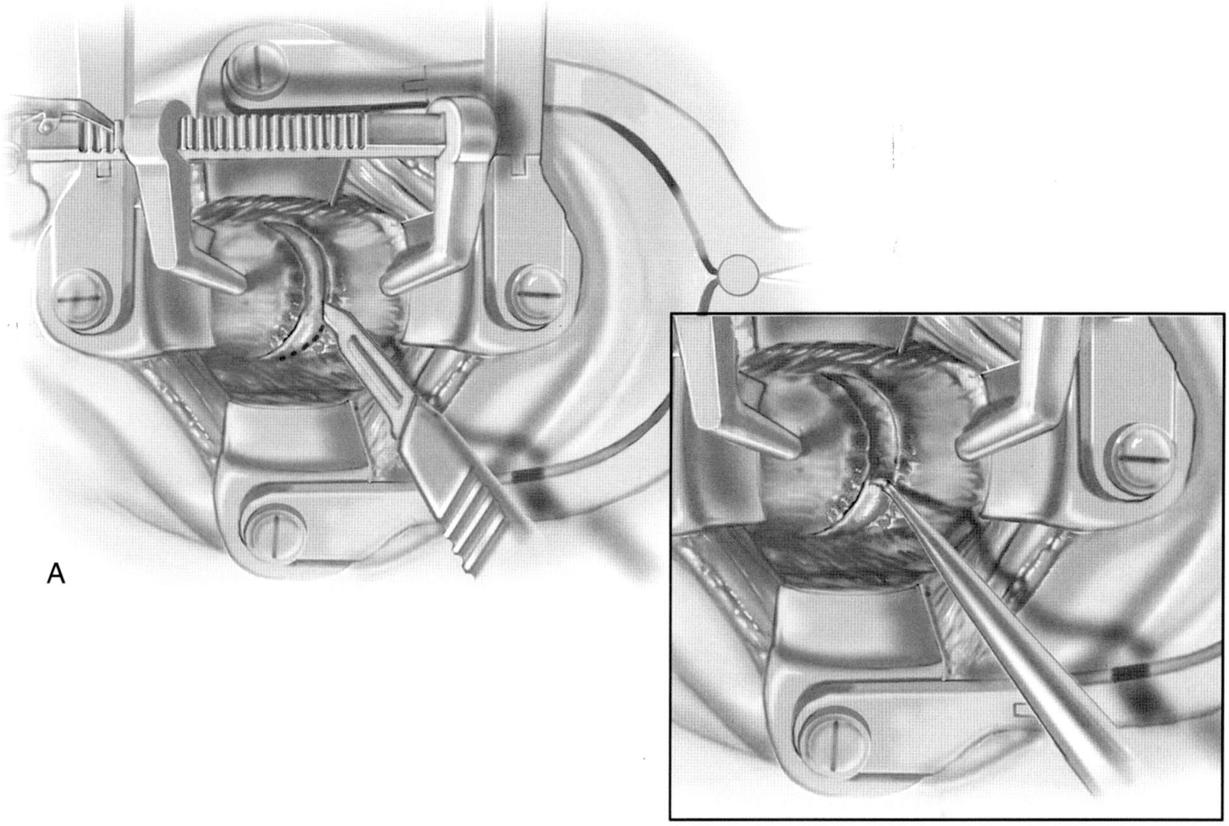

A

B

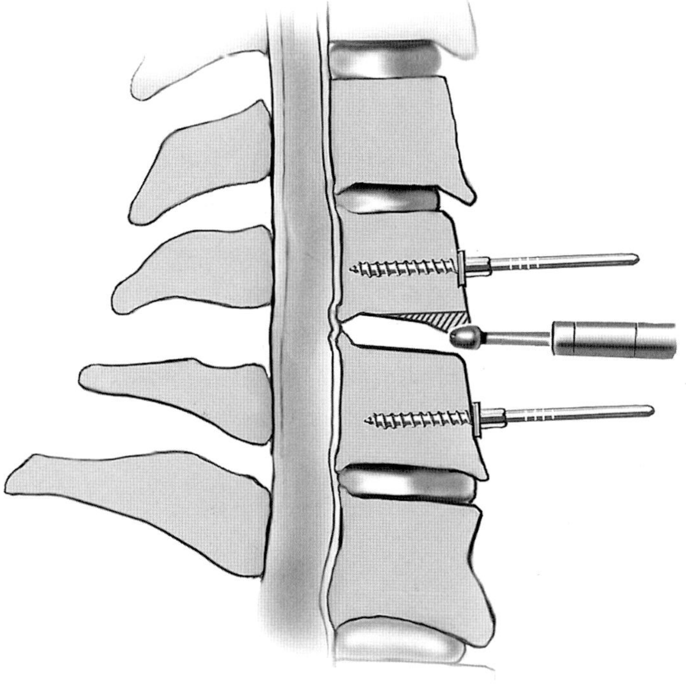

C

图 5–4，A ~ C. A 和 B，用小刀切开纤维环，用带角度的刮匙刮除前半部分间盘。这时可以适当地撑开椎间隙。**C，**对于严重的骨质增生，有必要用高速磨钻去除下方的骨赘，这将有助于看清间盘并且使上下终板平行。

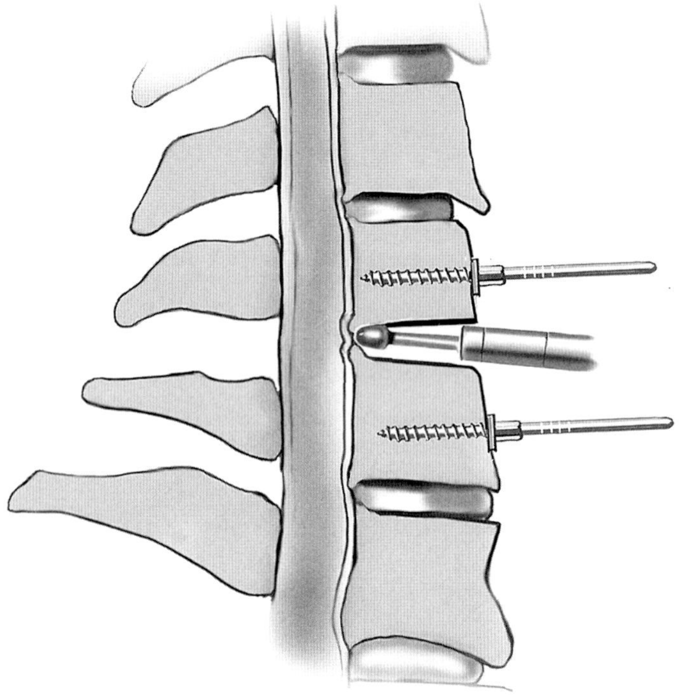

图 5–5．切除后半部分间盘之后，可以用磨钻也可以用薄的椎板咬骨钳（下唇2mm）切除椎体后方的骨赘。

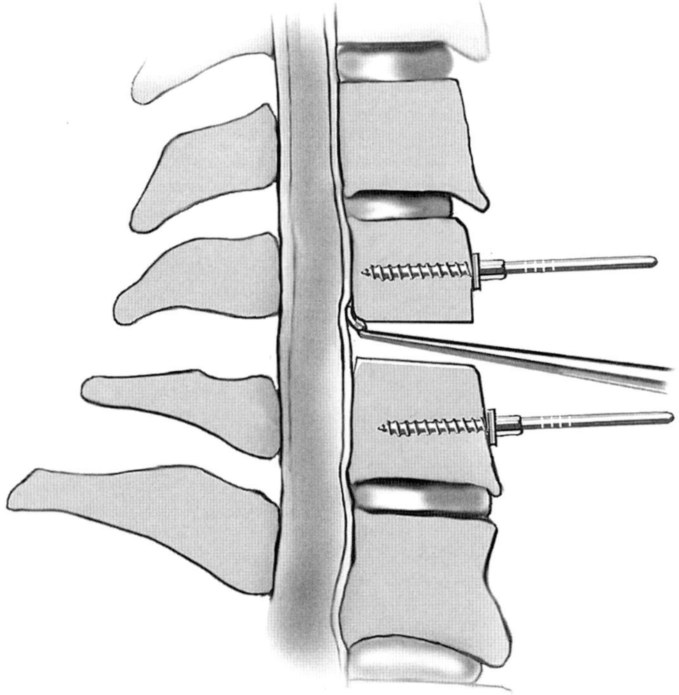

图 5–6．磨钻切除后方骨赘之后，可以用向前或向后成角的刮匙伸到椎体后方，一是探查椎体的深度，二是证实骨赘是否切除干净。

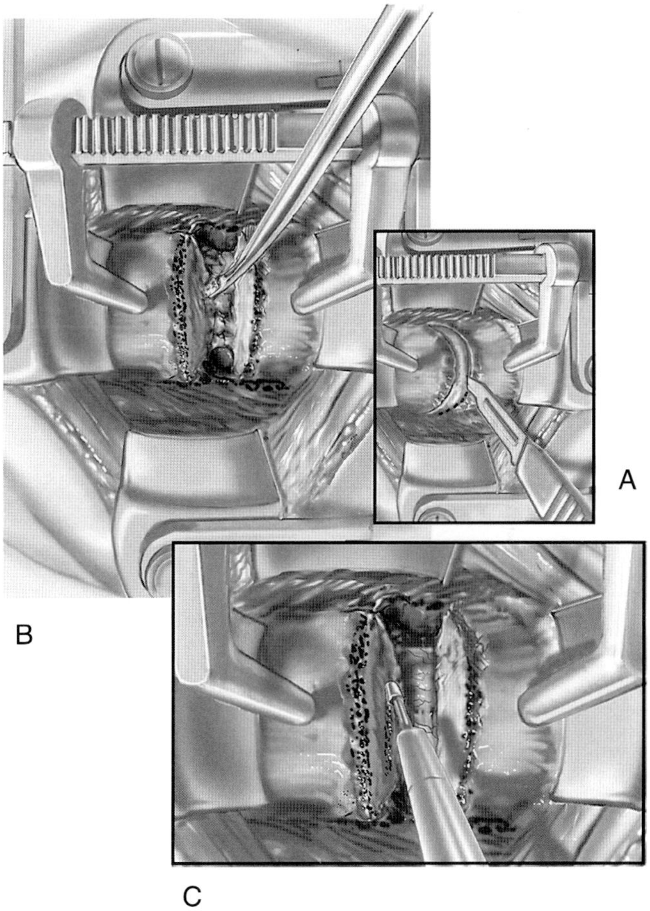

图 5–7，A ~ C. 高速磨钻切除后方骨赘。

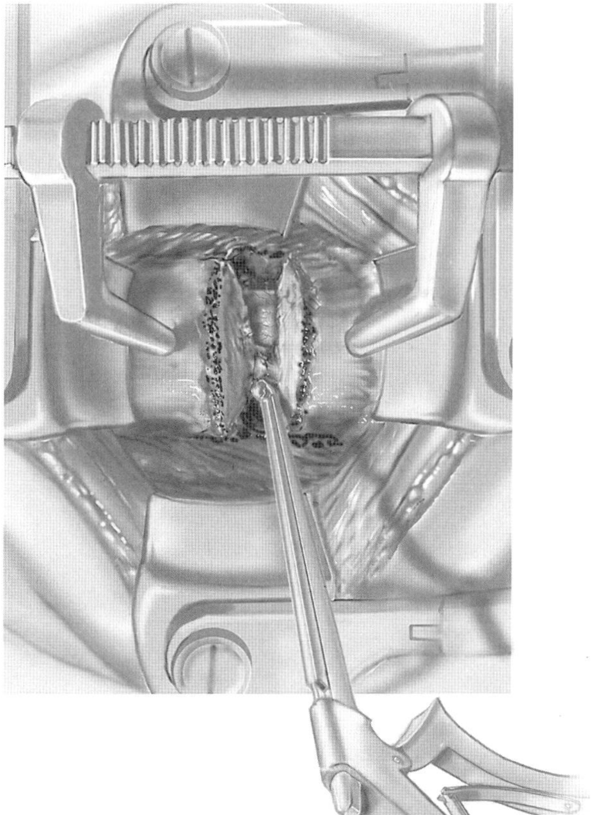

图 5–8. 用椎板咬骨钳彻底切除骨赘。

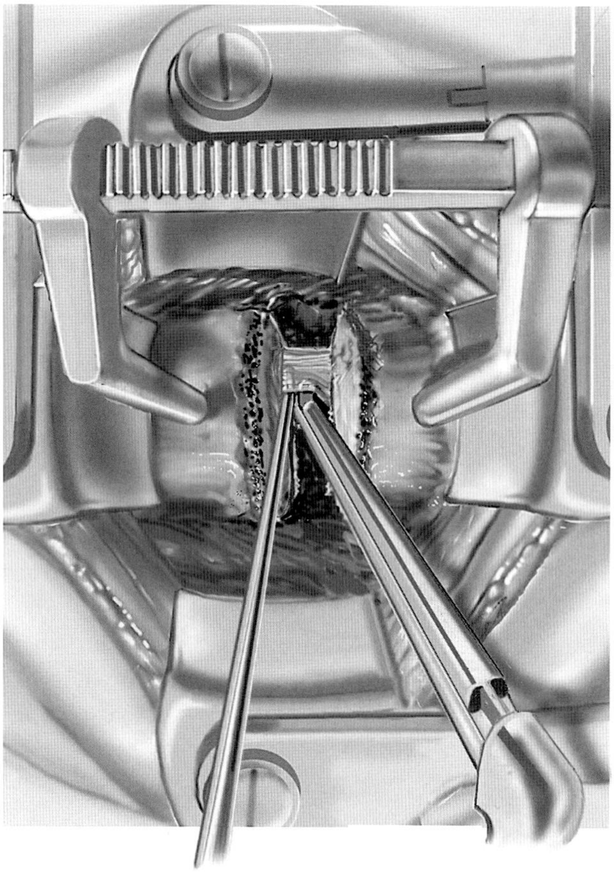

A

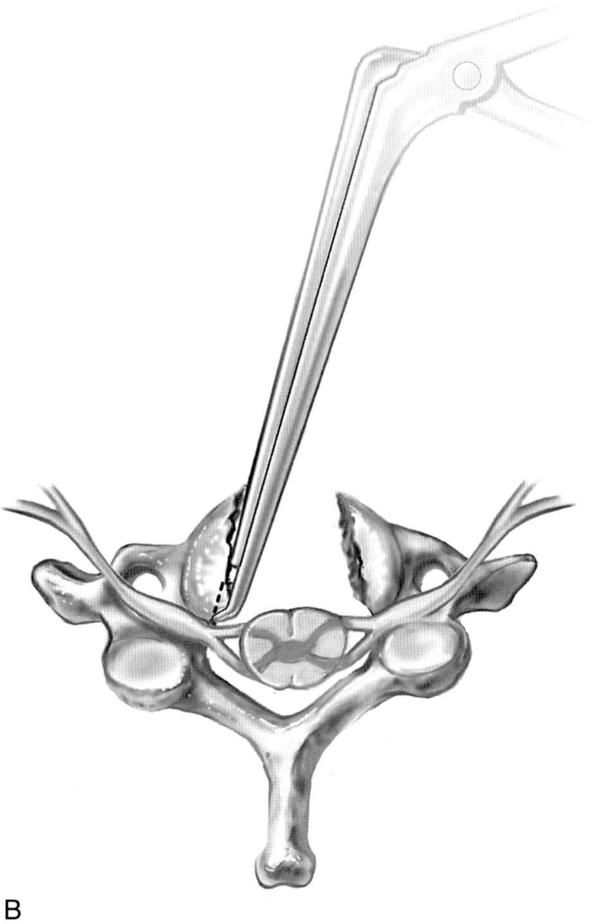

B

图 5–9，A 和 B. A，显露出后纵韧带。绝大多数病例需要将后纵韧带打开。轻轻提起后纵韧带，用椎板咬骨钳或刮匙锐性切开。然后用椎板咬骨钳继续将后纵韧带彻底切除。这时能够看清被充分减压的脊髓和神经根。**B，**如果存在椎间孔狭窄，可以用薄椎板咬骨钳（下唇 2mm）做椎间孔开大（foraminotomy），这时能够清楚地看到神经根的肩部。

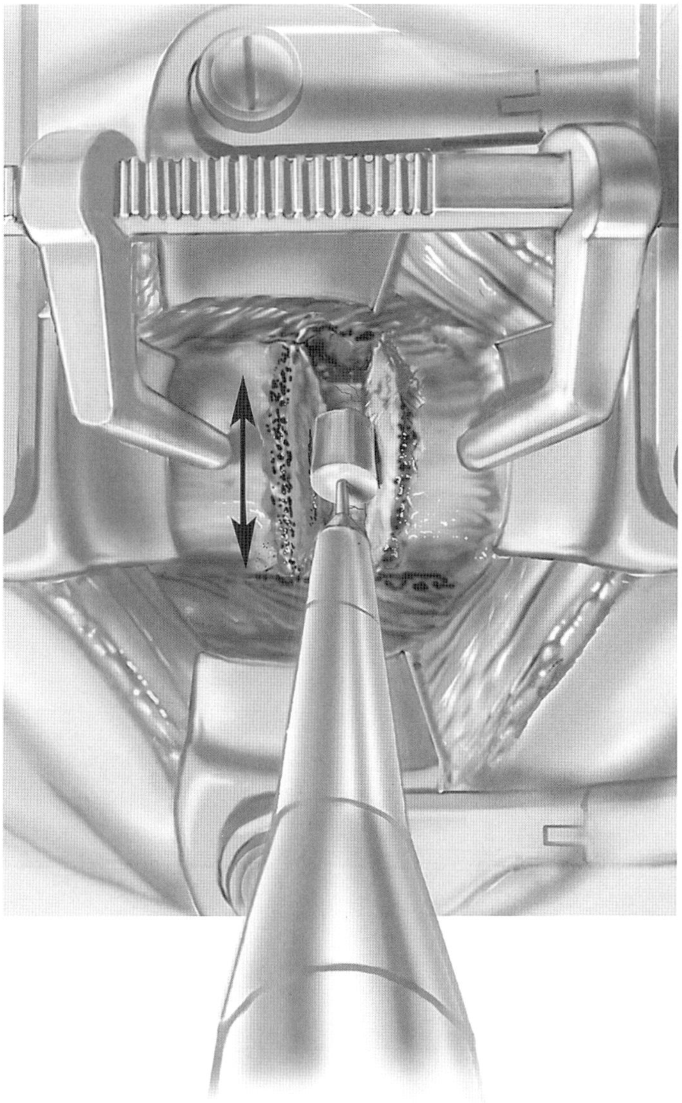

图5–10. 终板准备。用磨钻或刮匙去除软骨终板，为植骨创造理想的生物学表面。

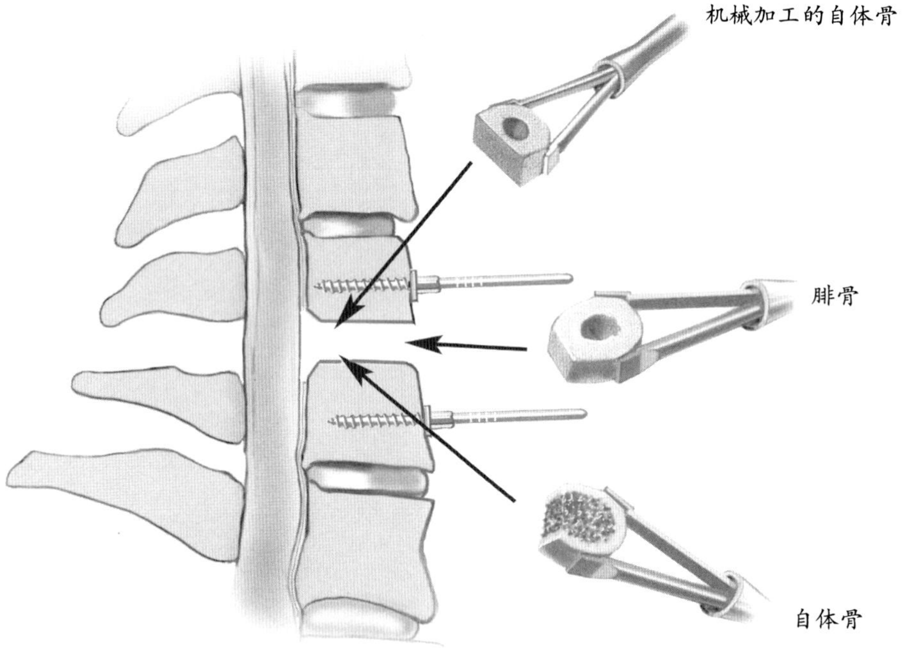

图 5-11. 植骨材料包括机械加工的自体骨、腓骨、自体骨、髂骨嵴和 polyetheretherketone（PEEK）聚合体（其中可携带 BMP）。

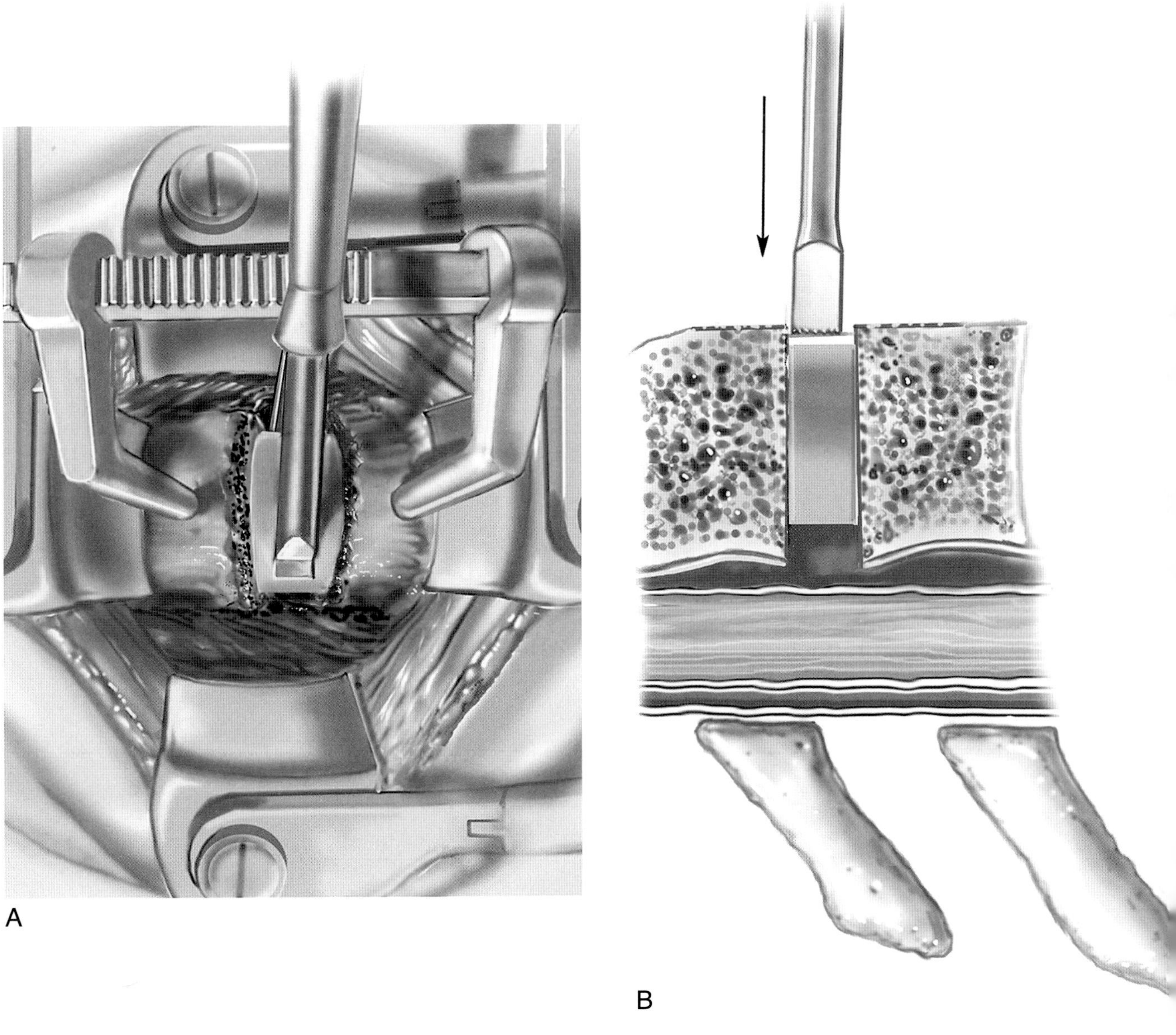

图 5-12，A 和 B. A，用嵌入器将植骨块锤入椎间隙。操作时让握着嵌入器手在周围找个支点，以防动作过猛导致植骨块敲入过深。**B，**植骨距椎体前缘 2mm。

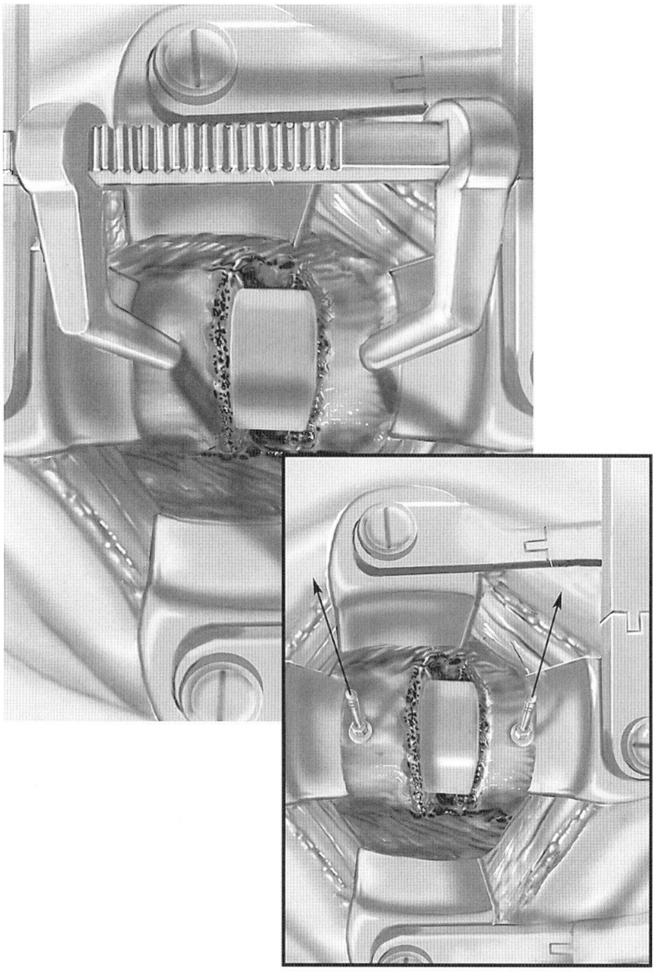

图5–13. 取出椎体撑开器螺钉，钉孔用骨蜡填塞止血。椎间植骨块最好低于椎体前缘 2mm 以防植骨块脱出或向前突起。

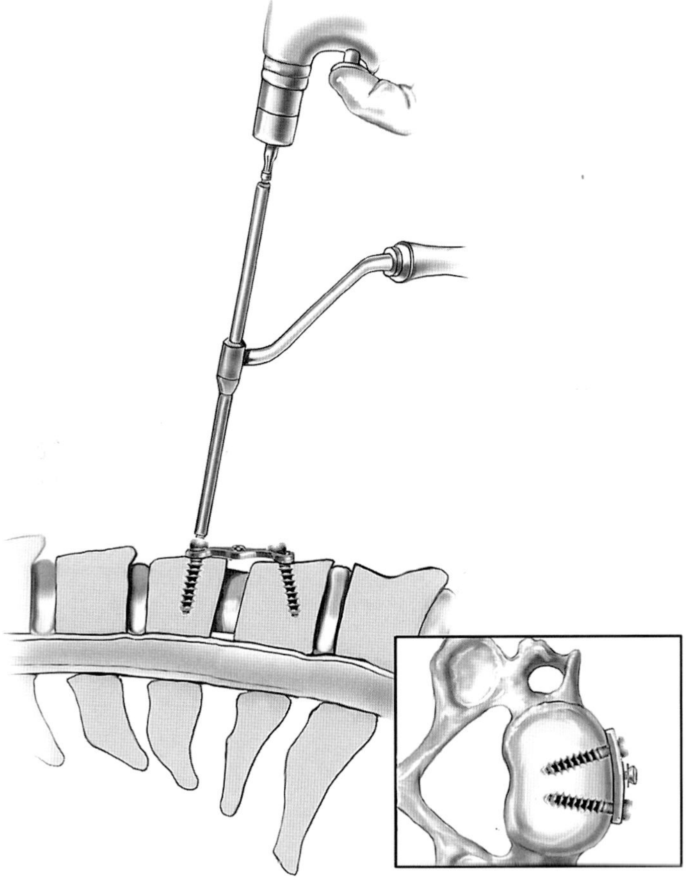

A

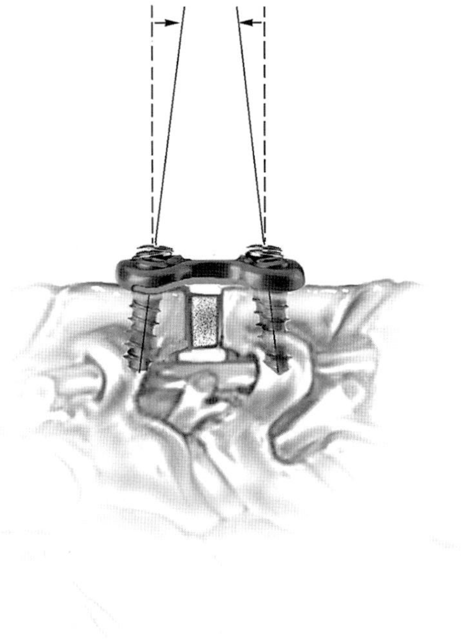

B

图 5–14，A. 我们在行颈前路椎间盘切除植骨融合术时主张安放钢板固定以取代术后的外固定。如果选择应用钢板，应该事先测量椎体的深度以决定螺钉的长度。选用尽可能短的钢板以免影响邻近椎间隙。螺钉的方向在矢状面上向外分开，在轴状面上则向内聚（见小图）。我们喜欢用旋转杂合钢板（rotational hybrid plate）以利载荷的分担。钢板尾端用固定螺钉、头端用动力螺钉而构成。

图 5–14，B. 螺钉的角度根据不同的钢板系统有所不同。而螺钉的长度则尽可能多地抓住骨质，但不能干扰邻近的椎间隙。短节段固定时通常不需要穿透双层皮质，但是在长节段固定时则可应用（第 9 章详述）。

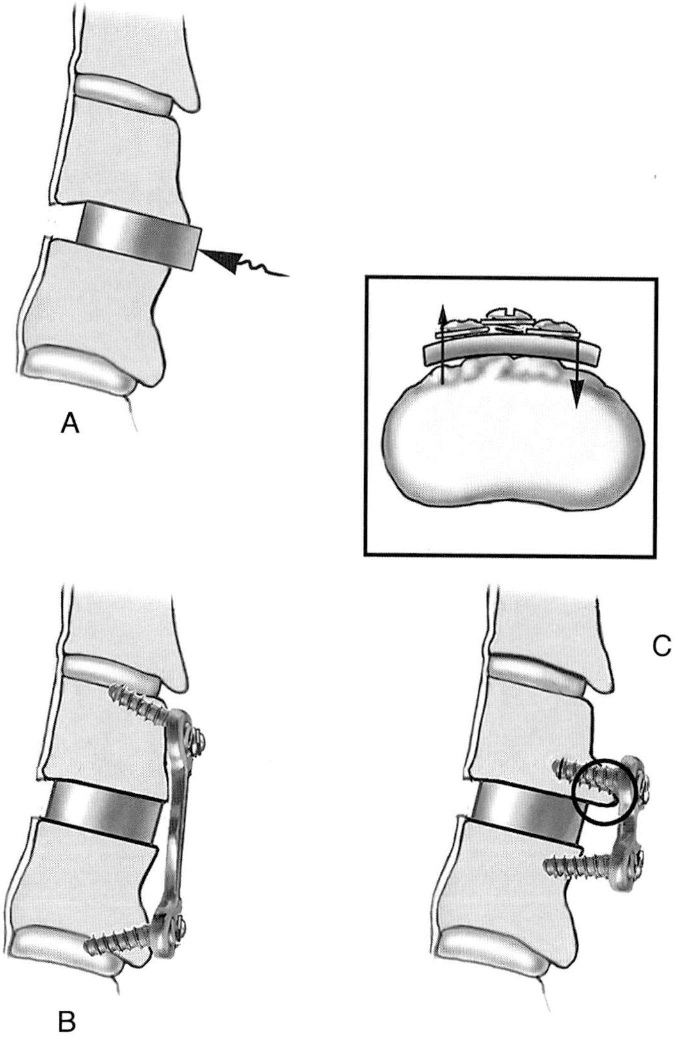

常见错误

图 5–15，A ~ C. A，因为骨赘未完全切除，植骨块没有完全嵌入到椎间隙内。**B，**钢板太长，邻近椎间隙受累。**C，**骨赘没有彻底切除，导致钢板摇摆，无论在头尾方向还是内外方向应力都有增加（见小图）。

术后结果

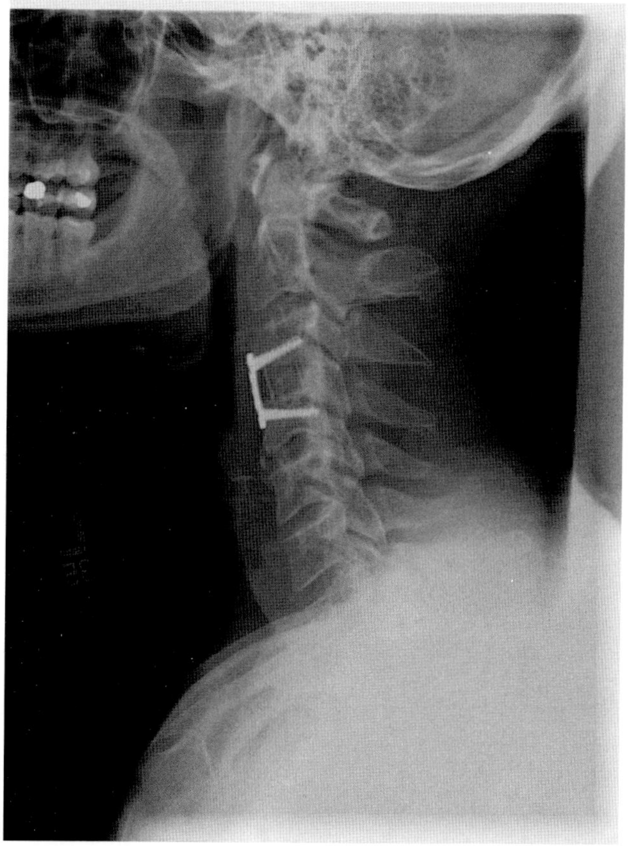

图 5–16. 单节段间盘切除，椎间 PEEK 植入（PEEK 椎间融合器内附 BMP），短钢板避免影响上下的椎间隙。

第 6 章

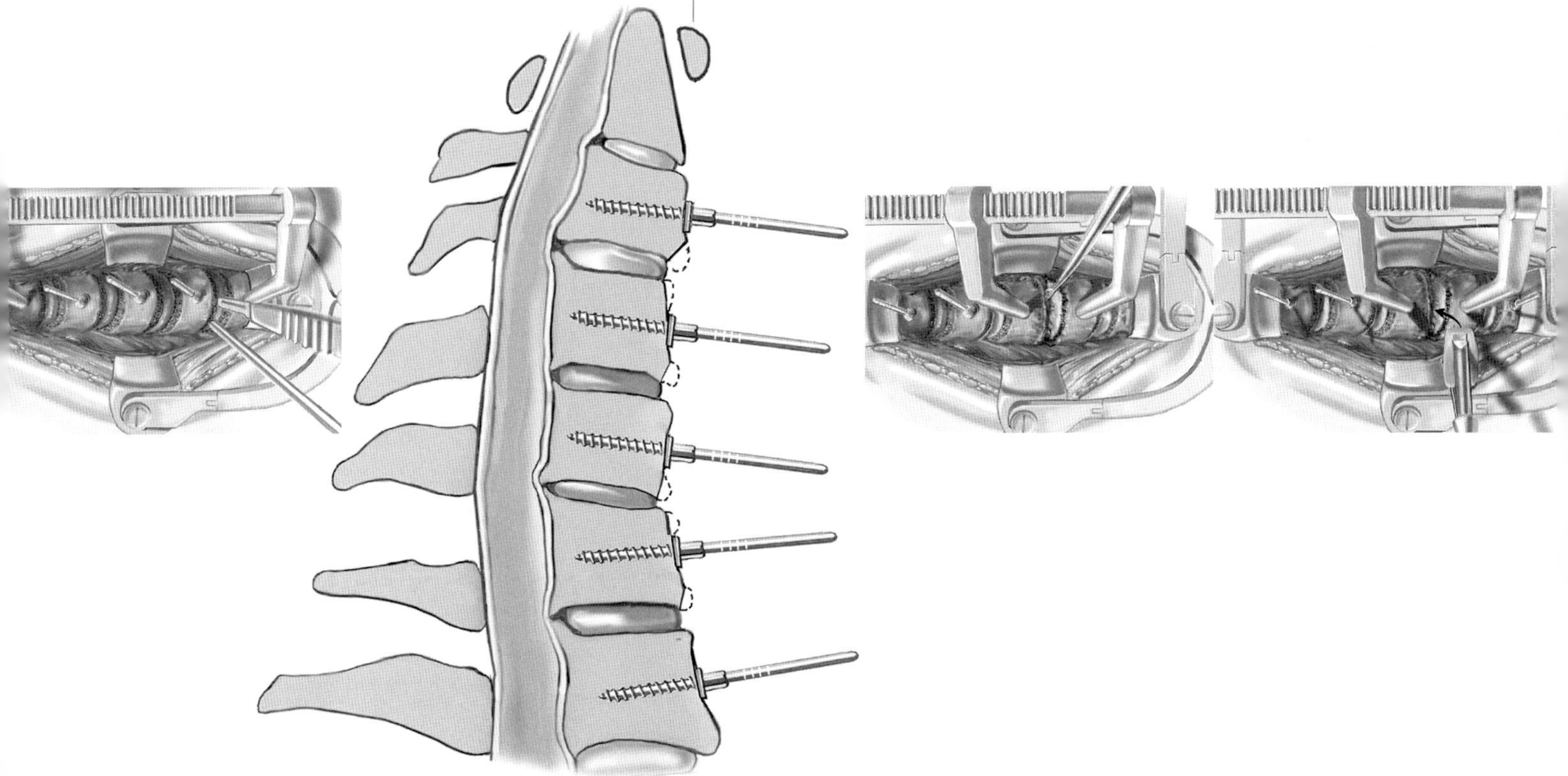

多节段间盘切除

多节段间盘切除融合手术的关键在于显露充分。术中必须显露出所有需要减压和安置钢板的椎体前表面。骨赘需彻底切除以使椎体前表面平整。外侧需显露出双侧钩椎关节。

在恢复颈椎前凸方面，多节段间盘切除的效果优于多节段椎体次全切除。术前需要仔细研究 CT 确定压迫的节段。如果压迫在间盘水平而非椎体中央水平，我们倾向于间盘切除手术。如果压迫来源于多节段椎体中央水平，则应考虑椎体次全切除或后路手术。

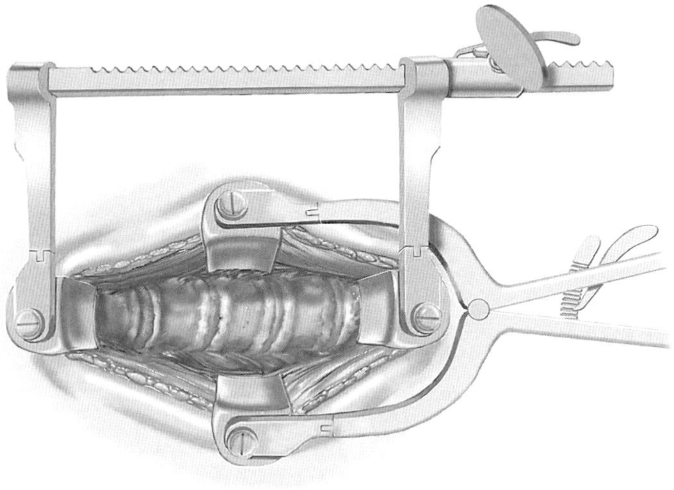

图 6–1. 按第 4 章所述的显露技术暴露到椎前。应尽量向上和向下进行分离以减少撑开器对食管和气管的牵拉，从而减少术后的水肿。如果行三个或三个以上节段的减压，则需要选用加长的Caspar上下撑开器（这往往不是常规器械，需要提前告知器械提供商）。

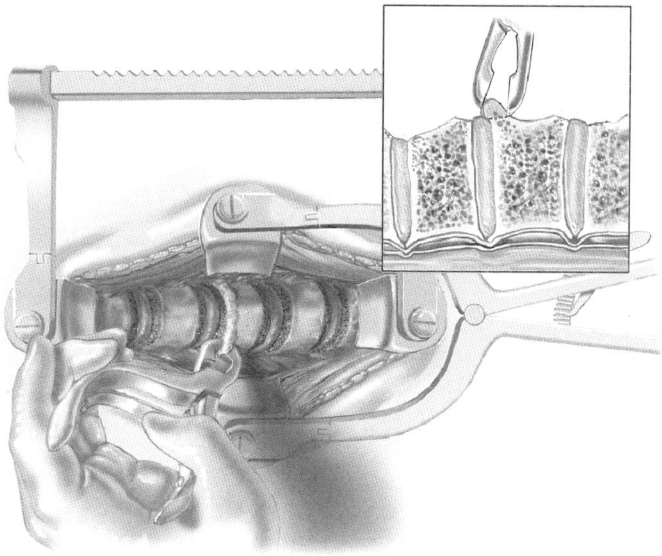

图 6–2. 骨赘用咬骨钳切除。这必须在安放撑开器螺钉之前完成，以便准确地将撑开器螺钉置于椎体中央。

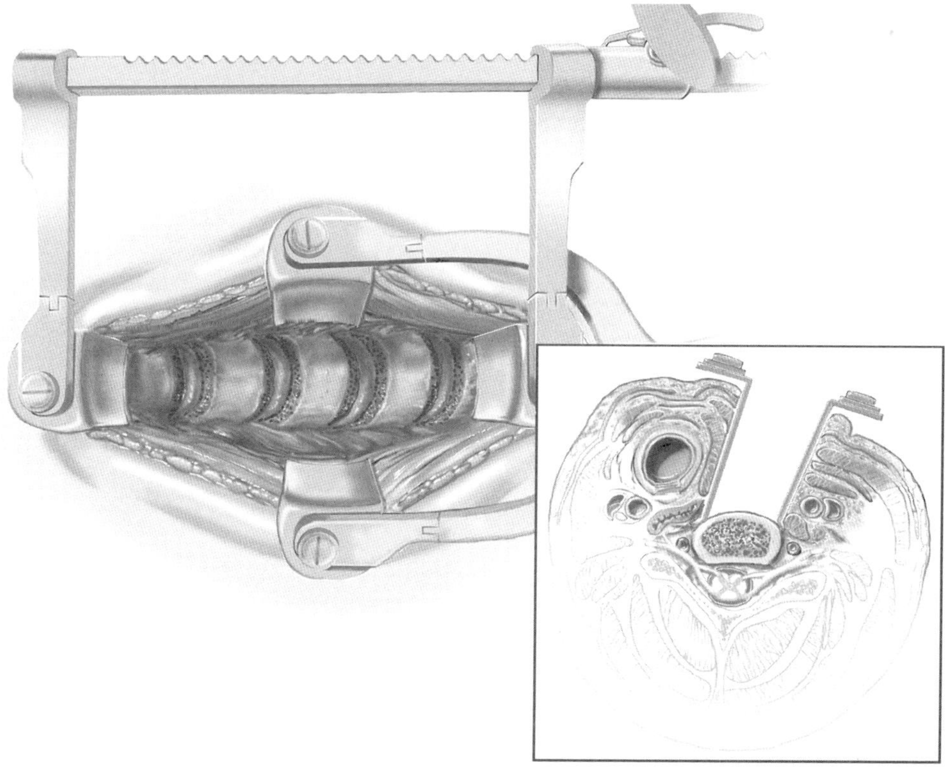

图 6–3. 放置撑开器螺钉前已将所有骨赘切除干净。将颈长肌向外剥离显露出双侧钩椎关节向上翘起的部分。这有助于术者确定椎体的中线。通常在外侧钩椎关节处也有骨赘，需要一并切除。

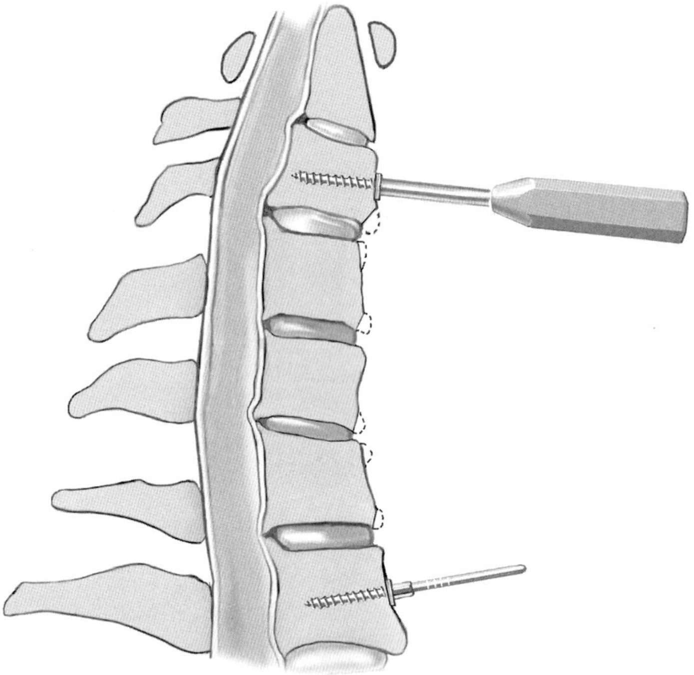

A

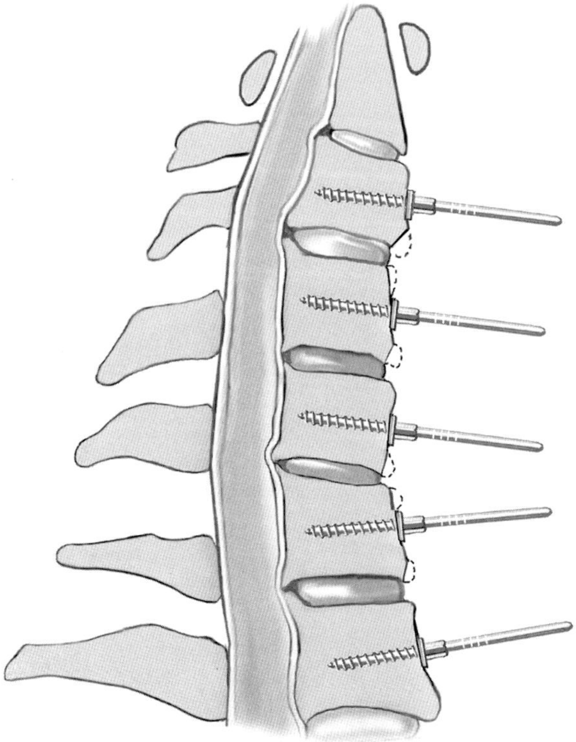

B

图 6-4，A 和 B. Caspar 椎间撑开器螺钉顺序拧入每一个椎体。以一定的角度拧入撑开器螺钉以使撑开时恢复颈椎的前凸。

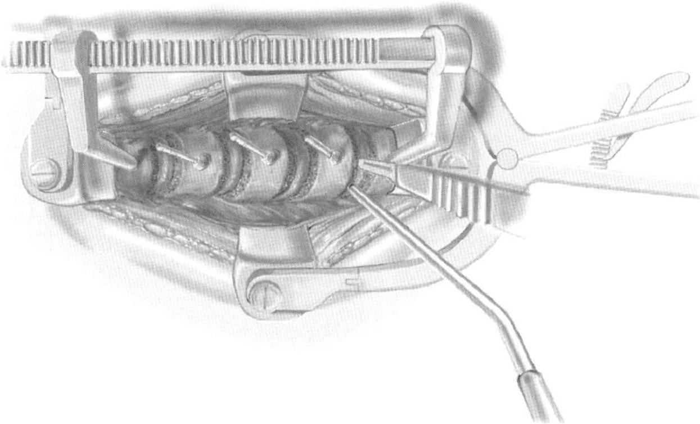

图 6–5. 锐性切开纤维环，用刮匙彻底切除间盘。可以切除间盘以后再撑开，但是为了彻底切除间盘，必须撑开椎间隙。

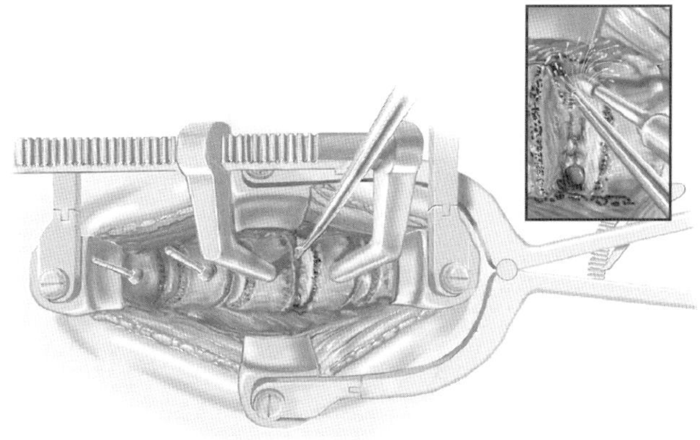

图 6–6. 用刮匙或高速磨钻去除椎体后缘的骨赘（见小图）。

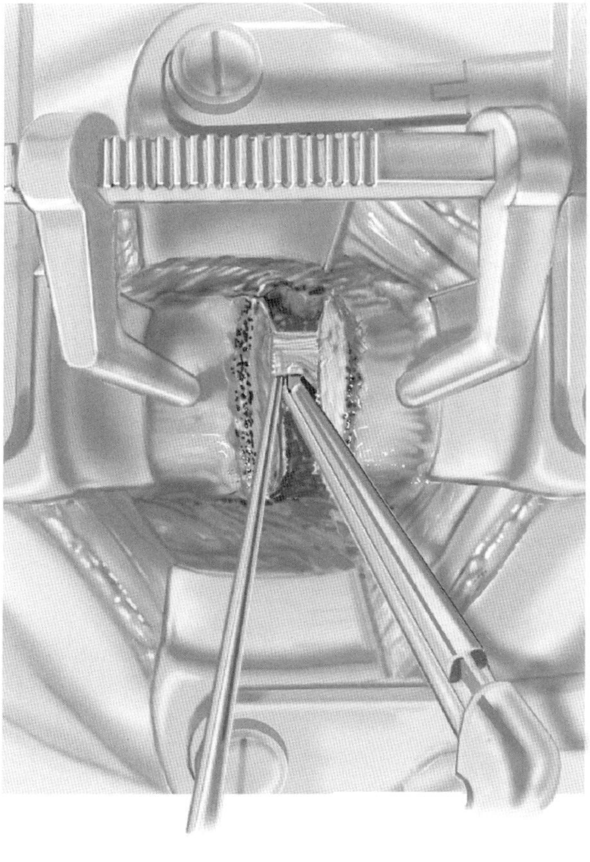

图 6–7. 切开后纵韧带并将之完全切除减压。用向前成角的刮匙或直角神经剥离子探查椎体后壁以证实骨赘已彻底切除。

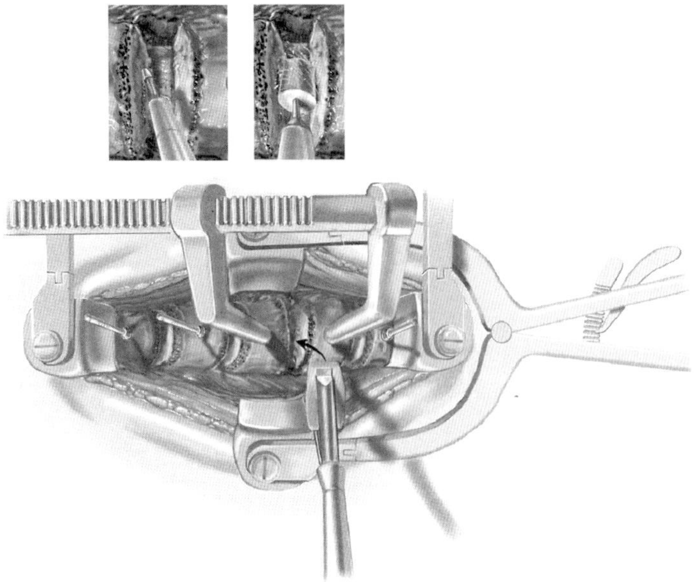

图 6–8．一个节段的减压完毕后，用相同的方法减压其它节段。所有节段的减压均完成之后，用火柴头磨钻或桶状磨钻做终板准备（见小图），使上下终板平行。测量椎间高度，修整植骨块，最后嵌入椎间。

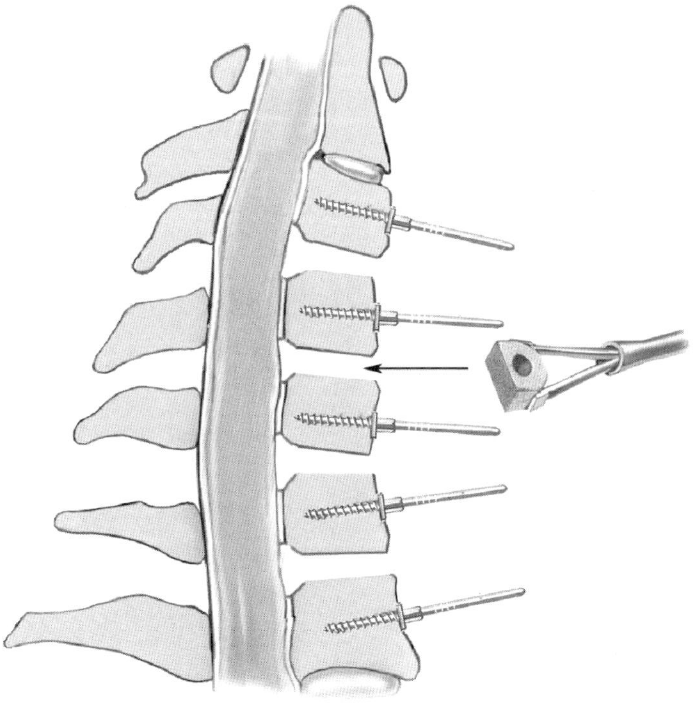

图 6–9．做多节段间盘切除融合时，应最先植入中央节段的植骨块，然后再植入外周节段的。这样有助于恢复颈椎的曲度。注意最中央的植骨块高度最高，向外周高度递减。当心避免外周节段的椎间隙过度撑开。

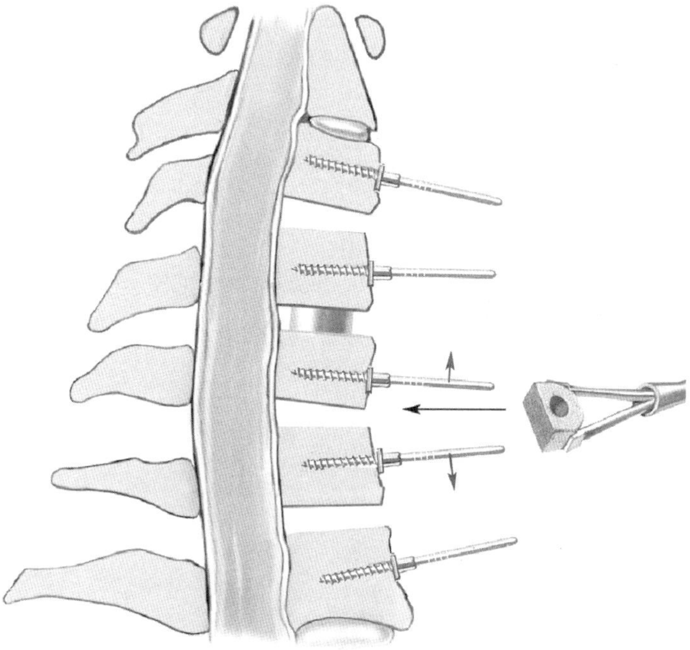

图6–10. 轻轻撑开下一个节段，安放下一个植骨块。

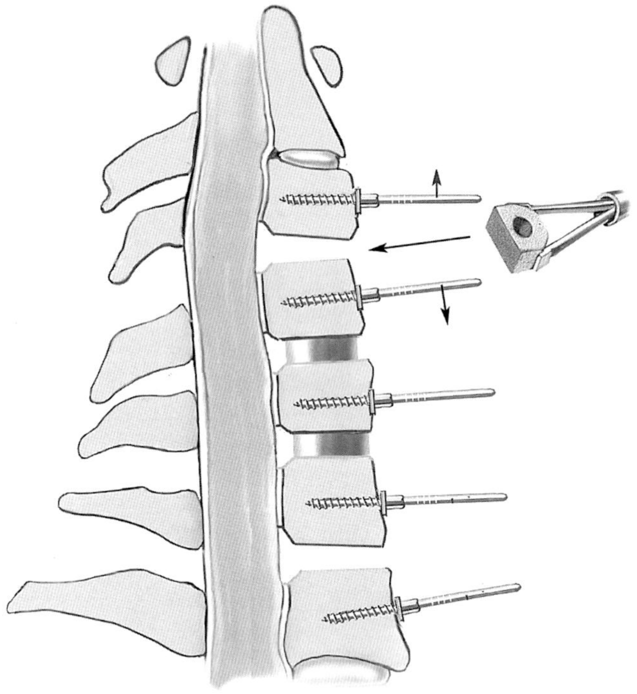

A

图6-11，A和B. 同样的步骤依次进行，直至最后一个节段。

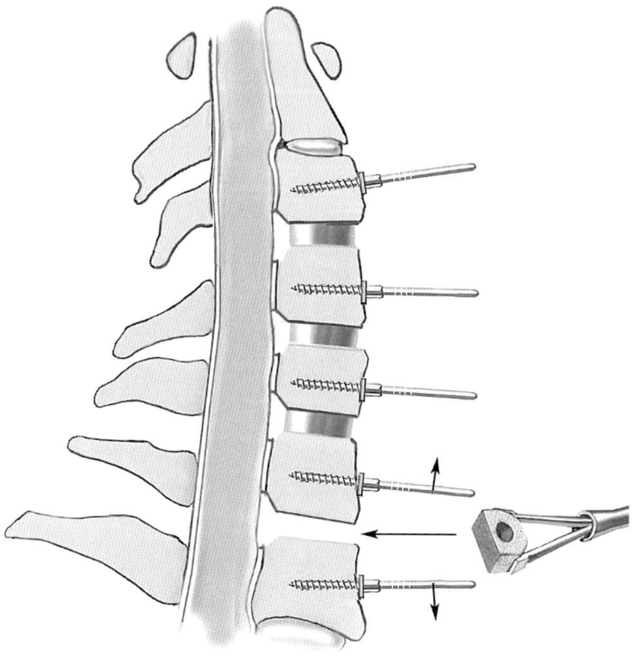

B

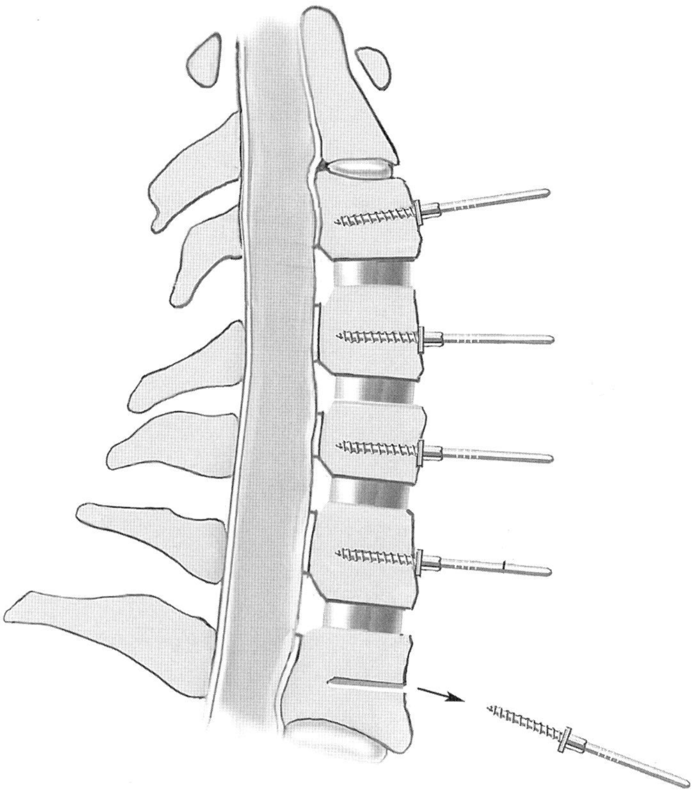

图 6–12. 检查植骨块的位置和稳定情况，然后去除撑开器螺钉。

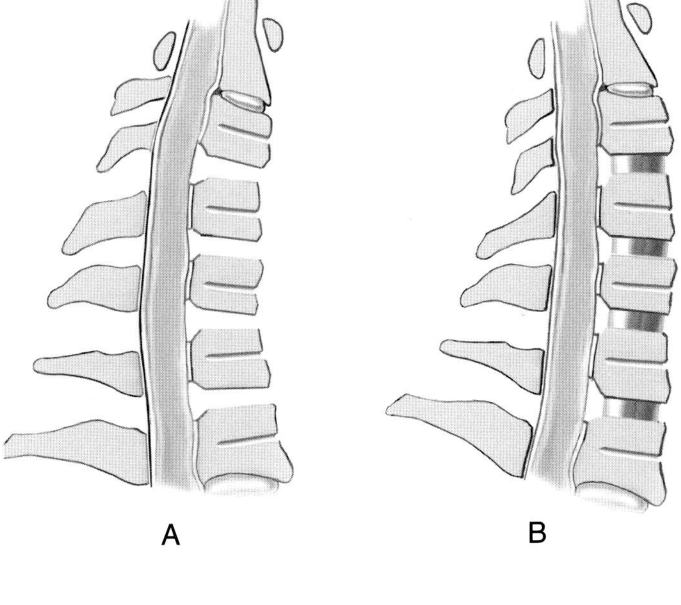

图 6–13，A 和 B. 由于适当的植骨块高度和撑开，术前的颈椎后凸和脊髓压迫得到解决，颈椎曲度得到改善。

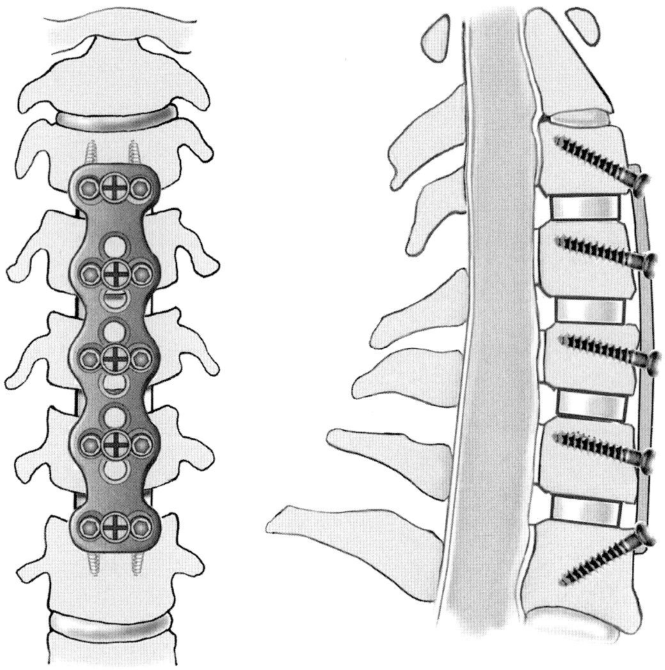
A B

图 6–14，A 和 B. 使用旋转杂合钢板（rotational hybrid plate）做椎间固定。我们喜欢在每一上位椎体拧入旋转螺钉（可变角度螺钉），在最下端的椎体上拧入带锁螺钉，使钢板在每一个上位椎体上起到支撑钢板（分担载荷的钢板）的作用（Wolff 法则）。

常见错误

图6–15. 多节段钢板固定的常见错误是钢板太长，使最上面或最下面的螺钉进入相邻的椎间隙。避免的方法是选用尽可能短的钢板。倘若螺钉的钉道合适而且所有螺纹都在骨质内，第一枚螺钉的入点可以选择在尽量靠近软骨终板处，这样也许是最好的选择，因为软骨下骨的骨质比松质骨坚硬，抗拔出力强。

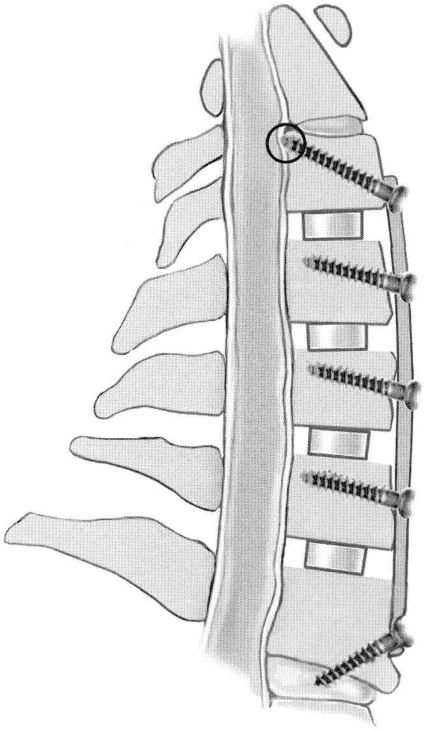

图6–16. 另一个常见的错误是间盘切除前骨赘切除不彻底，使钢板和椎体前表面贴附不好。这将导致应力增加，以及降低螺钉对相邻节段的把持力。

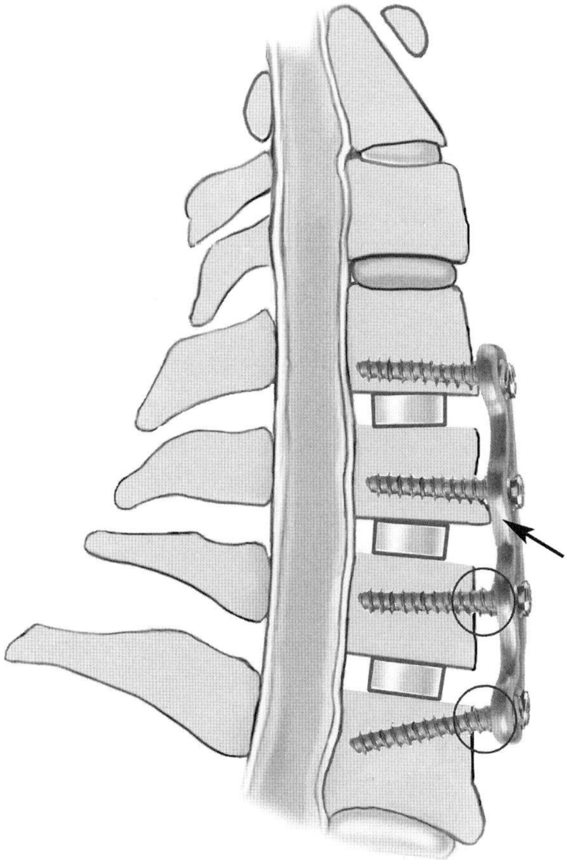

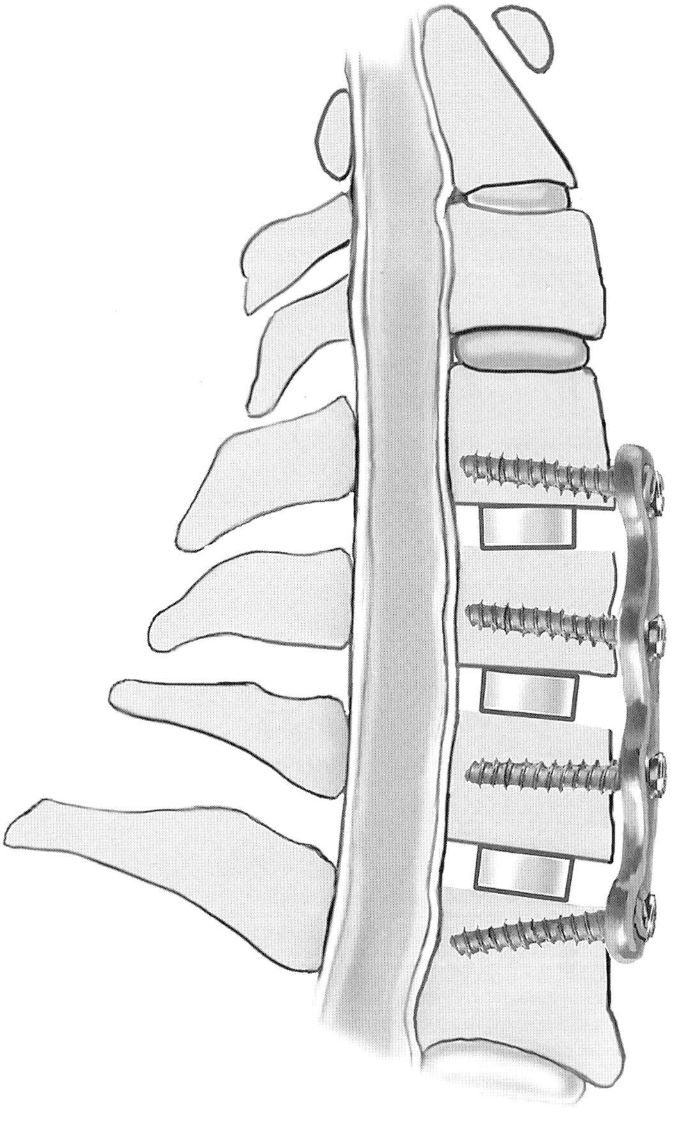

图6–17. 一些术者仅在最头、最尾两端的椎体上拧入螺钉。而我们则喜欢在每一个椎体上拧入可变角度的螺钉，以增加固定点，减少螺钉拔出的机会。在退变的病例，使用可变角度的螺钉有助于分担载荷；创伤的病人，于每一节段使用锁定螺钉以达到即刻稳定。但是目前尚没有文献支持这种观点。

术后结果

图 6–18. 颈椎侧位 X 线片显示植骨块、钢板及螺钉的位置良好。注意选择了短的钢板以免干扰相邻的未融合节段。

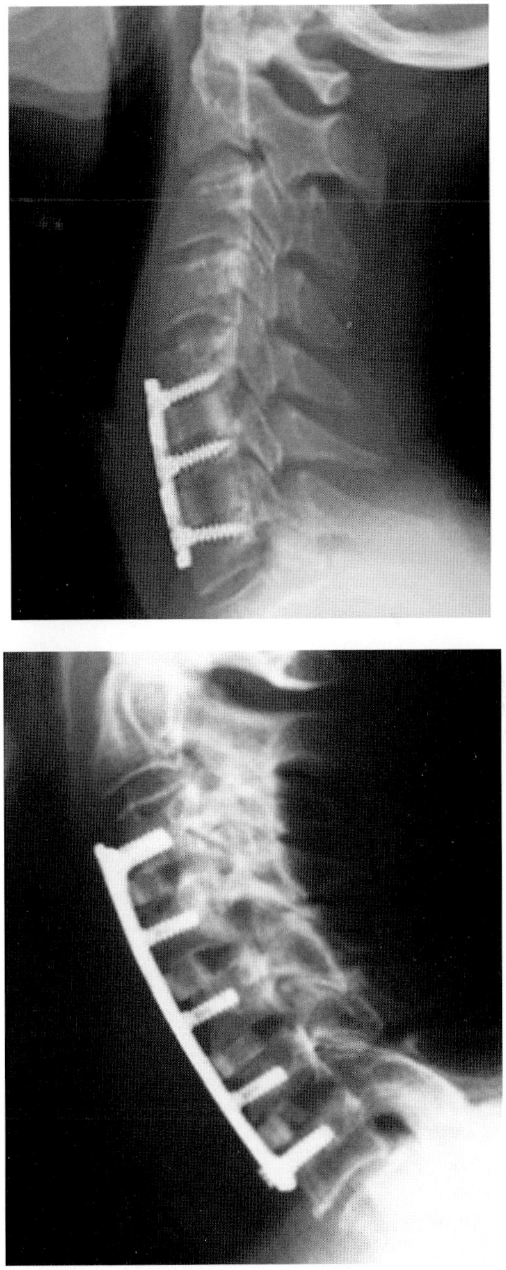

第7章

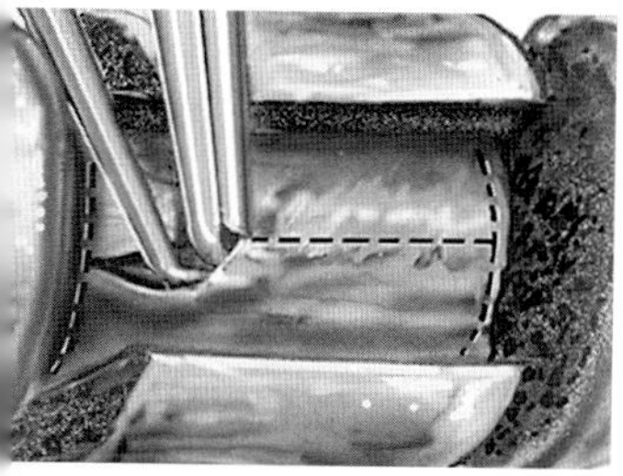

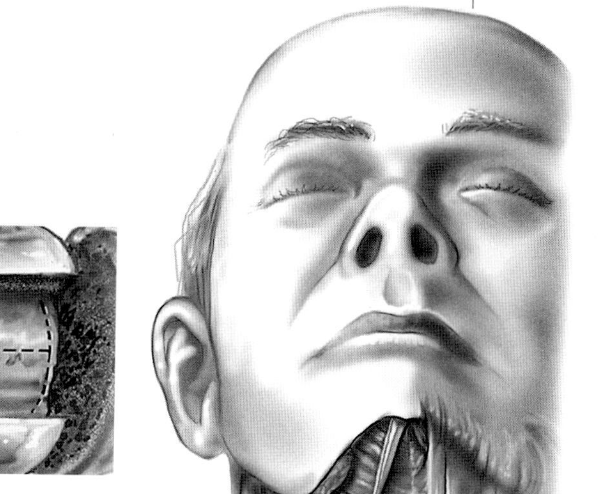

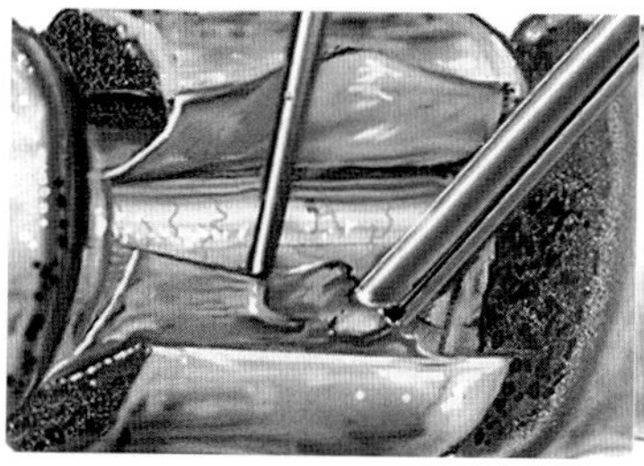

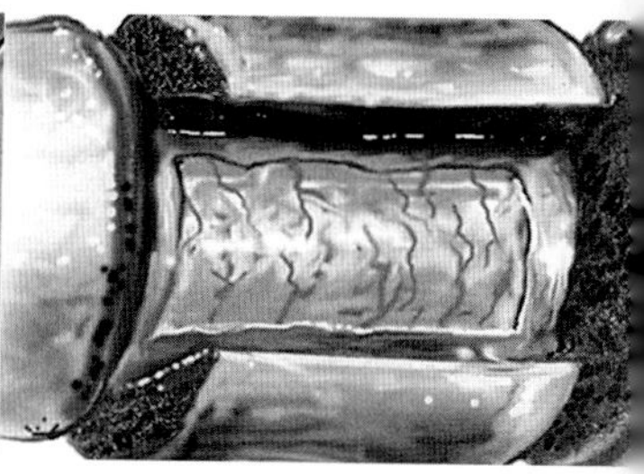

单节段椎体切除

颈椎前路椎体切除用以解除前方中央的脊髓压迫或神经根压迫。当来自脊髓前方的压迫扩展到椎体中央时，应考虑行单节段椎体切除。有时MRI很难单独诊断，需要借助CT扫描（使用或不使用脊髓造影）确定压迫的范围。

椎间植骨材料包括异体腓骨、钛网、带有BMP的PEEK聚合体和自体骨。每种植骨材料在下沉、融合率以及避免植骨融合相关并发症方面都有各自的优缺点。总体上，治疗退行性变疾病时，我们喜欢使用异体腓骨或PEEK，因为这些植骨材料容易获得，效果可靠，经济，操作简单。当然，我们在使用上述其它植骨材料时也有成功经验。另外，在一些特殊情况下，比如感染，自体骨和钛网更加合适。

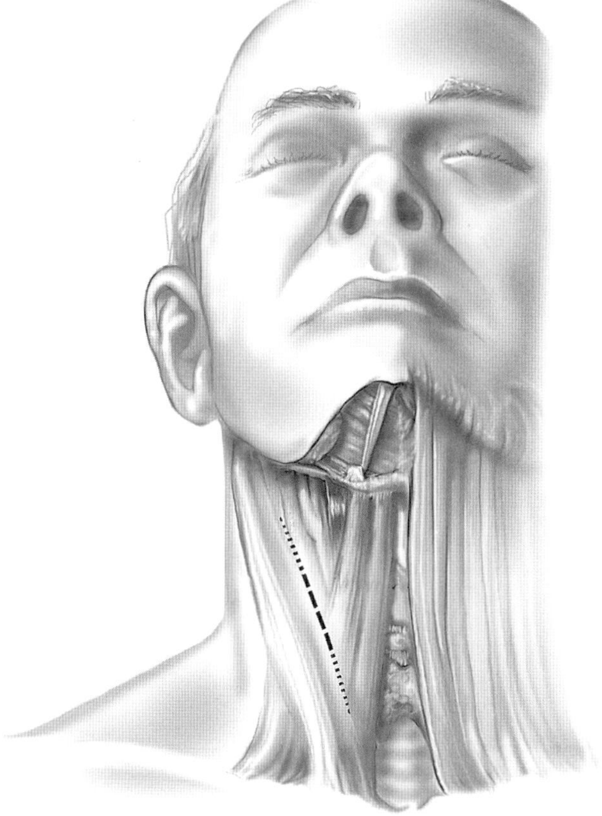

图 7-1．尽管单节段椎体切除可以使用横切口，但我们更喜欢用纵切口。因为纵切口游离广泛、显露充分，术后气道水肿和疼痛的发生率较低。

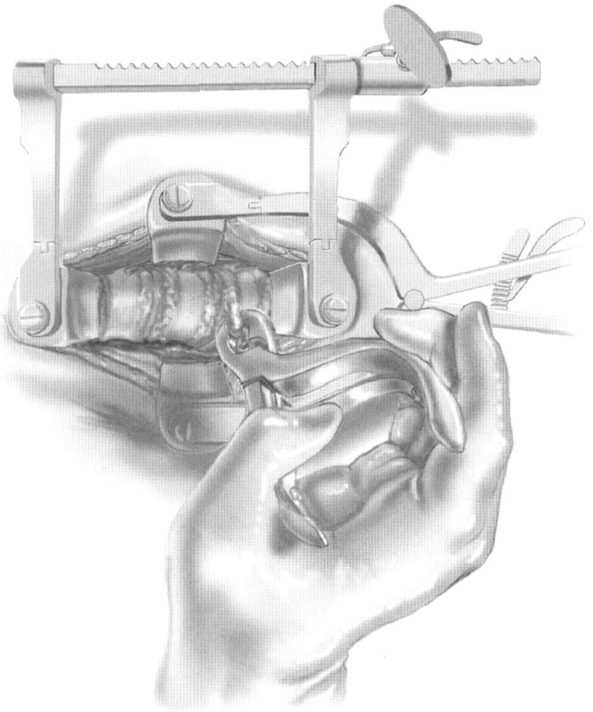

图 7-2．去除椎体前表面的骨赘，确定椎体中线以便安放撑开器螺钉。这个重要的步骤同时使钢板和螺钉在椎体表面贴附，减少内固定的突出。

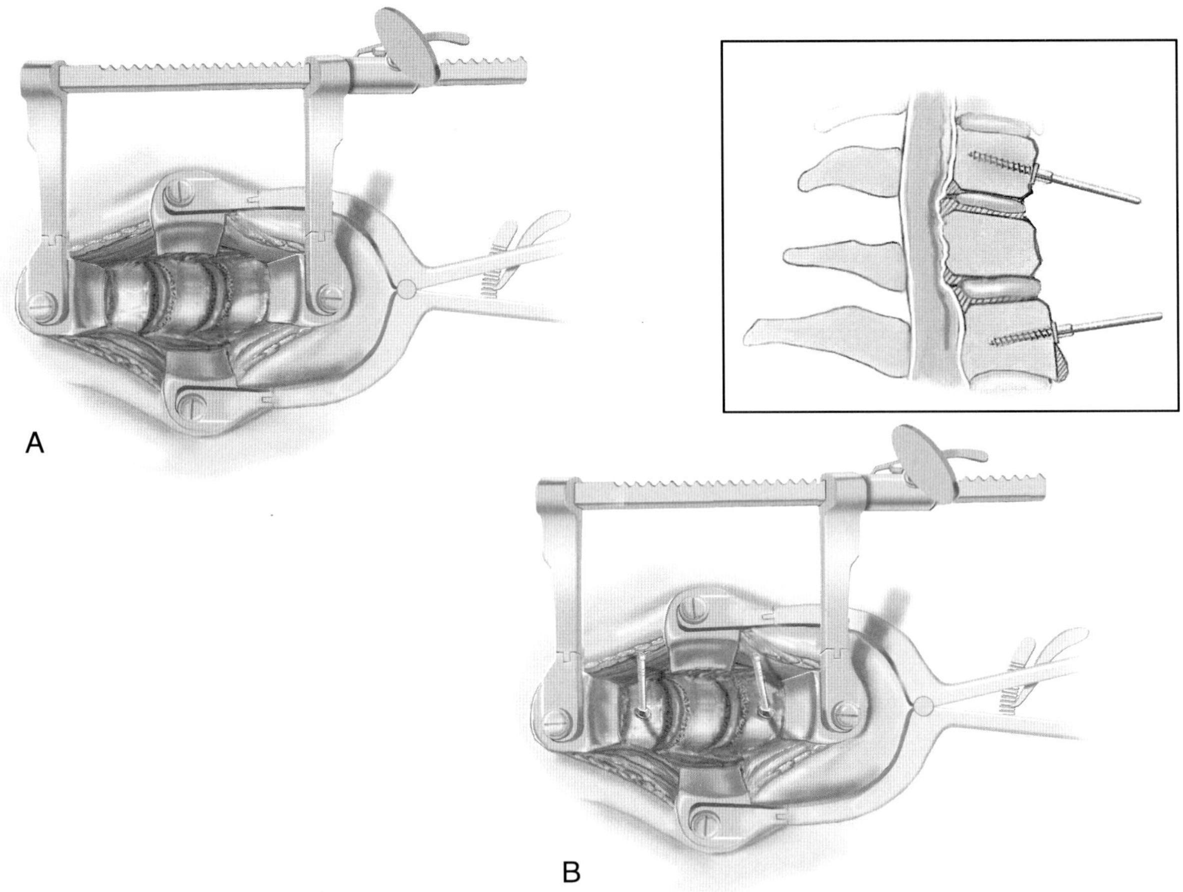

图 7-3，A 和 B. 去除椎体前方骨赘后（A），以一定角度拧入椎体撑开器螺钉（B）以便在撑开时纠正矢状面上的曲度。

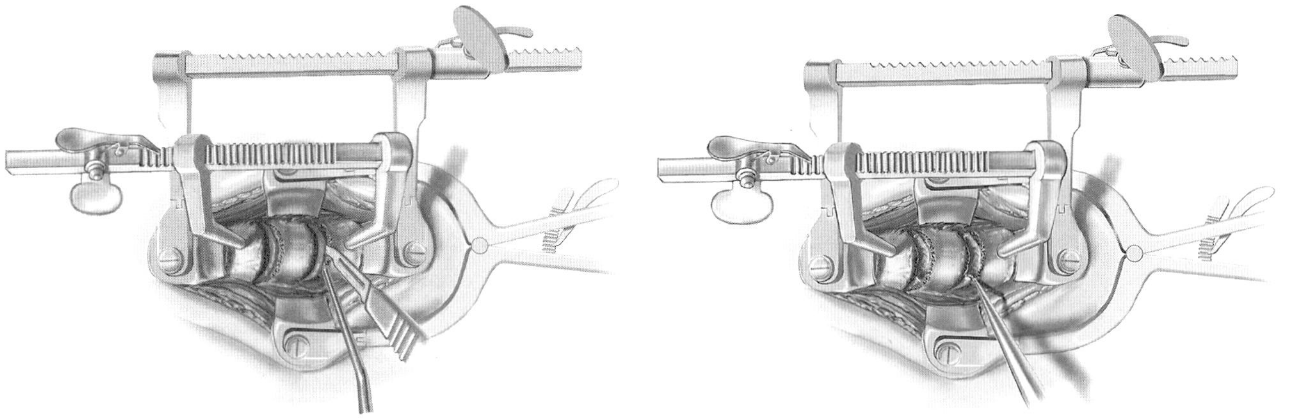

A

B

图 7-4，A 和 B. 椎间撑开后，彻底切除与椎体相邻的上下椎间盘。切除椎体前彻底切除后纵韧带以外的间盘组织将有助于切除骨性的椎体。

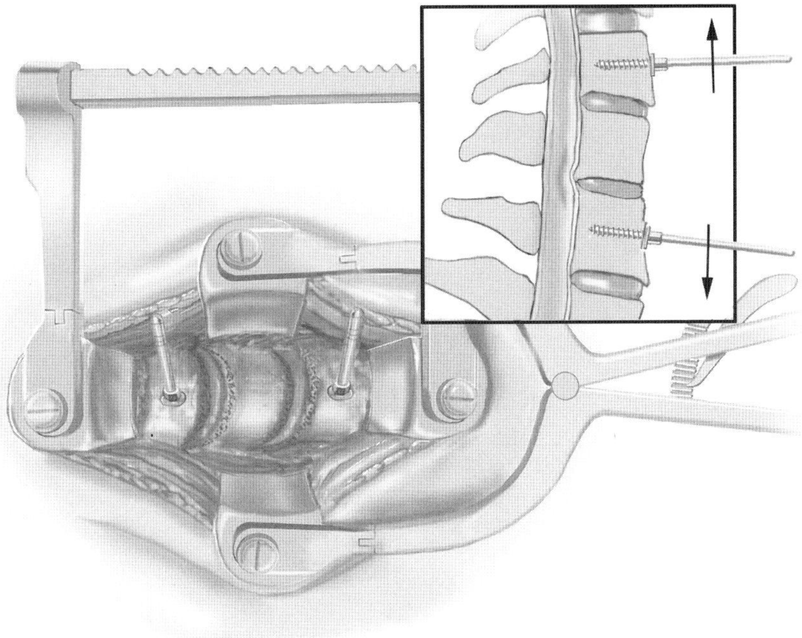

图 7–5. 切除间盘之后可以再轻度撑开椎间隙。这时前纵韧带已经切除，颈椎得到松解，矢状面曲度进一步改善。但应该小心避免过度撑开，因为过度撑开会导致颈后部、肩胛间区不同程度的疼痛，并可导致脊髓损伤。

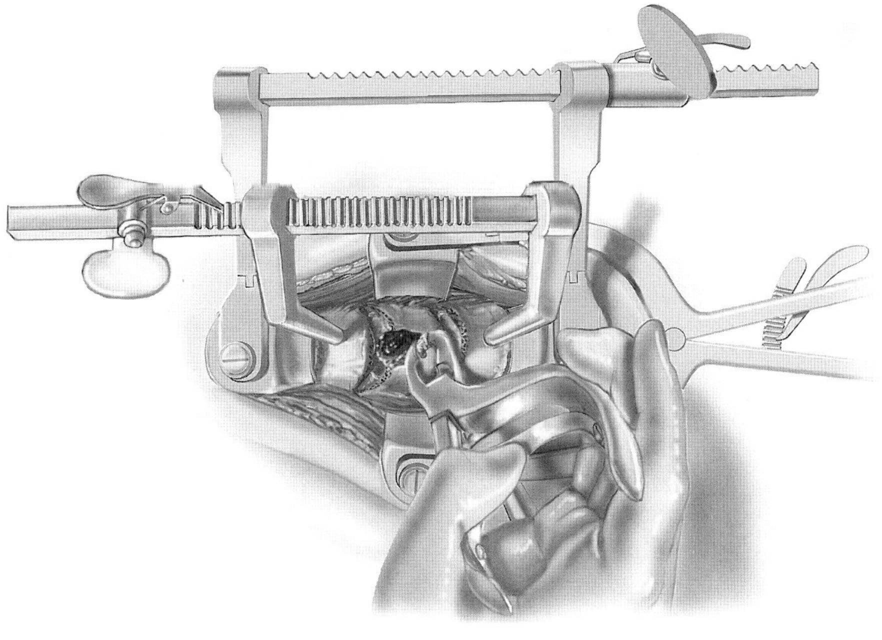

图 7–6. 间盘彻底切除后即可开始切除椎体。首先用Cushing或Leksell咬骨钳切除椎体前方的部分。切下的骨质保留好，可以填入椎间融合器。用咬骨钳咬出一个槽，稍后可以将磨钻头放入槽内，减少磨钻损伤周围软组织的机会。

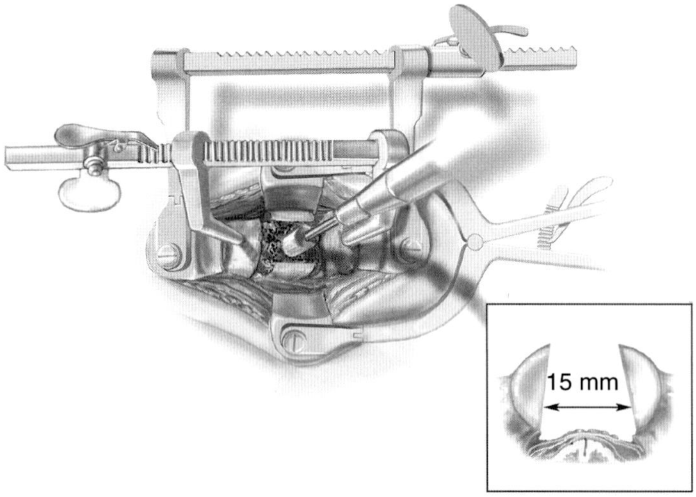

图 7–7．用桶形磨钻将槽加深至椎体后壁。动作轻柔，对称地去除两边及底部的骨质，最后到达后纵韧带（小图）。开一个 15 ～ 19mm 宽度的槽以使减压充分。

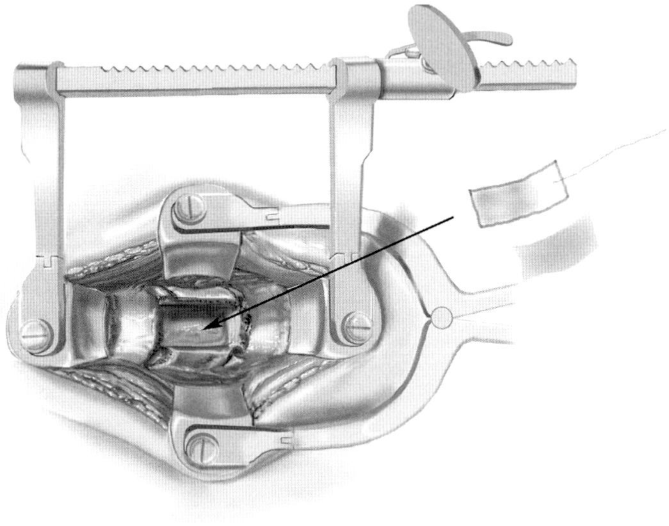

图 7–8．用棉片测量骨槽的宽度。棉片宽 13.5mm，骨槽应该比这个宽度稍大，大概15mm。但骨槽的宽度最终应取决于病人个体的解剖和病理基础（如，中央管狭窄还是神经根管狭窄）。

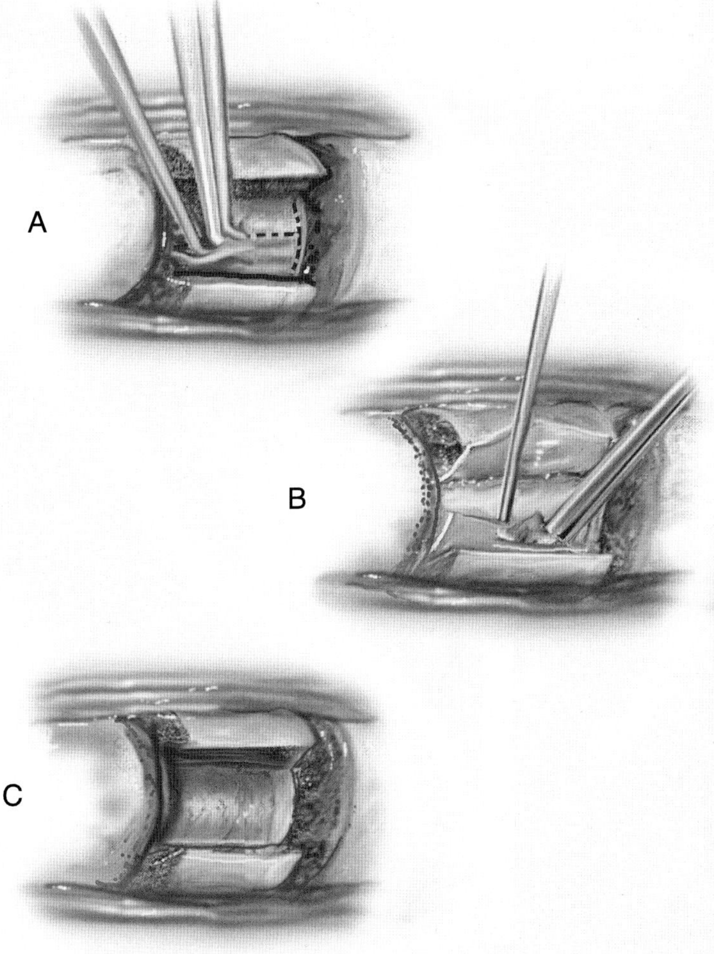

图 7–9，A ~ C. 去除椎体后方骨皮质后，用直角神经剥离子和椎板咬骨钳劈开后纵韧带。用椎板咬骨钳“工”字形切开后纵韧带。这时脊髓压迫得以解除，可以安全地将后纵韧带瓣彻底切除而不会对脊髓有任何干扰。

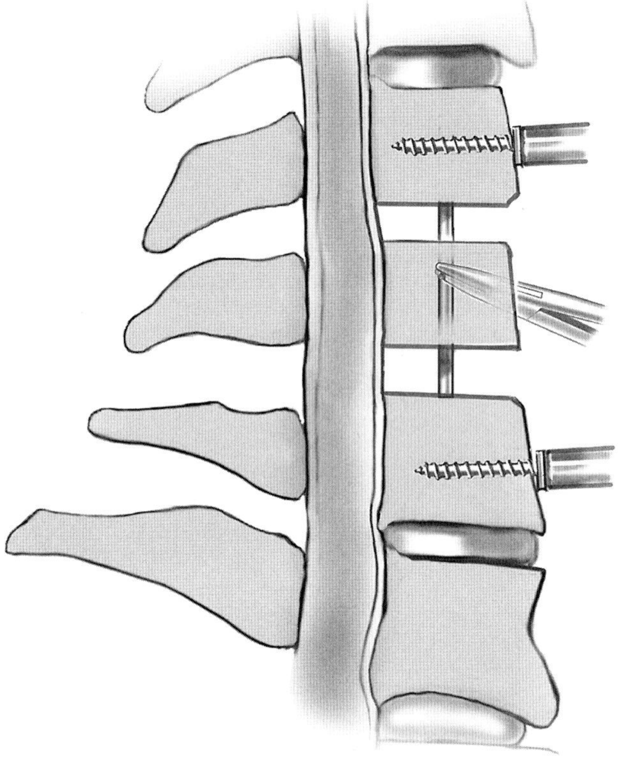

图7–10. 减压之后，刮除上下终板表面的软骨。测量椎体间高度，以选择、修剪合适的植骨块。

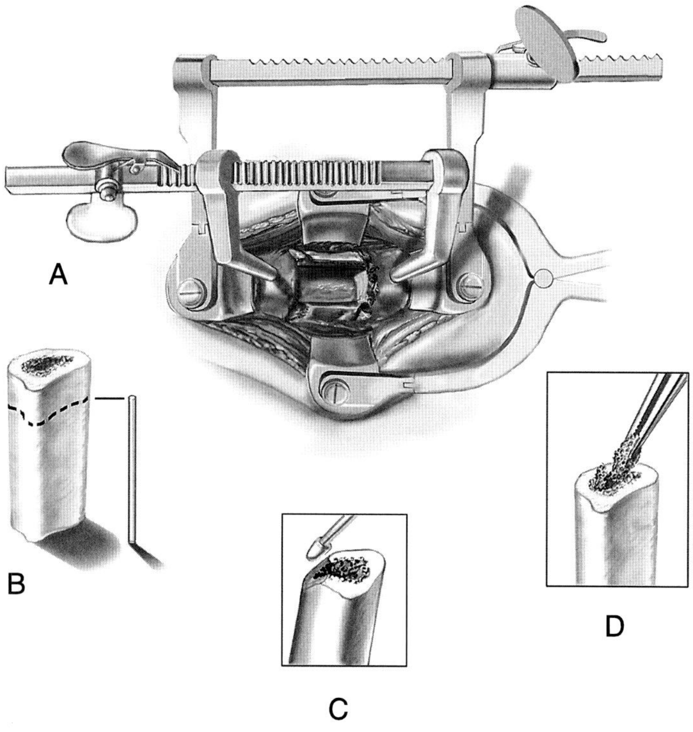

图 7–11，A ~ D. **A，**脊髓已得到彻底减压，终板准备完毕。**B，**将异体腓骨修剪成一定长度，自体骨也是一样。**C，**植骨块下方修剪成斜坡状，以利于嵌入。**D，**将从椎体上切除的骨质填入异体骨块的髓腔内，如果髓腔较细，可以用磨钻将其扩大。

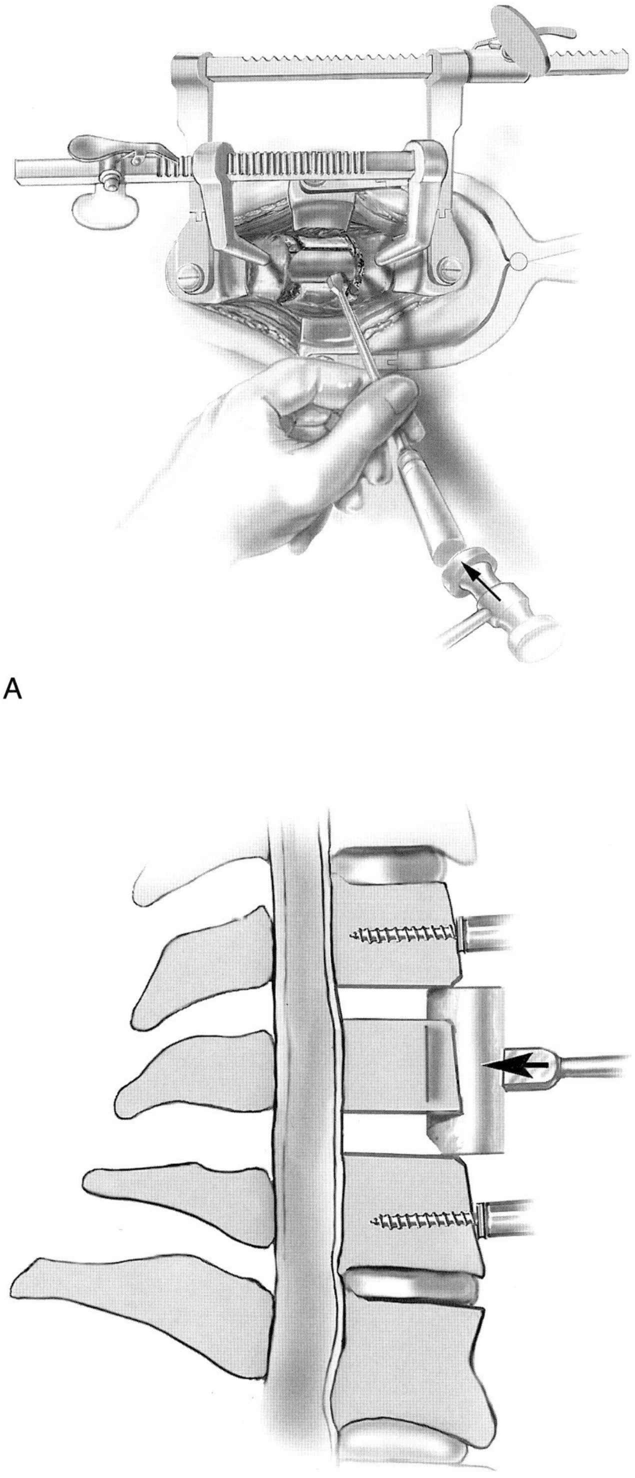

A

B

图 7–12，A 和 B. 将异体腓骨嵌入椎间隙，植骨块前缘距椎体前缘 2mm。注意植骨块上斜坡的嵌入位置。

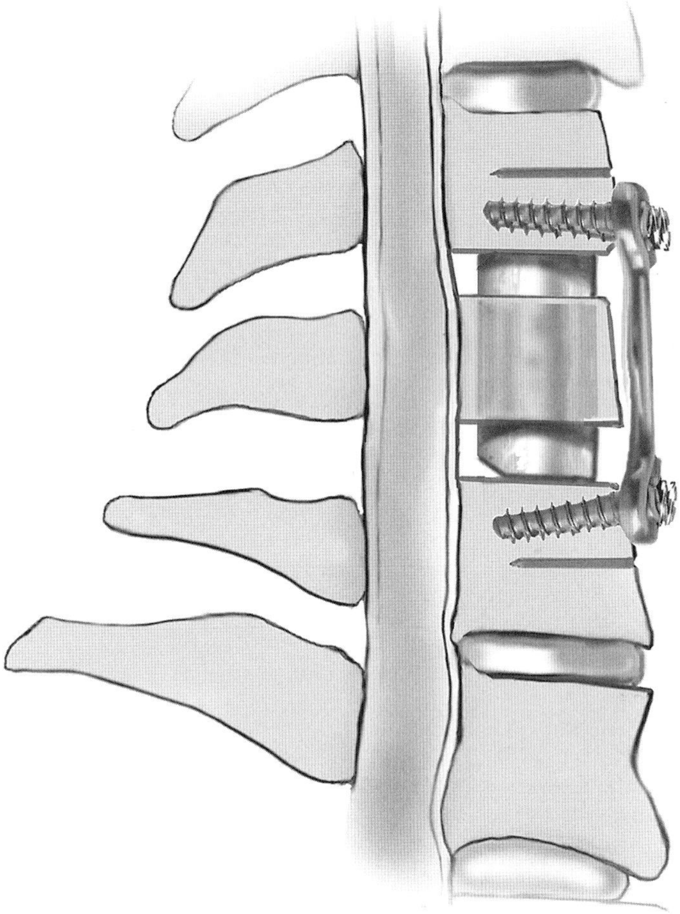

图7–13. 安放钢板，确保螺钉的长度合适。

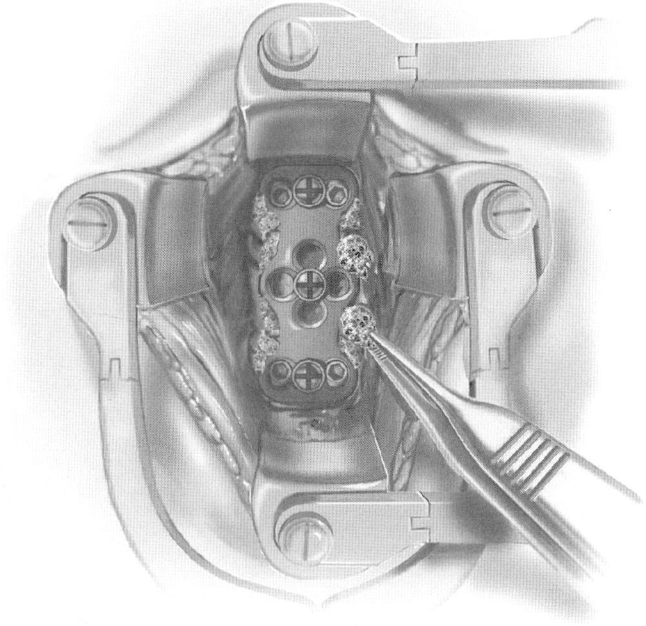

图7–14. 将剩余的自体碎骨块植于椎体两旁的缝隙里。

常见错误

- 植骨块的长度是融合术成败的关键。常见的错误是植骨块比测量的高度偏长。如果植骨块过长，一方面会导致过度撑开，另一方面容易使植骨块倾斜。
- 植骨块的宽度也是相当重要的。植骨块两侧应该能允许神经剥离子通过。一方面可以填入碎骨，另一方面能允许积血排出，而不至于压迫脊髓。

术后结果

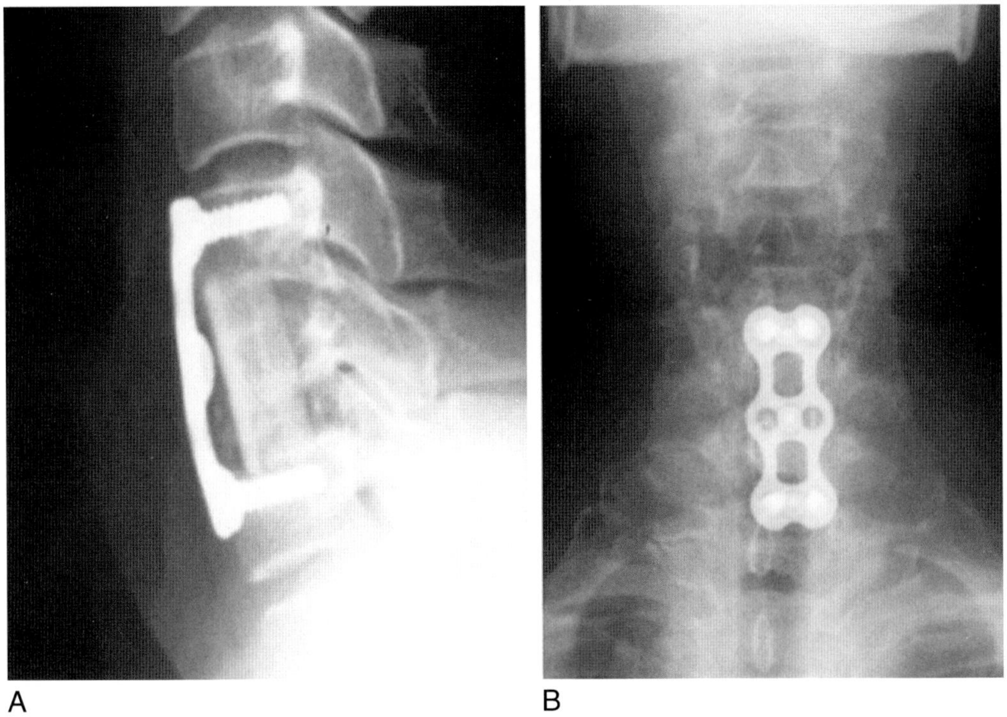

图 7–15，A 和 B. 颈椎侧位和前后位 X 线片显示单节段椎体切除、融合及钢板固定术。上下端的螺钉均为锁定螺钉，因此固定坚强。注意植骨块和上下终板嵌合良好。

第8章

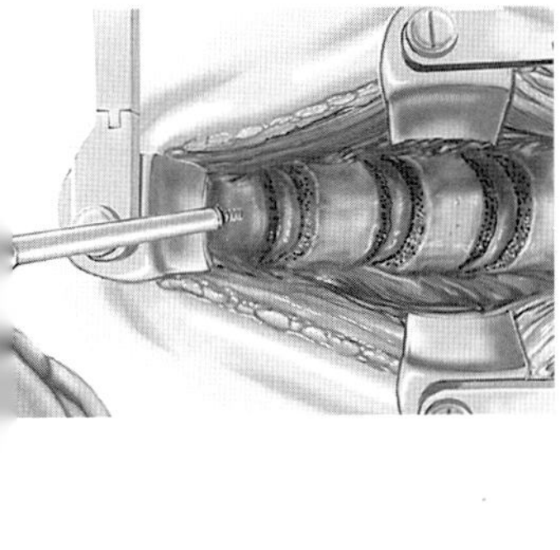

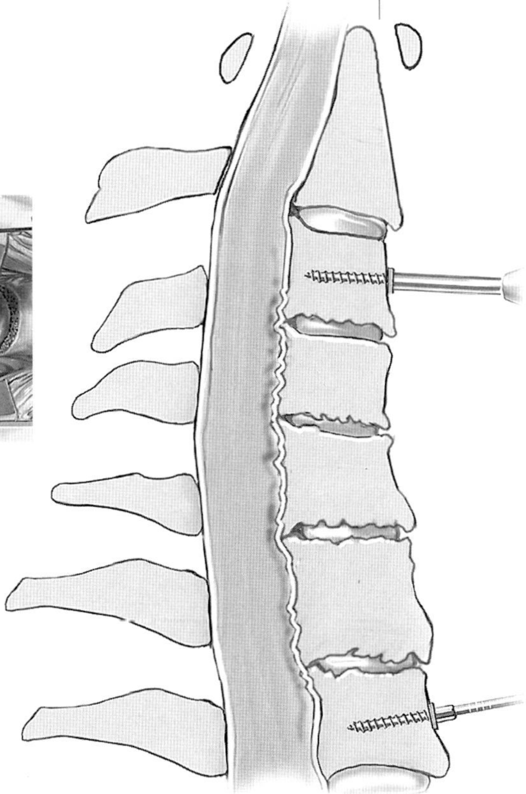

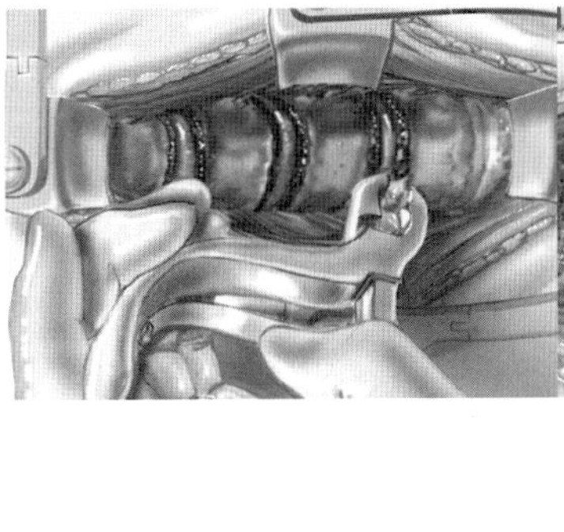

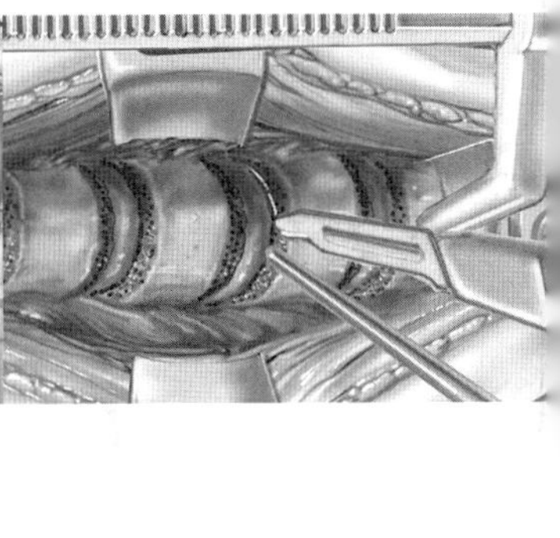

多节段椎体切除

做多节段椎体切除时经常会面临是否需要加做后路加强手术的问题。文献中很少对这个问题进行论述。对于一些多节段后纵韧带骨化的病人，甚至可以仅做后路手术。

我们行两个节段以上的椎体切除后，一般加做后路手术。因为单纯前路多节段椎体切除，植骨块和固定物承担的应力过多，术后相关并发症的发生率增高。相反，前路多节段椎体切除后，补充后路手术使植骨块和固定相关的并发症发生率减少，融合率升高。两个节段的椎体切除即可考虑加行后路手术。在一些特殊情况，单节段椎体切除也可辅以后路手术。

图 8–1. 在计划行多节段椎体切除时，应检查是否有加长的牵开器拉钩和撑开器。加长的牵开器系统，比如Thompson-Farley脊柱牵开器系统，能够帮助获得充分的暴露。必须要在充分的游离松解之后再安放牵开器。

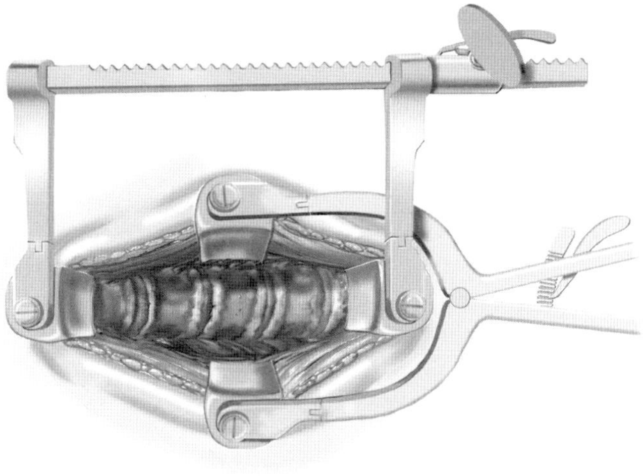

图 8–2. 切除椎体前方的骨赘为安放撑开器螺钉做准备。

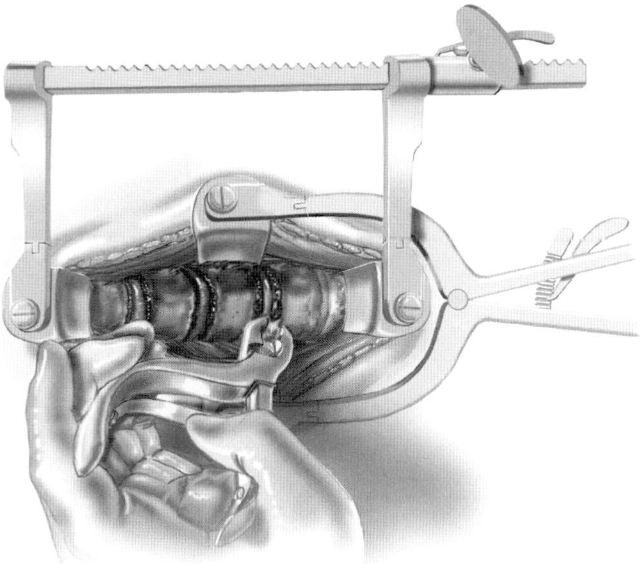

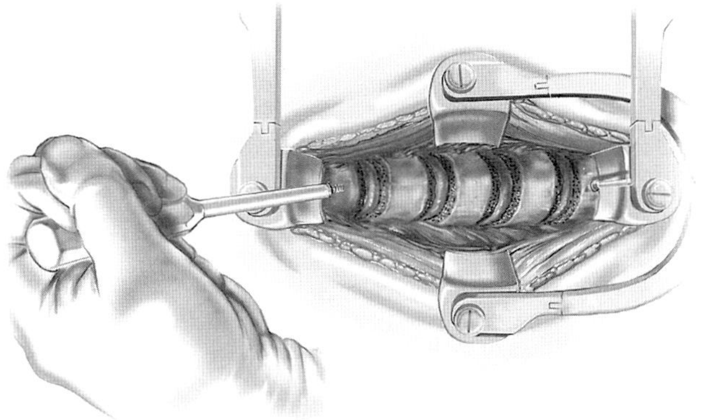

A

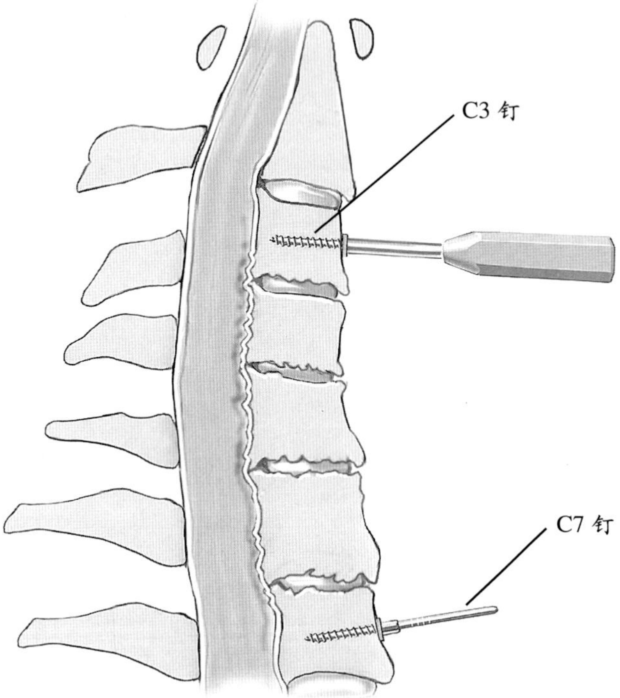

B

图 8–3，A 和 B. 撑开器螺钉拧入头尾两端的椎体上。

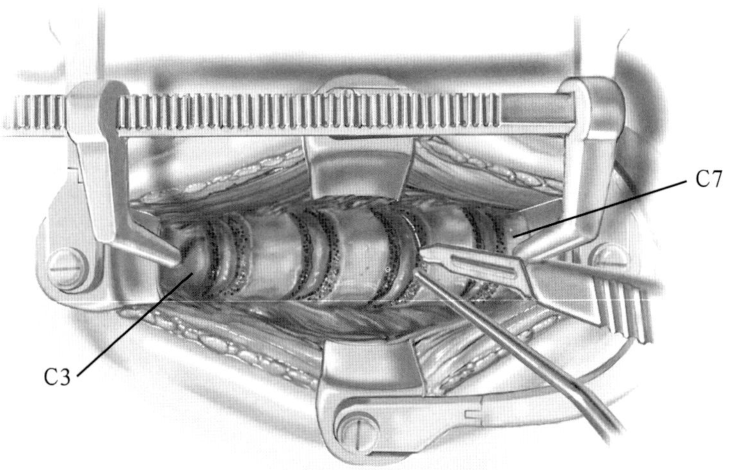

图 8–4. 轻度撑开撑开器并切除椎体前骨赘之后，即可逐一切除各节段的椎间盘。在切除椎体前刮除软骨终板比较容易，可为植骨融合提供良好的植骨床表面。

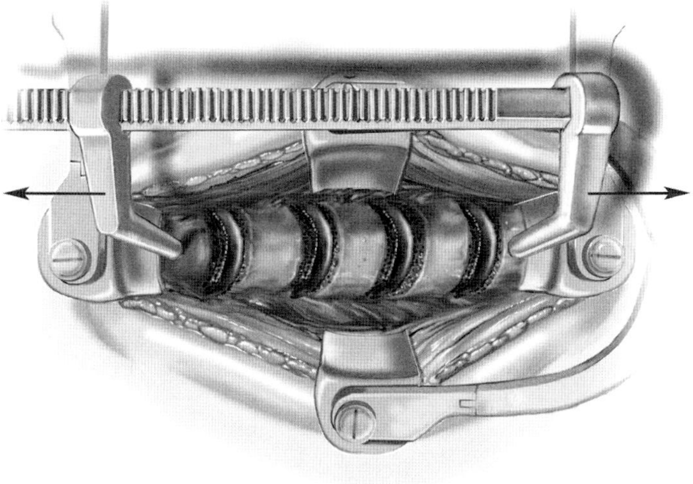

A

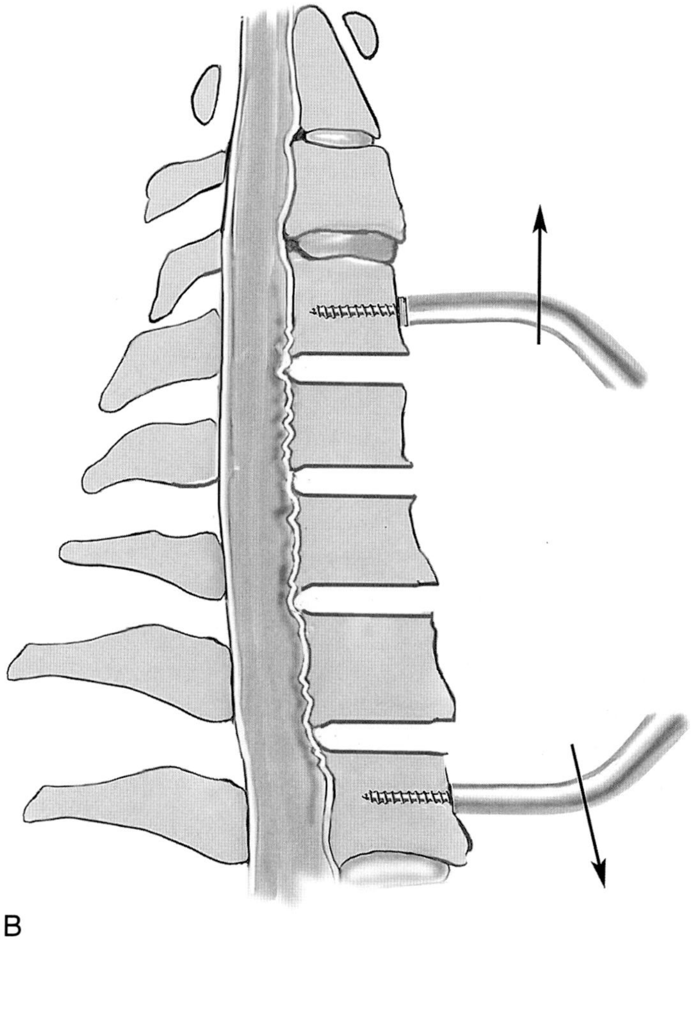

B

图 8–5，A 和 B. 切断前纵韧带、后纵韧带以及间盘后，可以再轻度撑开以恢复颈椎矢状面上的曲度。

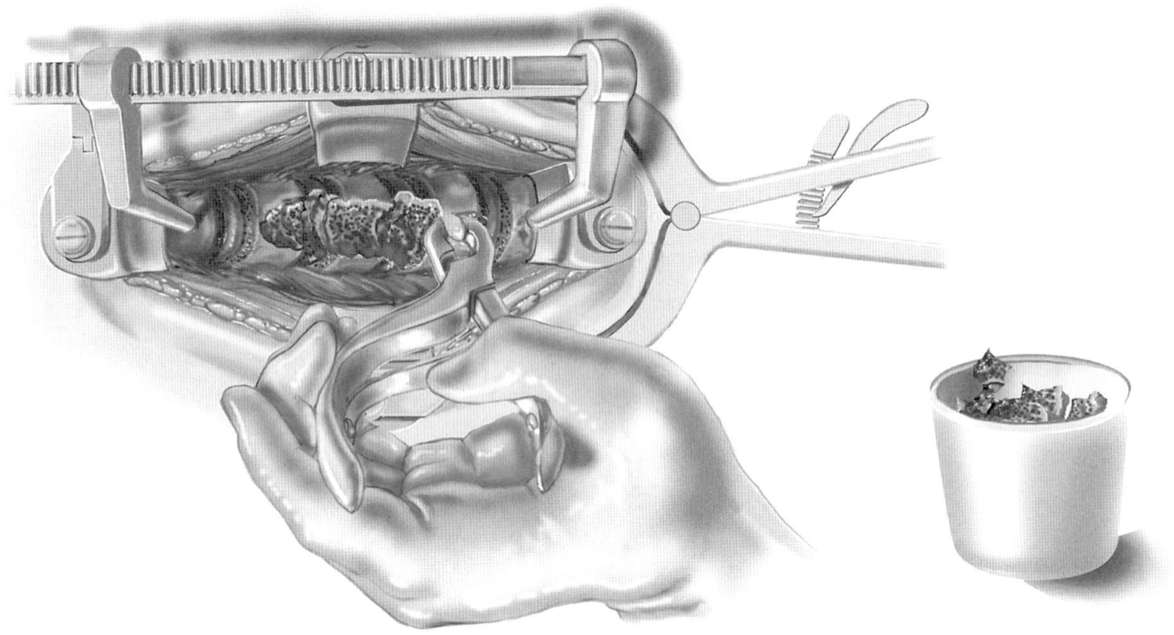

图 8–6. 用 Cushing 或 Leksell 咬骨钳切除椎体，将切下的碎骨保存好，可以填充椎间融合器。

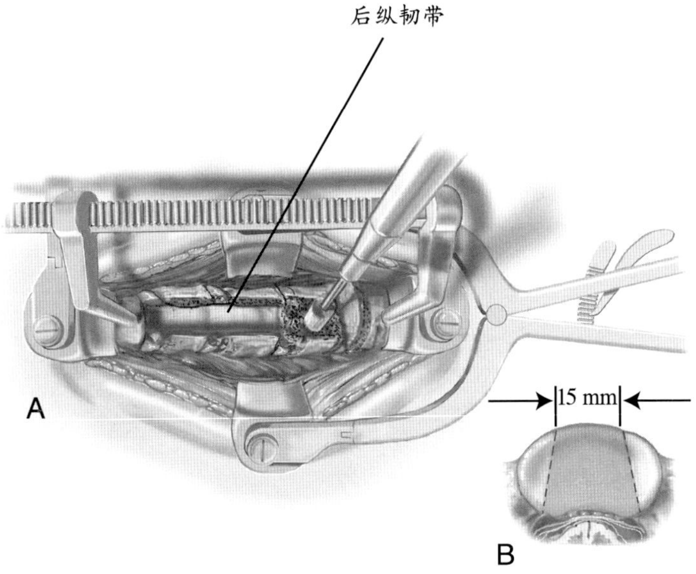

图 8–7，A 和 B. A，用 Midas Rex 桶状磨钻扩大咬骨钳咬出的骨槽直至后纵韧带。**B，**骨槽的宽度至少达到15 ~ 19mm才能得到充分的减压。骨槽前面略窄，后面略宽，形似 Erlenmeyer 烧瓶。

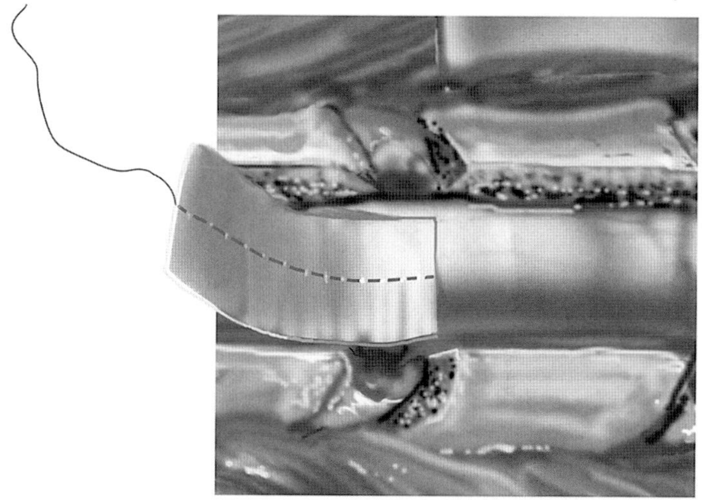

图 8–8. 用棉片测量椎体切除的宽度。

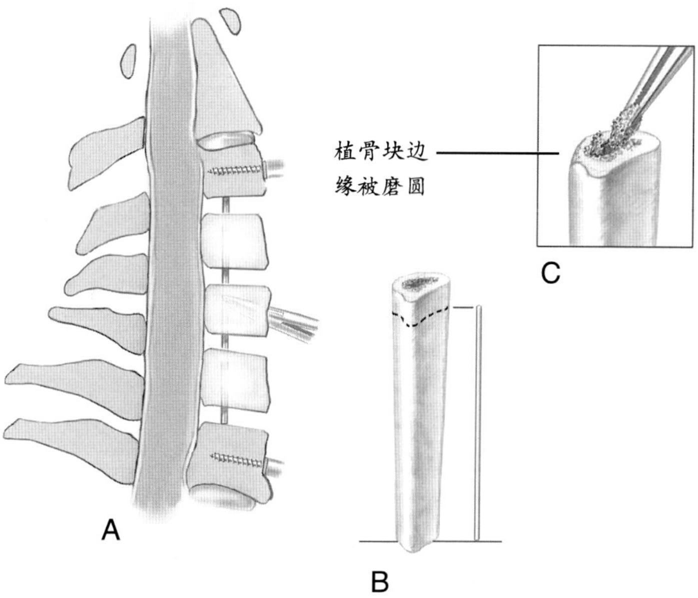

图 8–9，A ~ C. 测量椎间高度，选择并修剪适当长度的植骨块，将碎骨填入其中，嵌紧。

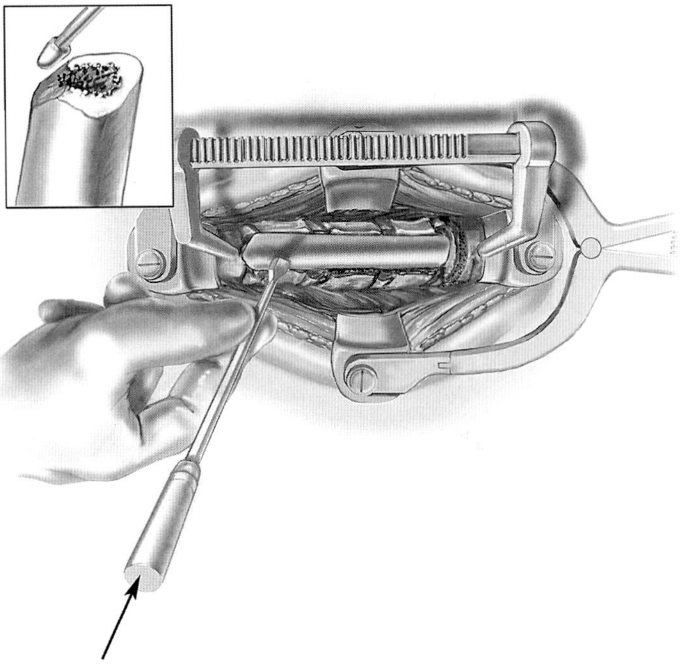

图8–10. 植骨块的后缘磨出一个斜坡以方便嵌入。将植骨块嵌入撑开的椎体间。

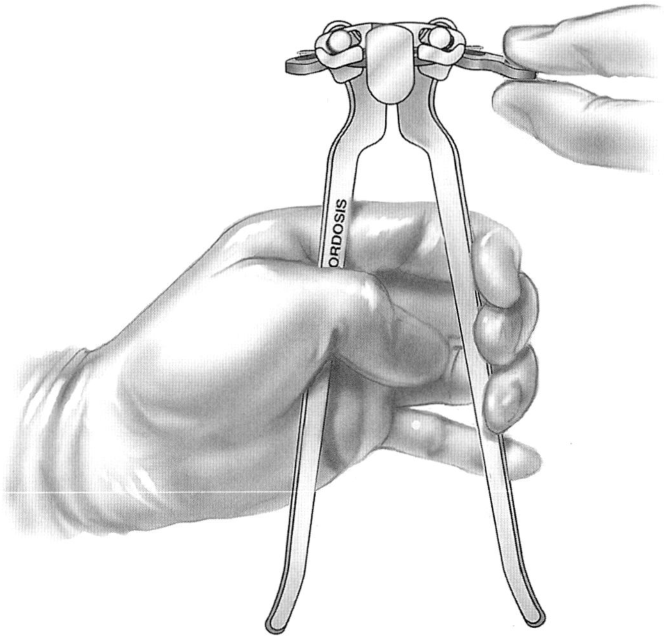

图8–11. 多节段固定需要事先将钢板预弯以增加钢板的前凸。但有时钢板的前凸实际上需要减小。

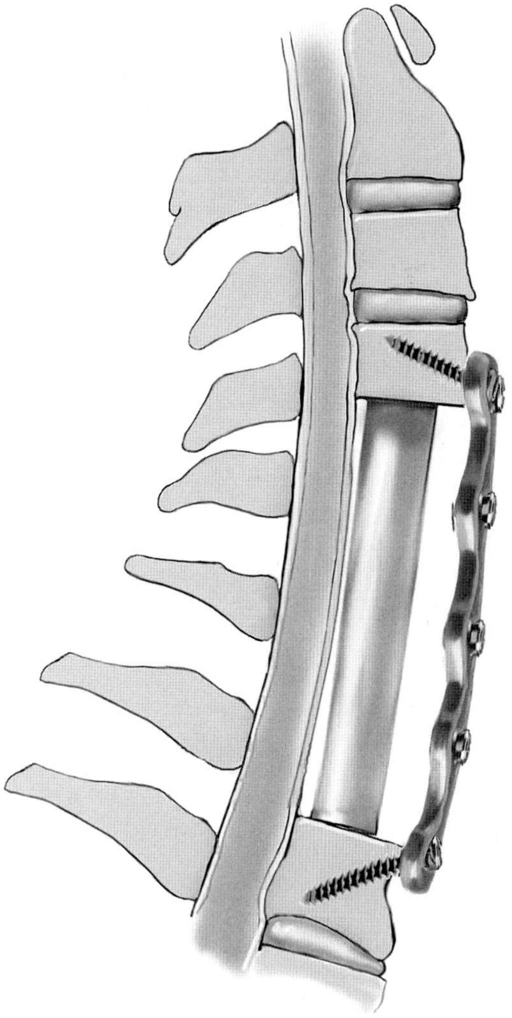

图8–12. 位置良好的椎间植骨，钢板螺钉固定的侧位观。

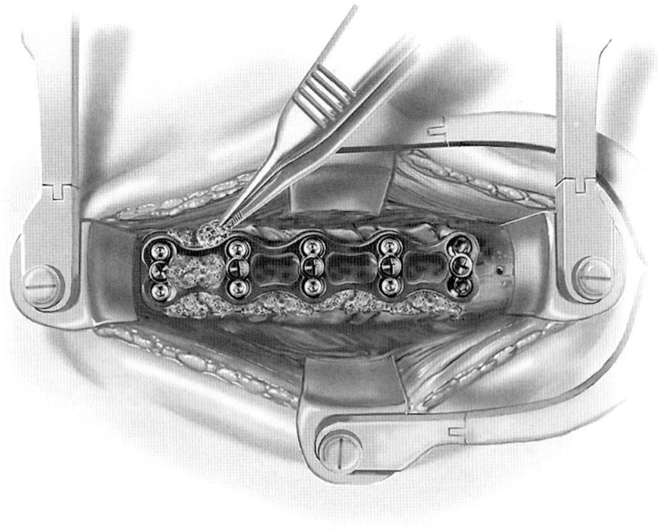

图8–13. 将剩余的碎骨填入植骨块两边的槽中。

常见错误

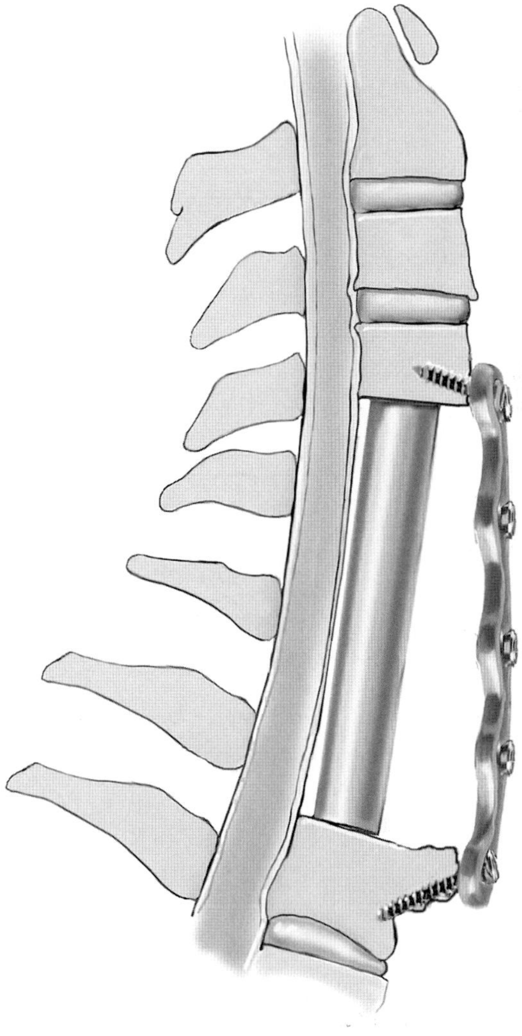

图8–14. 最常见的错误是椎体前缘骨赘切除不彻底，使螺钉或钢板翘起，突出点应力增加，从而导致钢板或植骨块脱出的机会增加。

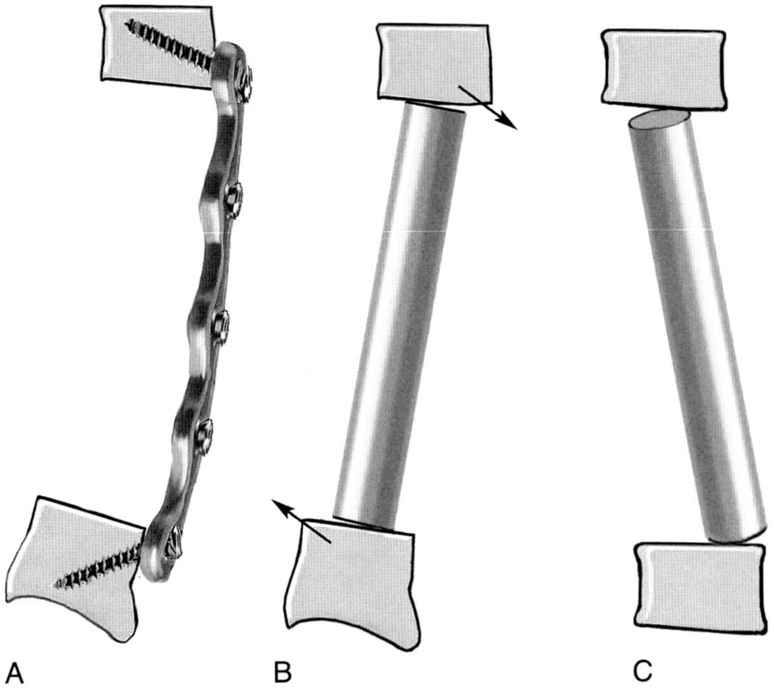

图 8–15，A ~ C. 另一个常见的错误是植骨块大小不合适。**A，** 植骨块过短，拆除撑开器后，植骨块和椎体骨面的接触不紧，这将影响融合的结果。**B 和 C，** 植骨块过长将使植骨块在矢状面和冠状面上移动扭矩增大，使植骨块或钢板容易脱出。钢板再好也不能弥补植骨块的不合适。因此植骨块必须修剪合适。

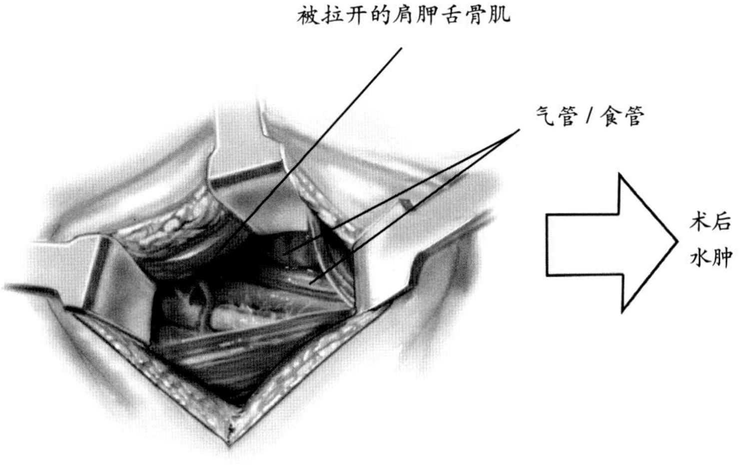

图8–16. 如果没有切断肩胛舌骨肌或软组织松解不充分，对食管和气管的牵拉势必增加，使术后水肿更加明显，甚至导致不能早期拔管或引起喉鸣。

术后结果

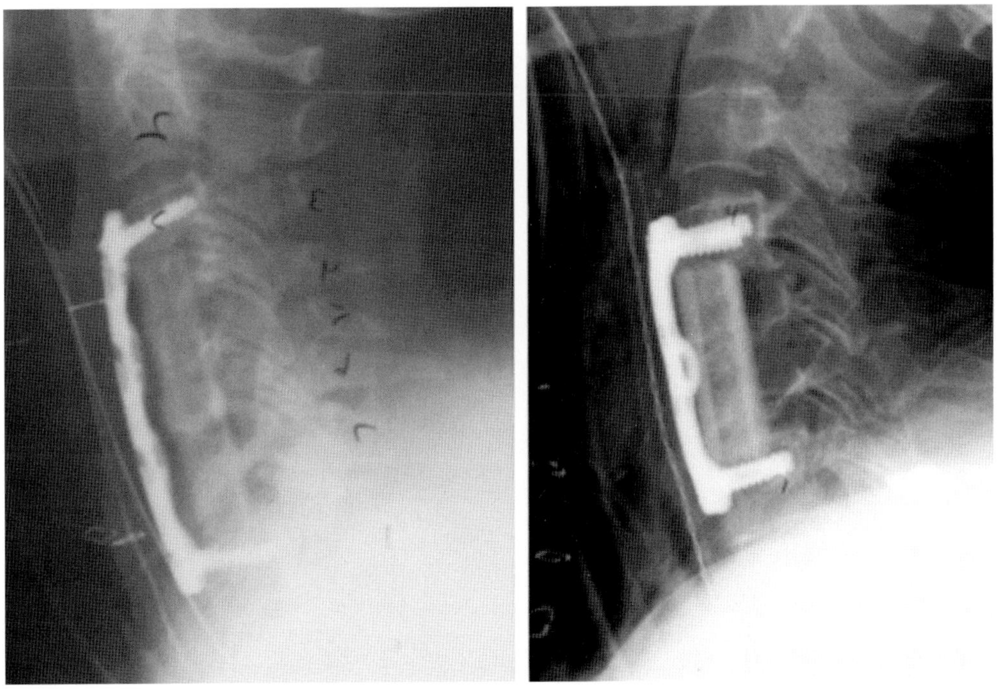

图 8–17. 前路多节段椎体切除植骨融合钢板固定术后侧位 X 线片。

第 9 章

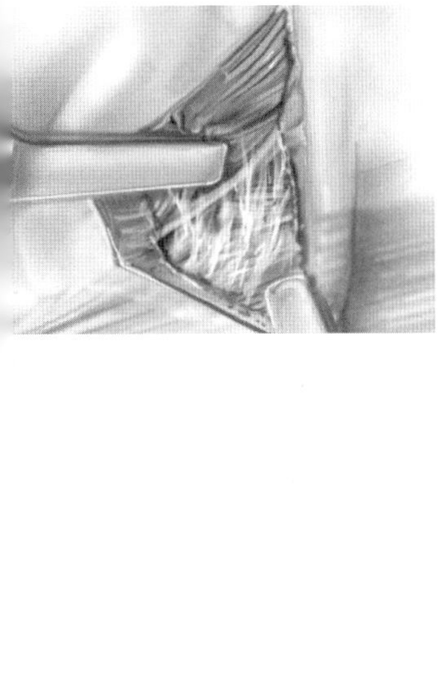

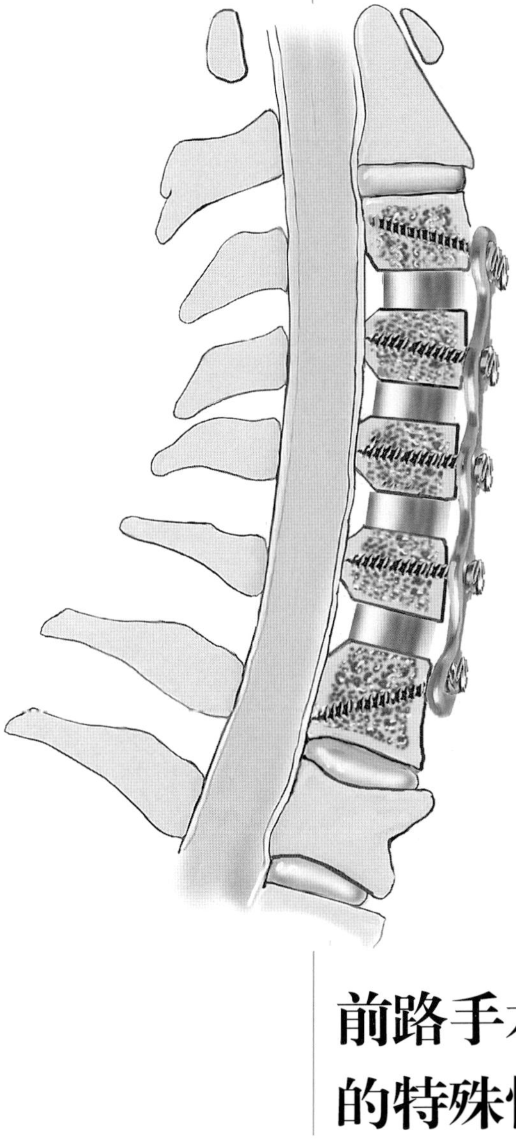

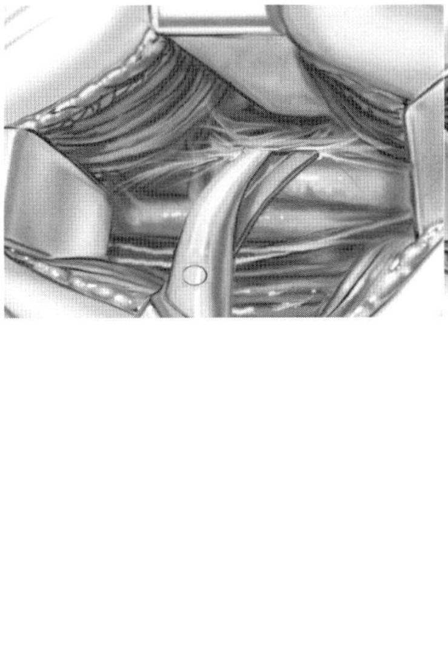

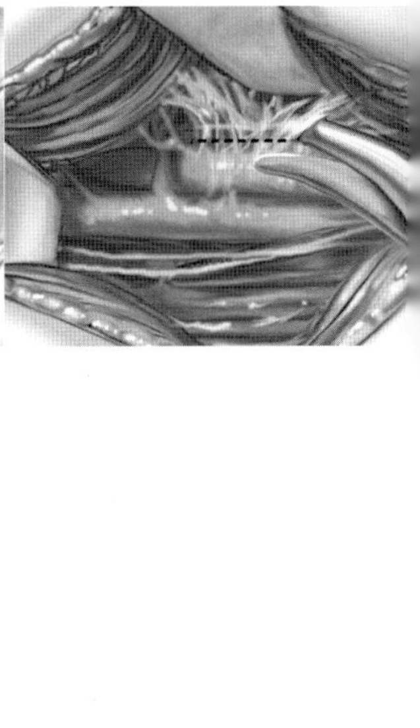

前路手术的特殊情况

本章将介绍一些脊柱外科医生少见问题的解决窍门。C2–C3间盘突出比较少见，需要对入路和暴露技术进行一些改良。

前路双皮质螺钉技术在刚开始使用前路钢板固定的时候应用较多，因为那时没有防止螺钉脱出的锁定装置。Caspar医生介绍这种技术来避免这种并发症的发生。随着钢板螺钉技术的发展，已经不需要双皮质螺钉技术来预防螺钉退出了。但是不可否认双皮质螺钉技术仍然是一项可靠的固定方法，尤其在多节段固定时。

前路再手术也将在这里讨论。在遇到这样的病例时可以考虑换另一侧显露。

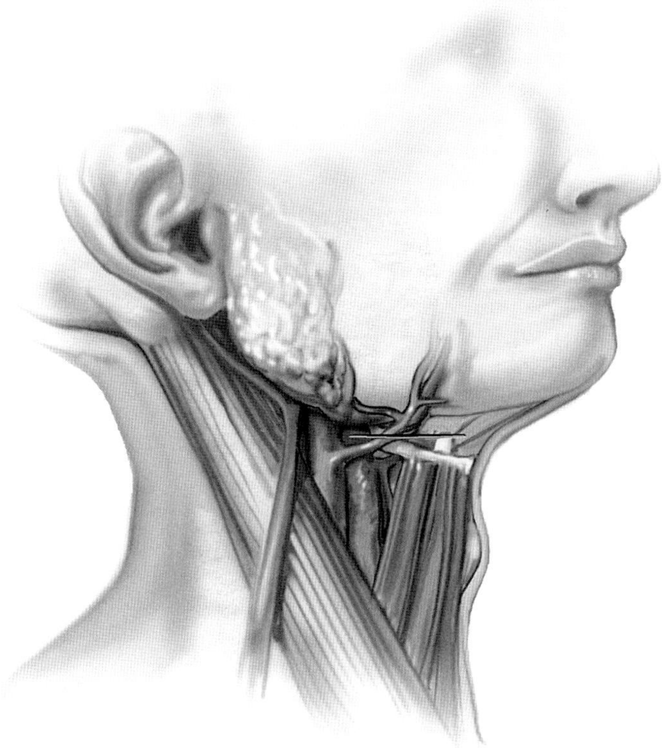

图 9-1. C2-C3 间盘切除。切口设计与常规颈前路切口相似，于下颌角下方1～3横指处。切口外侧应到达胸锁乳突肌内侧缘。这会为术者在深部暴露时提供良好的解剖标志。注意鉴别并保护面神经的下颌支。

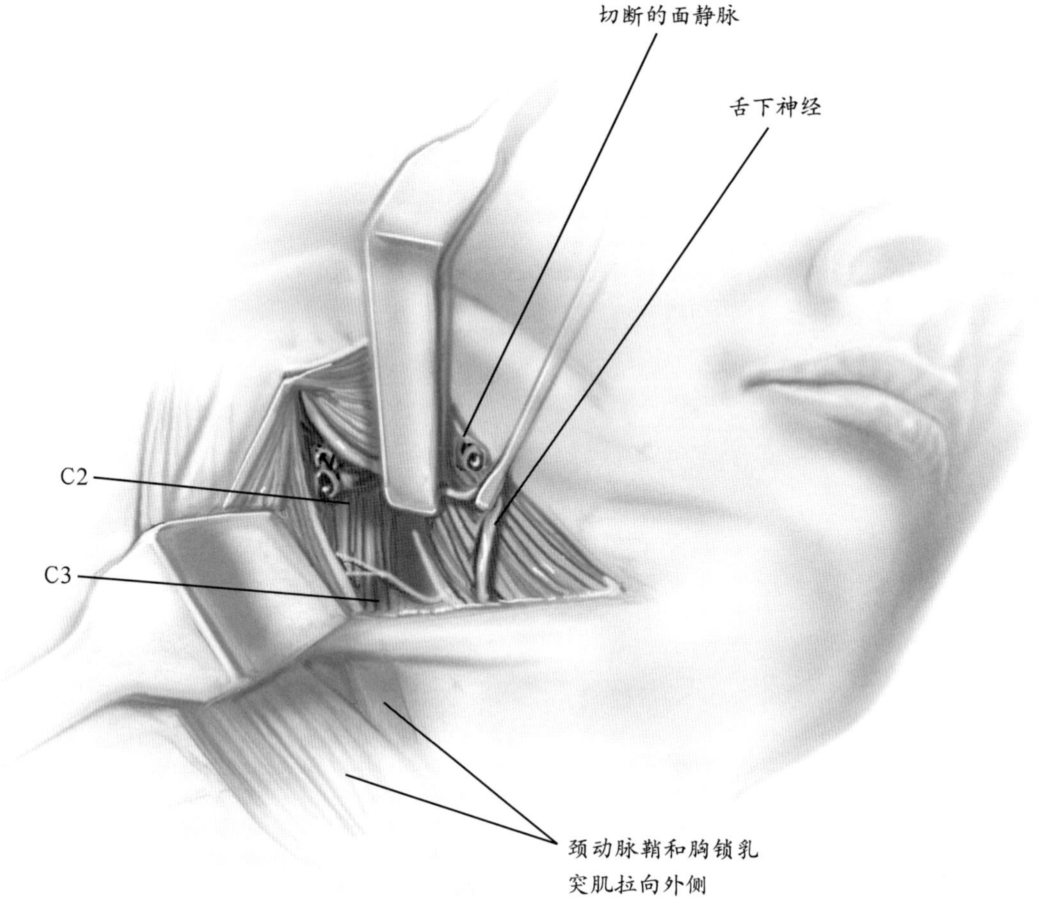

图 9-2. 打开覆盖在胸锁乳突肌前面的筋膜，在外侧胸锁乳突肌和颈动脉鞘与内侧气管和食管之间的无血管区向深方分离。结扎面总静脉。小心辨认并保护舌下神经，它就位于二腹肌后腹下面。将二腹肌后腹和舌下神经拉向上方。在这个区域淋巴结比较常见。颌下腺位于此区域的上内侧。喉上神经在C3－C4水平从迷走神经分出，有时也可在此区域的下方看到。所有这些结构都可以被游离并拉向内侧或外侧。偶尔必须切除干扰视野的大淋巴结。

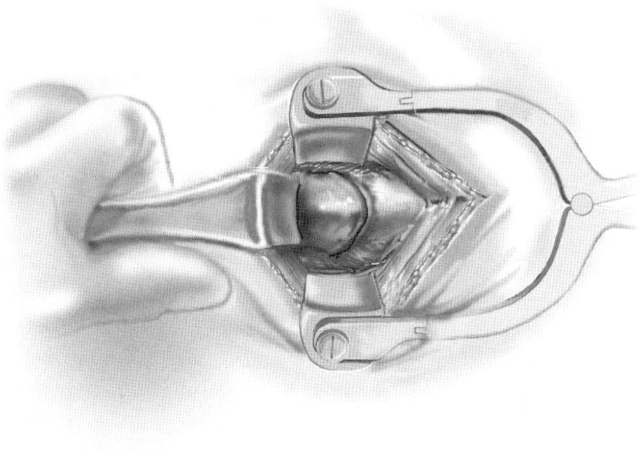

图 9–3. 在适当的位置安放牵开器暴露C2–C3 椎间盘。通常需要一个助手用手持拉钩向上拉开切口。有时上下方向的自动牵开器不好安置，就需要一个助手持续地拉钩直至手术完毕。

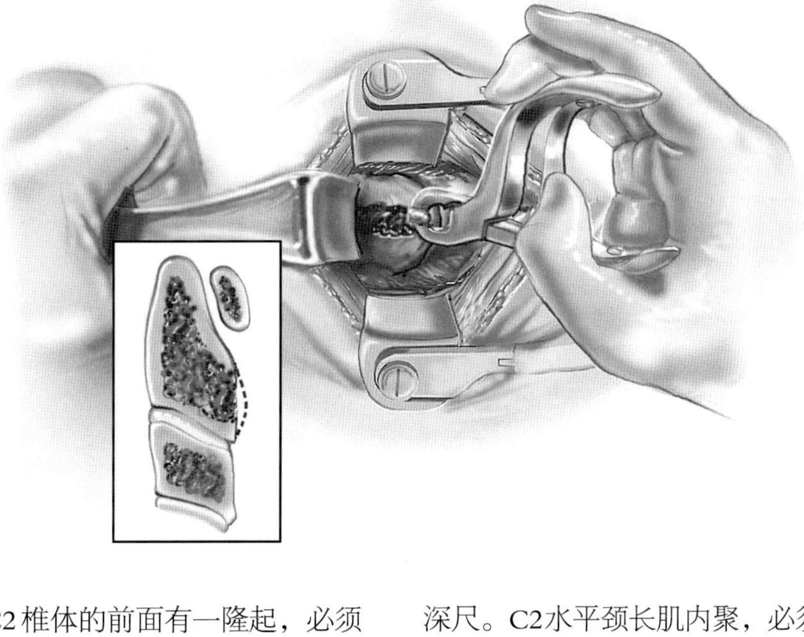

图 9–4. C2 椎体的前面有一隆起，必须将其铲平以便安放钢板。因此，选择合适的C2螺钉非常重要，最好在术前根据CT片测量C2椎体的矢状径。也可以使用测深尺。C2水平颈长肌内聚，必须将其剥离以充分显露C2椎体前表面。椎动脉在这个水平比较靠内，因此由内向外剥离时必须小心。

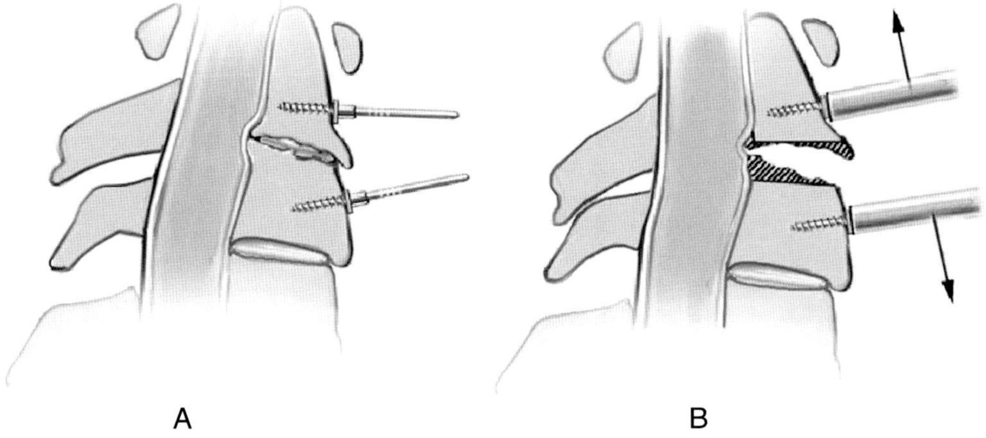

图 9-5，A 和 B. A，以一定角度在 C2 和 C3 椎体上拧入 Caspar 撑开器螺钉。**B，**撑开撑开器恢复矢状面上的曲度。切除间盘。

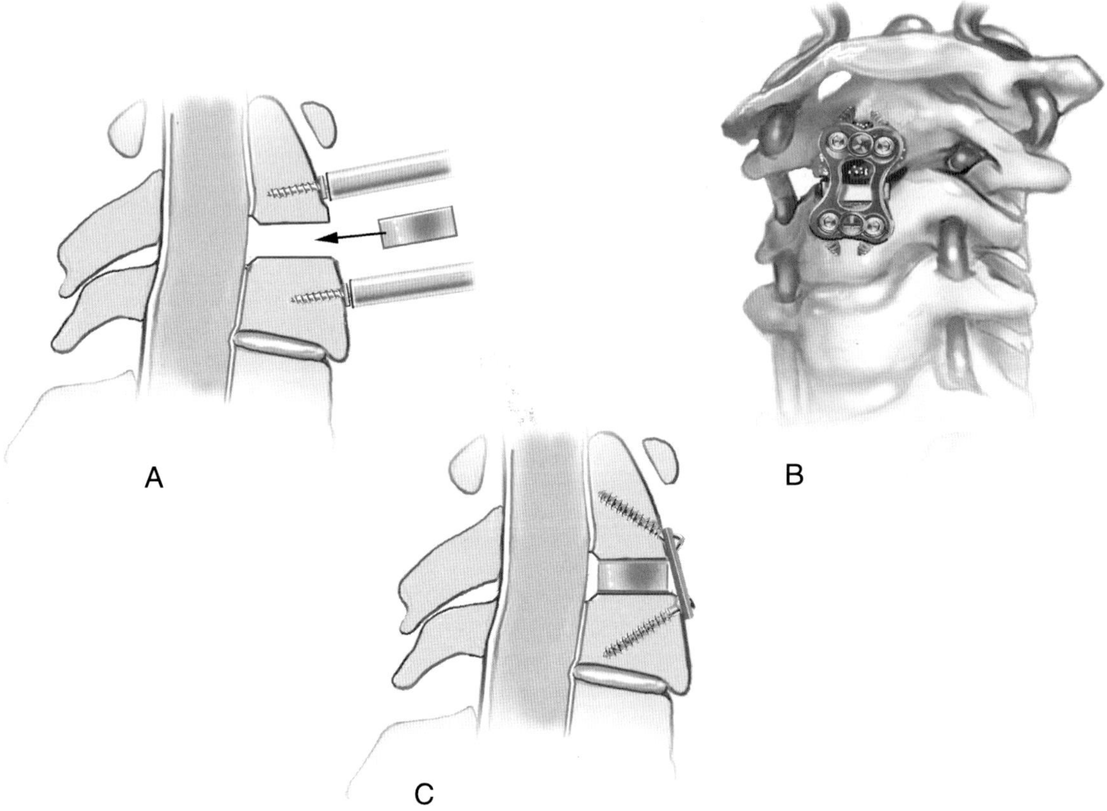

C2-C3 间盘切除

图 9-6，A ~ C. 彻底切除椎间盘，减压彻底，准备终板，修剪植骨块，嵌入椎间隙。颈椎钢板固定。事先在CT片上测量，选择合适长度的螺钉。

长节段固定的双层皮质固定技术

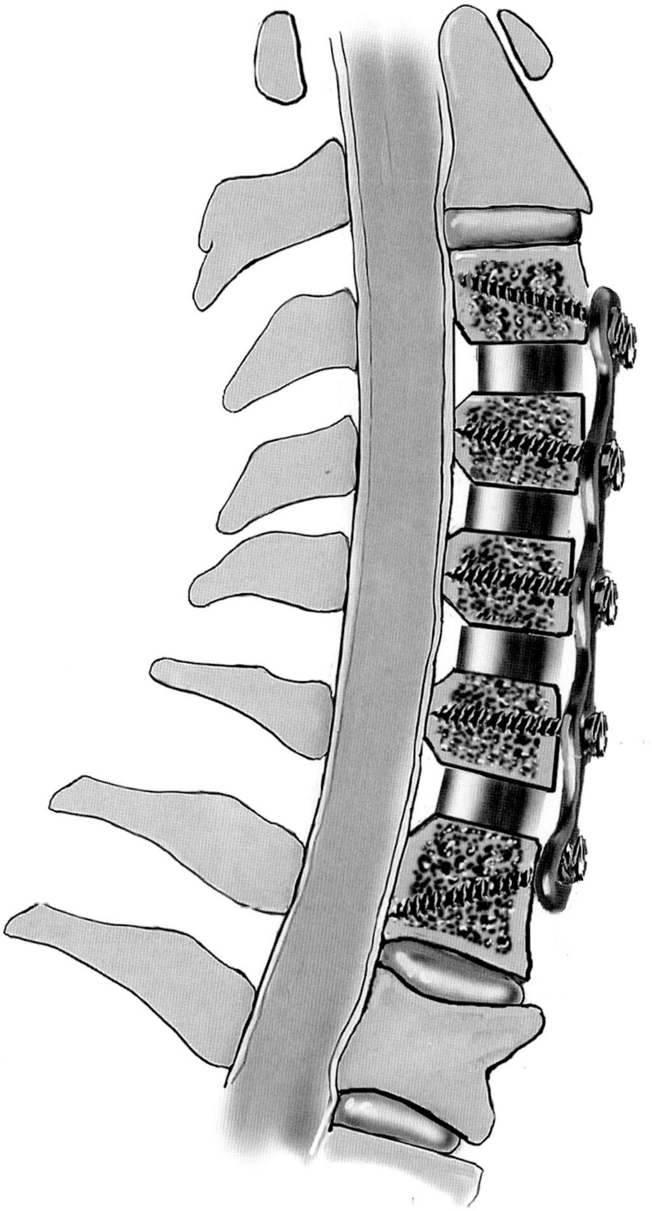

图 9–7. 为了增加稳定性，在多节段间盘切除或椎体切除时的长节段固定可以选择使用双层皮质固定技术。这项技术增加了螺钉的把持力，减少了钢板移位的机会。我们建议术前在CT片上测量螺钉的长度。术中 C 形臂监测。

再手术暴露

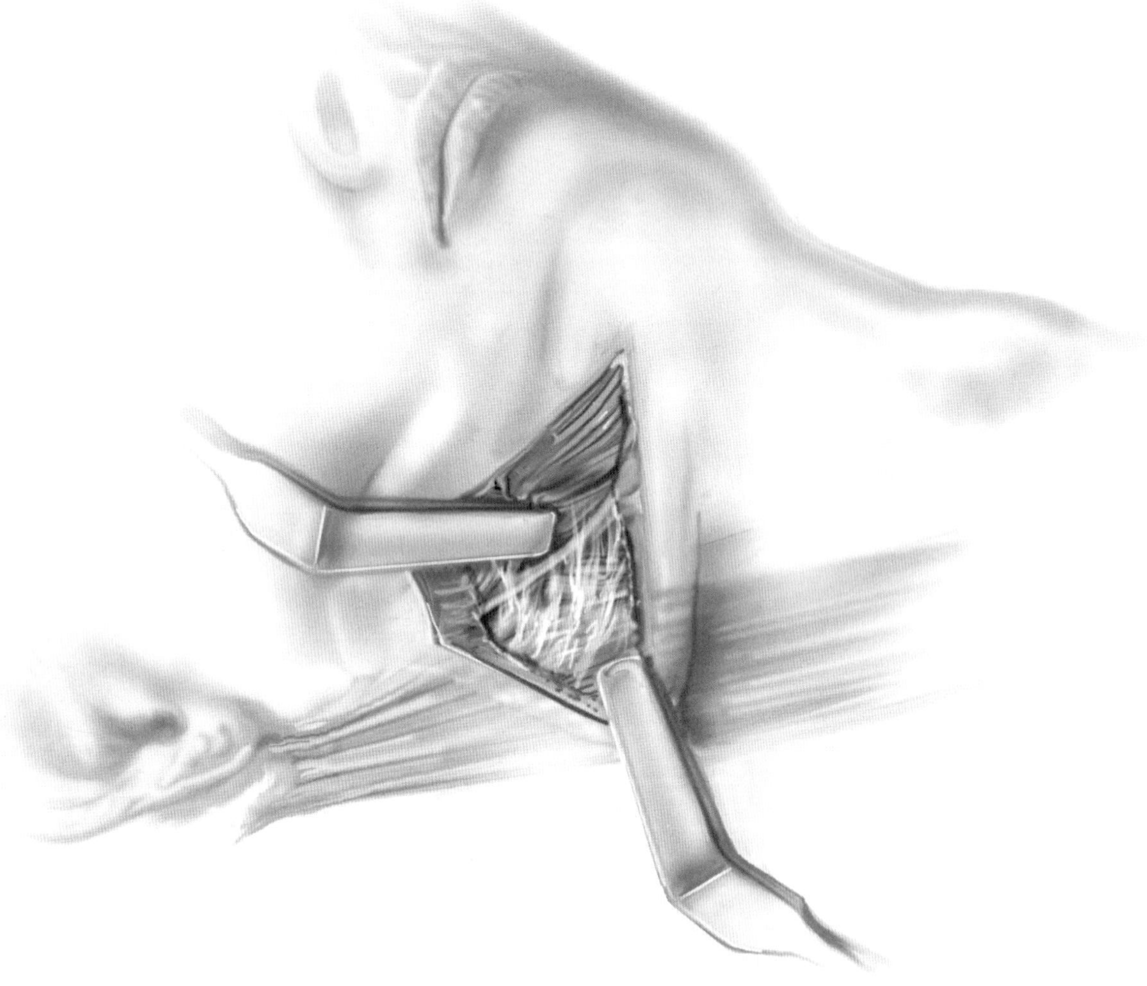

A

图9–8. A，有前路手术史的病人需要再次前路手术时，我们建议从前一次手术的同侧进入。尽管分离有一些困难，但总体上困难不大。如果考虑从对侧显露，我们建议在手术前用直接喉镜检查耳鼻喉，证实双侧声带的功能是否正常。如果不检查，很可能忽略了前次手术造成的隐蔽的喉返神经损伤。**A，**根据手术节段选择切口水平，可以从原切口进入，也可以选择原切口的上方或下方另做切口进入。胸锁乳突肌筋膜通常有瘢痕组织，可以从瘢痕的上方和下方正常的组织分离起。然后用锐性分离将两个正常间隙贯通。

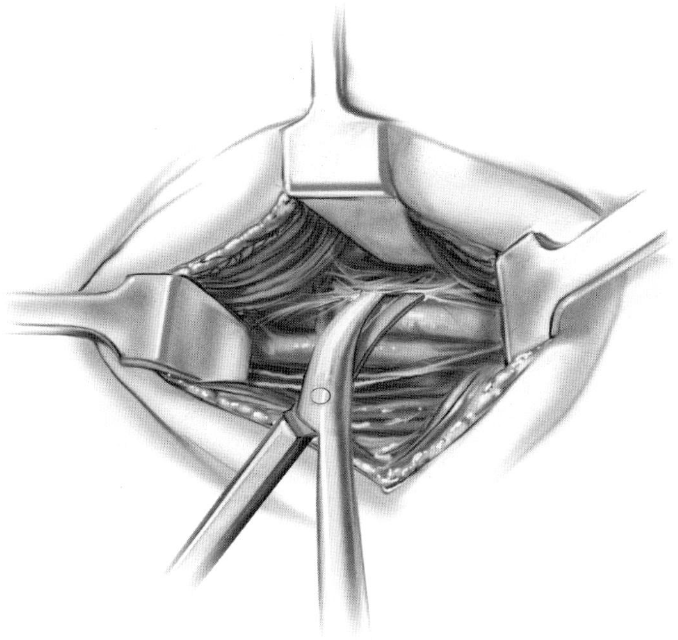

B

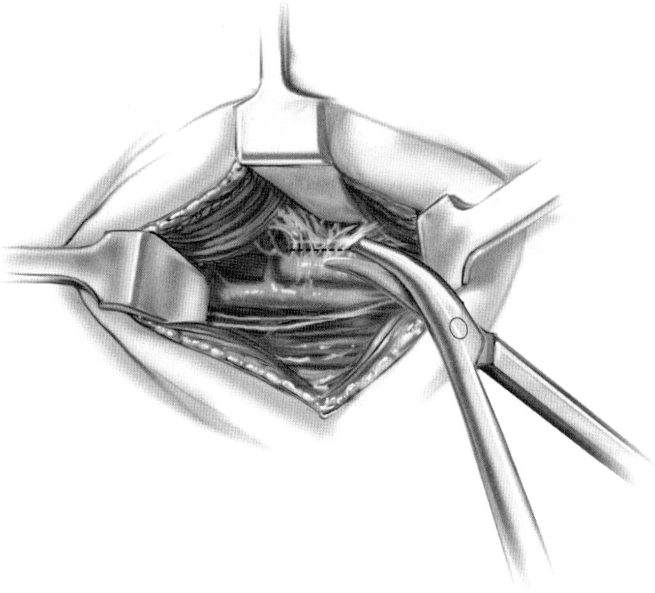

C

图9–8，B. 锐性和钝性结合分离瘢痕组织。锐性切断张力带。先从瘢痕上方和下方的正常组织分离起，然后向瘢痕区扩展。

图9–8，C. 确定颈动脉鞘之后，沿动脉鞘内侧行锐性分离。从这个间隙可以到达颈长肌。椎前筋膜通常比较厚，而且富含血管，但是可以用电刀或锐性分离。如果前次手术有钢板固定，可以用手触及然后游离。

常见错误

- 行上颈椎间盘切除时，在解剖过程中，舌下神经不易确认，容易损伤。通常舌下神经位于二腹肌后腹的下方。另外，C2椎体前方的隆起必须铲平以便钢板固定。
- 如果选择使用双层皮质骨螺钉固定，应该有术中 C 形臂监测。另外，术前行 CT 检查，选择合适长度的螺钉。
- 再手术最常见的错误是由于瘢痕组织粘连造成显露不充分。再手术必须显露充分，因为瘢痕组织会阻挡术者的视线，广泛的暴露可以找到正常的解剖标志。

术后结果

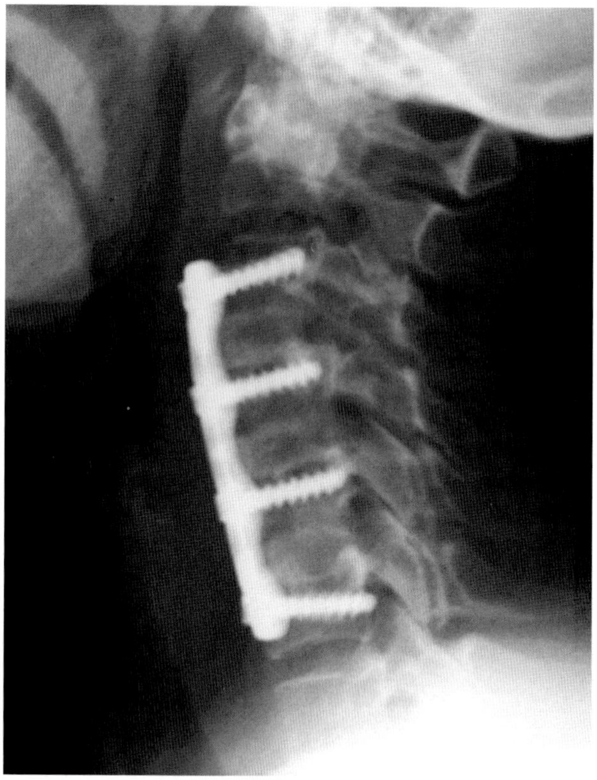

图 9–9. 在 C5 和 C6 椎体上应用了双皮质螺钉固定技术。双皮质螺钉增加了螺钉的抗拔强度，并增强了长节段固定的稳定性。

第 10 章

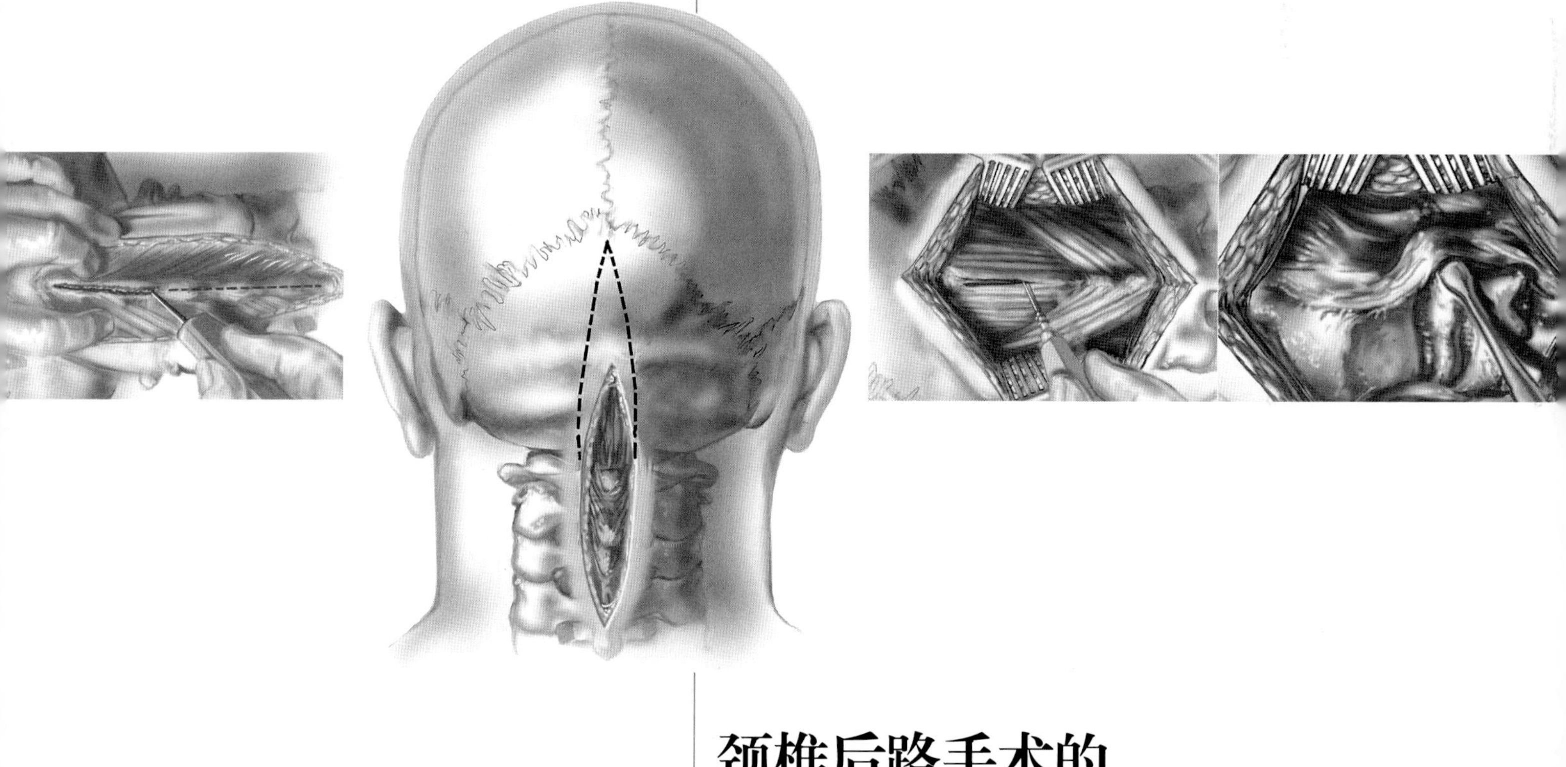

颈椎后路手术的体位和显露

我们所有颈后路手术都使用Mayfield三点式头架。该头架固定可靠，而且能够将病人的颈部固定在适合手术的体位。比如，military tuck体位用来做C1−C2固定，小心地使颈部轻度后凸用以后路颈椎融合。

双臂用长布单固定。露出髂后备取骨用。注意确保静脉点滴通畅，并垫好所有骨性突出的部位避免压疮。床摇成反Trendelenburg位（即头高脚低）使颈部抬平以方便术者操作。

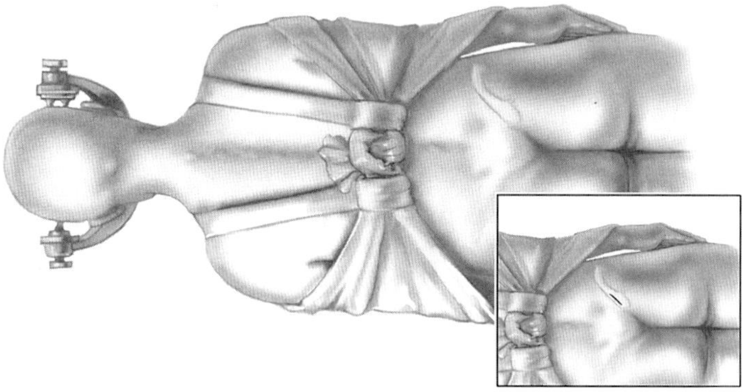

图10–1. 上图显示了后路体位的几个要点。三点式头架固定，双臂绑紧。三点式头架的安放特点是，入钉点在颞上线周围（而不是颞上线上方），避免在颞骨鳞部入钉。摆体位前确认头钉不会滑移。摆好体位后用外耳道来判断头部是否平衡以避免颈部旋转。用长布单跨过胸壁系紧。尺神经处用垫子垫好。用胶带将双肩向下拉并固定于体侧或床的底部。如果需要髂后上棘取骨，则准备出取骨区。

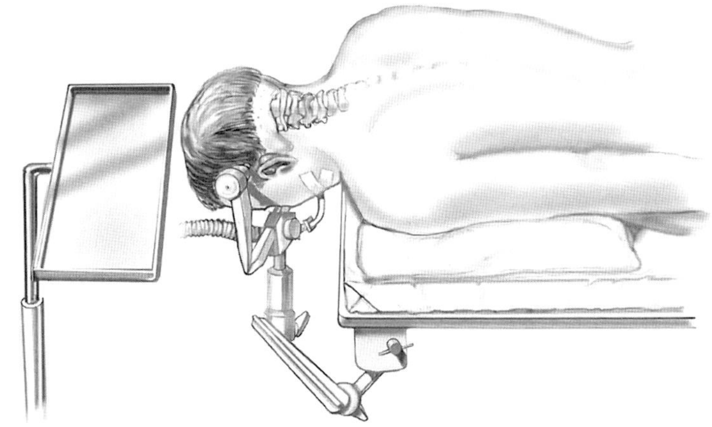

图10–2. 侧面看证实病人矢状面位置良好。侧位透视或拍片证实曲度合适（比如在骨折脱位时）。屈曲膝关节，头高脚低位以方便术者操作。Mayo托盘放于麻醉机和病人之间，铺单其上。一方面方便麻醉师护理气管插管，一方面也防止术者不小心按压病人的头部。

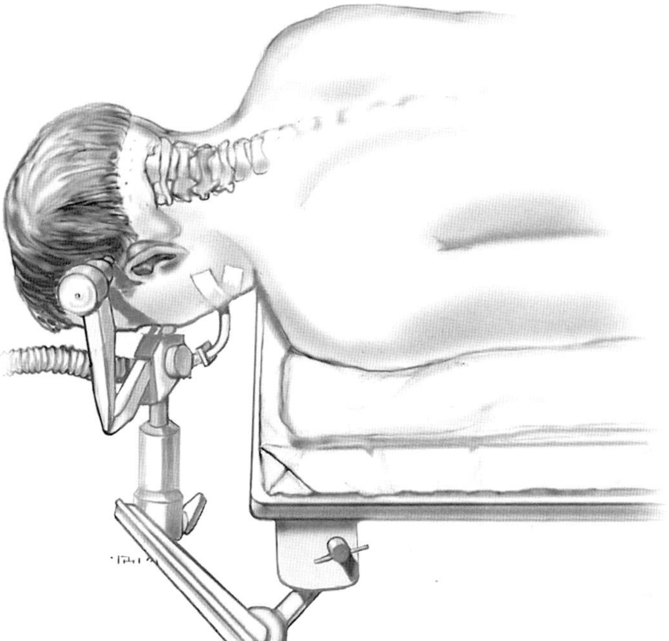

图 10–3. Military tuck 体位对 C1–C2 经关节突峡部固定十分重要。这方便C2侧块峡部螺钉安置。

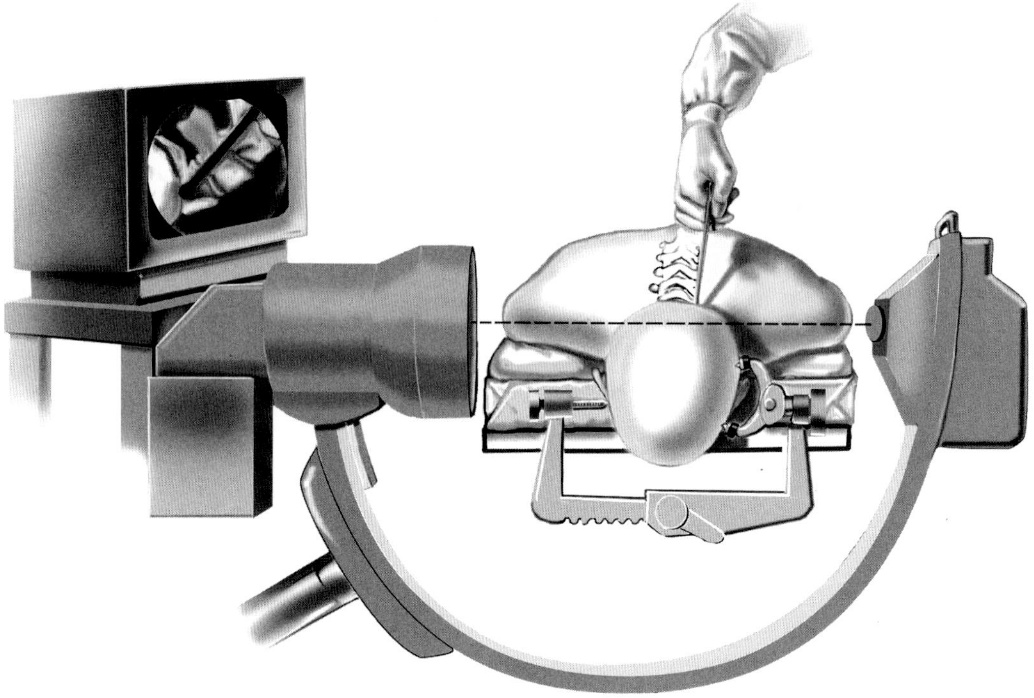

A

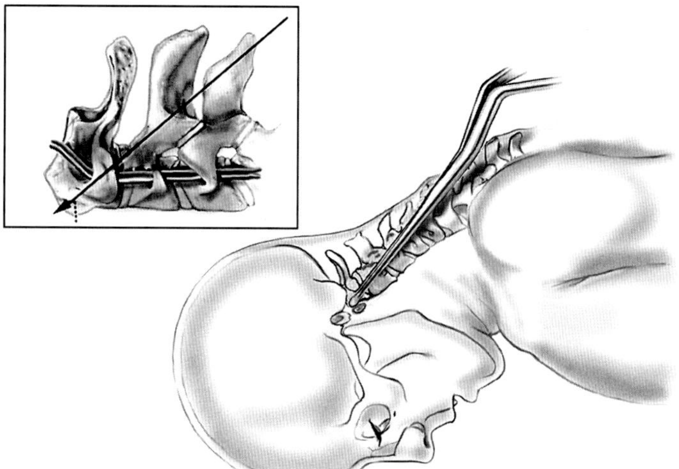

B

图 10-4，A 和 B．A，C 形臂透视下，在体外模仿C1-C2经关节突固定的钉道方向以证实其可行性。**B，**Military tuck体位的另一个优点是有利于C2侧块的对线（小图）。这个体位对于C1-C2经关节突固定非常重要。皮肤消毒前可以在颈部侧方用工具模仿进钉的方向，这时可以根据情况适当调整体位。

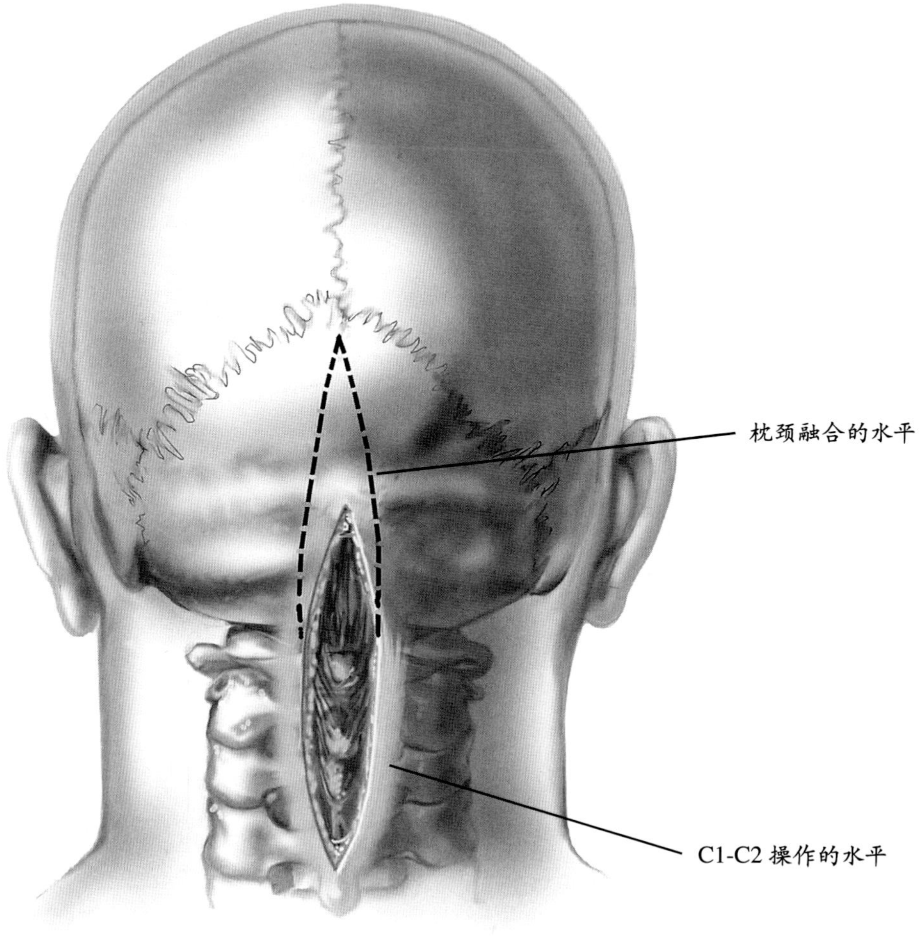

图 10–5. 此切口适用于枕颈融合（O–C3）。显露范围从枕骨隆突至 C4 棘突近端，取决于融合的长度。此切口适用于枕骨区和 C1–C3 范围内的钢丝或螺钉固定。

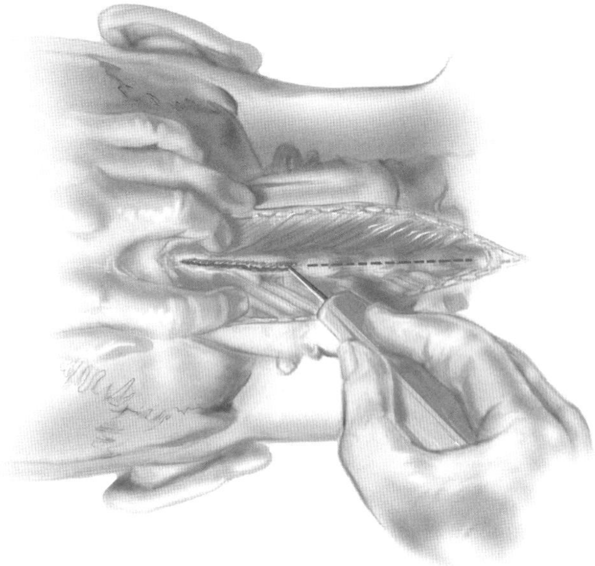

图10–6. 用手指撑开软组织，用电刀切开，以继续暴露该区域。手指用力均匀不宜过重以帮助鉴别中线。

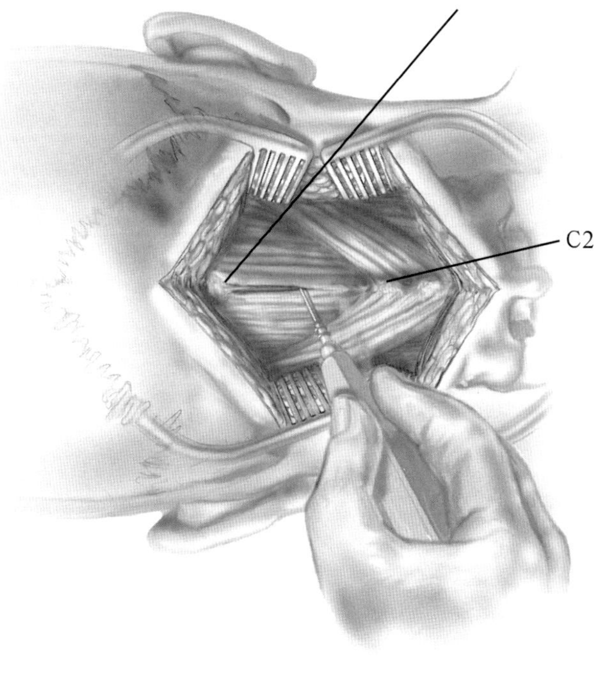

图10–7. 枕颈融合显露时，在枕骨和C1之间始终保持在中线的无血管区分离可以减少出血。通过检查附着在枕骨上的肌肉来判断中线的位置。骨膜下剥离枕骨、C1 和 C2。在剥离 C1 和 C2 肌肉的时候要小心，因为 C1 和 C2 之间的距离很宽。

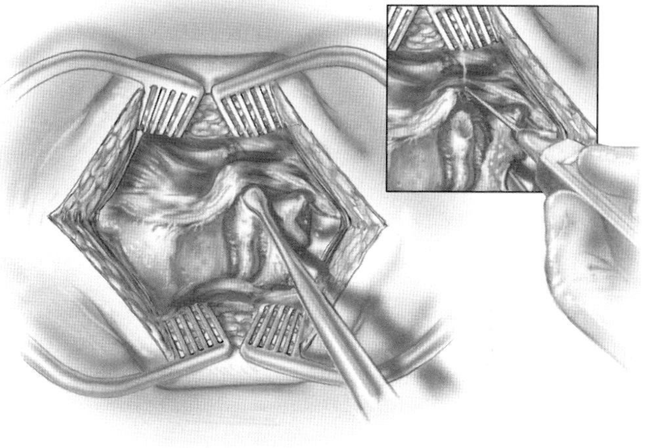

图 10–8. 骨膜下剥离 C1、C2 椎板和枕骨时动作要轻柔。我们一般在剥离枕骨、C2 和 C1 后弓中部的时候使用单极电刀（小图）。暴露 C1 后弓外侧部分的时候，我们习惯用纱布包住示指做钝性分离。也可以用 2 号 Penfield 剥离子。

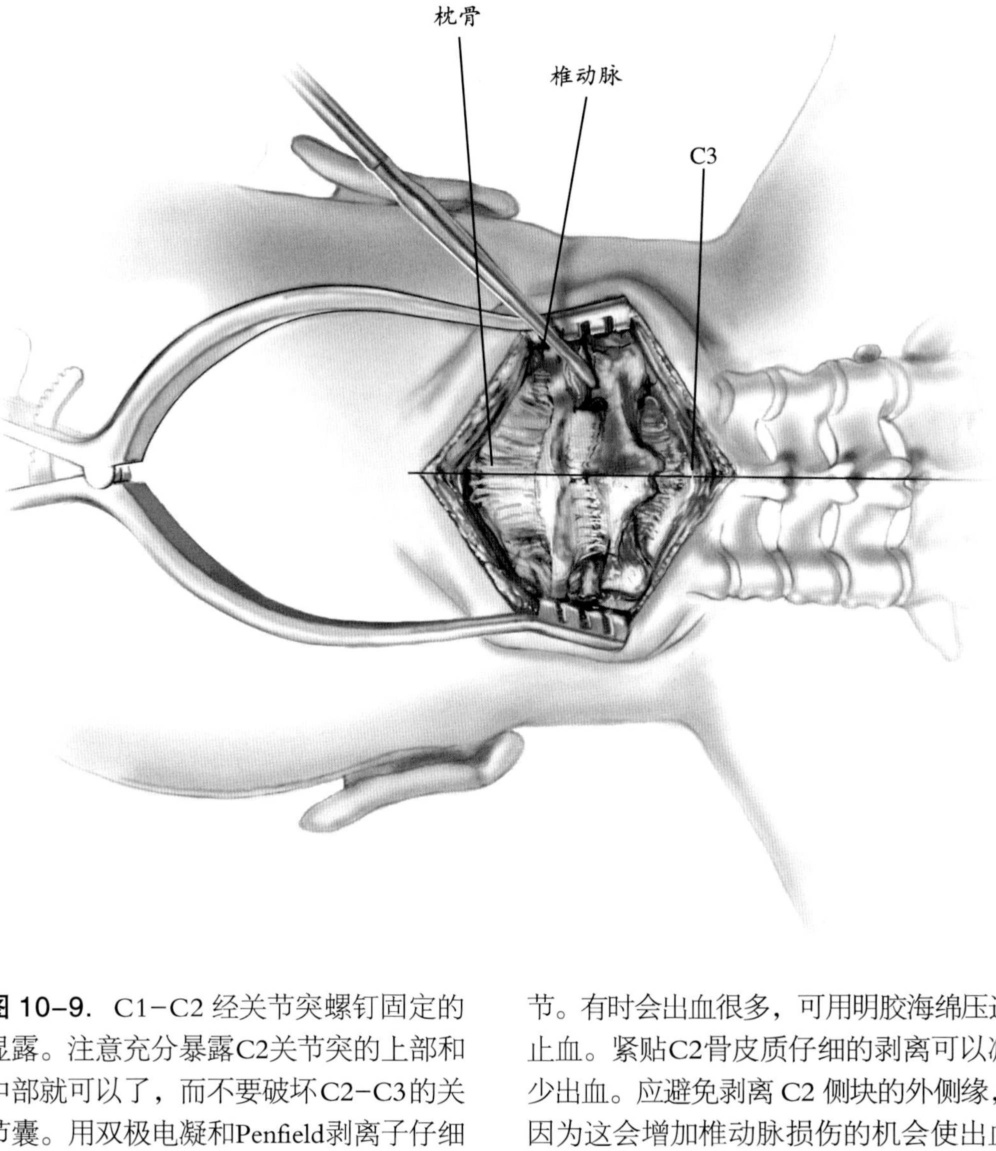

图 10-9. C1-C2 经关节突螺钉固定的显露。注意充分暴露C2关节突的上部和中部就可以了，而不要破坏C2-C3的关节囊。用双极电凝和Penfield剥离子仔细剥离 C2 侧块，看清楚 C1-C2 的侧块关节。有时会出血很多，可用明胶海绵压迫止血。紧贴C2骨皮质仔细的剥离可以减少出血。应避免剥离 C2 侧块的外侧缘，因为这会增加椎动脉损伤的机会使出血量增多。

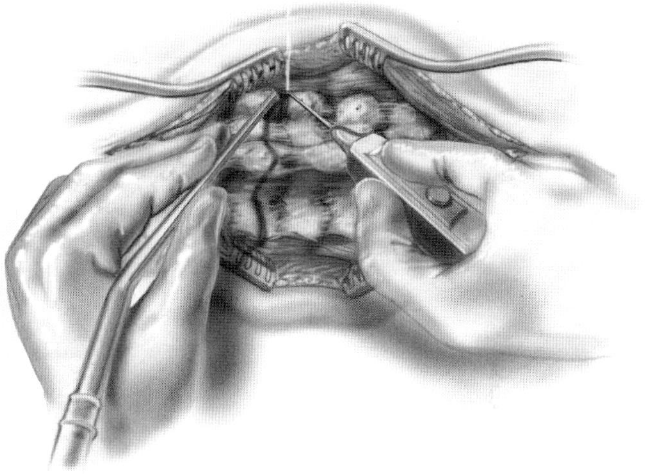

图 10-10. 需要固定下颈椎时，骨膜下剥离双侧的侧块关节。如果需要行融合，则要暴露整个侧块关节，借助解剖标志确定螺钉的入点。如果仅仅做一般的减压手术，则无需暴露得这么广泛。

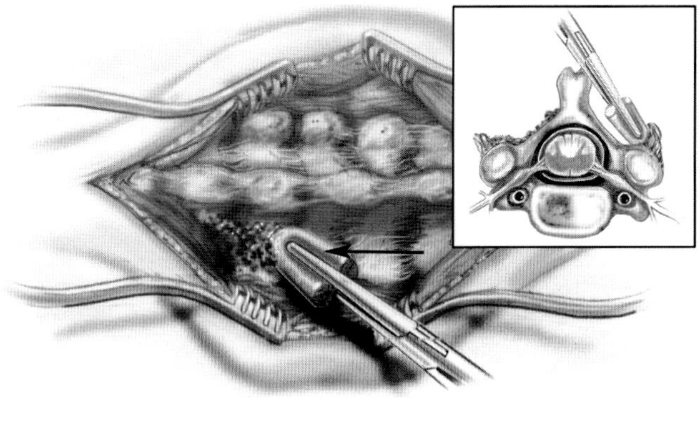

图 10-11. 偶尔需要使用 Kittner 剥离子（小图）将椎板上残余的软组织剥离干净。然后去除骨皮质以利植骨融合。

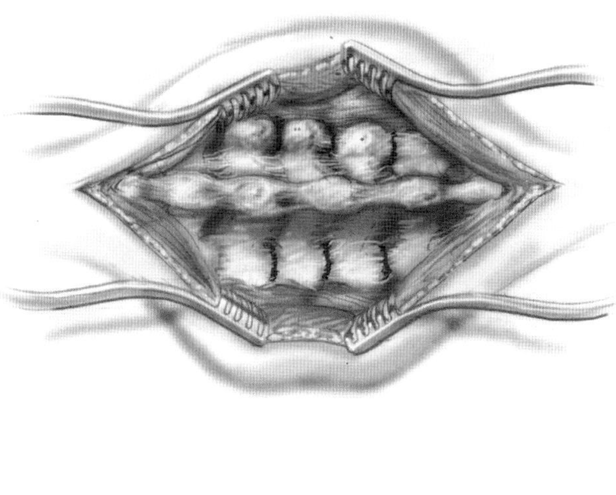

图 10-12. 行关节突融合时，充分暴露下颈椎关节突，用单极电凝、刮匙或磨钻将软组织和关节滑膜去除干净。我们习惯用微型火柴头高速磨钻。关节突融合时，需要去除更多骨皮质，给安放碎骨留出空间。

常见错误

- 锁定 Mayfield 头架之前，必须查看头架和病人的鼻子以及额头之间有足够的空间。因为俯卧位时一旦Mayfield头架松动，病人的脸部就会压在头架上造成压疮。手术过程中麻醉师应该经常检查病人的脸与头架是否保持充分的距离。

第 11 章

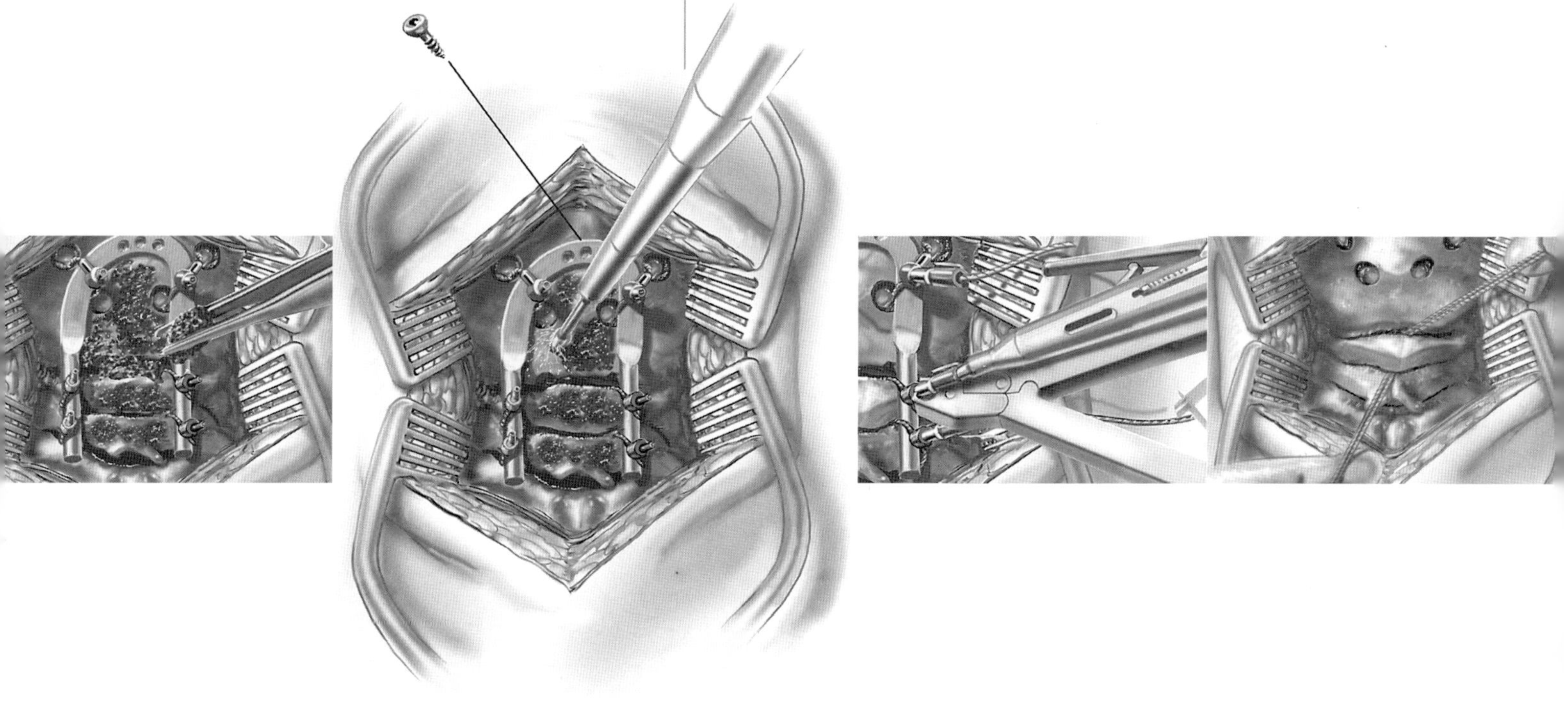

枕颈融合：环、缆技术

第10章（图10−1、10−5、10−7）讲述了枕颈融合的显露，本章和下一章着重介绍融合技术。本章主要讨论环、缆技术；第12章则讨论钉棒系统重建。两种技术都可以使用。我们在做枕颈融合时，一般从枕骨固定到C2或C3。但是如果病情需要可以延伸到胸椎。我们习惯使用钉棒系统。

如果计划行枕骨到C2融合，则切口应该从枕骨隆突上到C3棘突下缘。此切口能充分显露枕骨到C3。如果融合到更下端，切口也得向下延长。本章的图例介绍枕骨到C2的融合，第12章介绍枕骨到C5的融合。

骨膜下剥离枕骨、C1后弓和C2椎板，可以用单极电凝或锐性剥离。枕骨的剥离范围上从枕骨隆突，下到枕骨大孔，双侧到枕骨髁起点。C1后弓暴露从中线向外1.5～2cm的范围，这样既保证了充分的显露，也不会伤及椎动脉。C2椎板常规骨膜下剥离。当C2极其不稳定时，剥离动作一定要轻柔。有时，即便十分小心，仍会引起脊椎的移动。

环、缆技术——枕颈融合：枕骨到C2

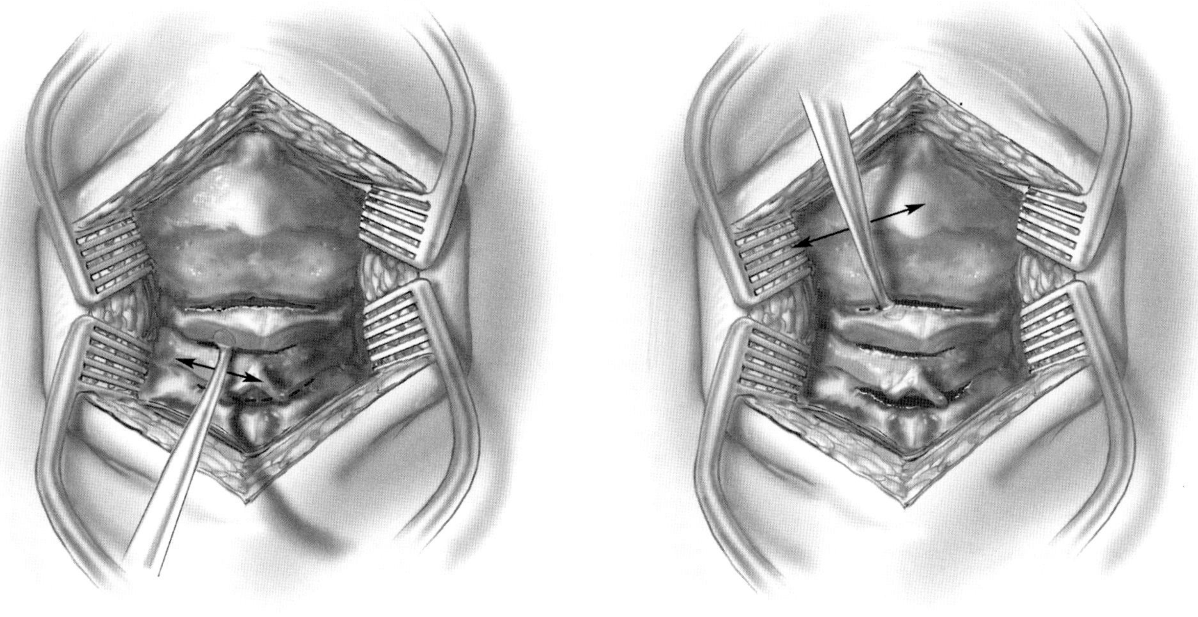

A B

图11–1，A和B. 骨膜下充分剥离之后，用一个向前成角的刮匙沿 C1 后弓的上、下缘潜行剥离。用咬骨钳去除C2–C3椎板间的所有软组织。同样用向前成角的刮匙去除枕骨大孔附近的软组织。用两只手握着刮匙在C1后弓下轻轻摆动剥离软组织，为椎板下钢丝做一个安全的通道。C1和C2椎板下的剥离都照此操作。

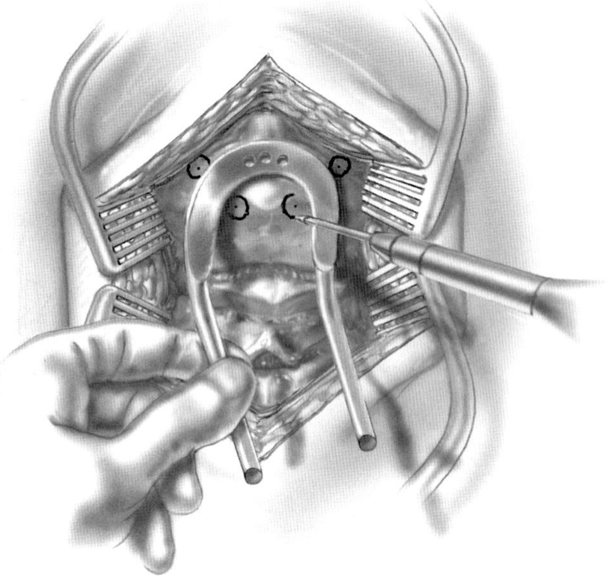

图11–2. 将钛环（OMI Medical，Cincinnati, OH）放于枕骨表面以便确定在枕骨上钻孔的位置。标记好钻孔的位置后拿走钛环，钻孔的位置应该骑跨在钛环两边。钻孔前将钛环预弯并裁剪到适当的长度。可应用气管内插管的管芯作为模棒。

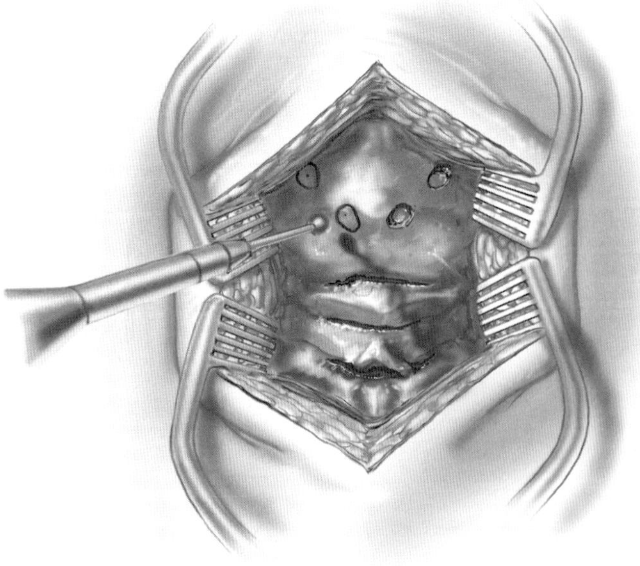

图11–3. 用高速磨钻钻孔，小心避免损伤硬膜。如果有脑脊液流出，用骨蜡封闭，该孔仍然可用。孔应该钻得比较大，两个孔间距约1cm。只要有1cm的间距，钢丝就比较容易穿过。孔小时穿钢丝会非常困难，这时，应用磨钻扩大钻孔，并用2 ~ 3mm的椎板咬骨钳将孔的斜面切除。

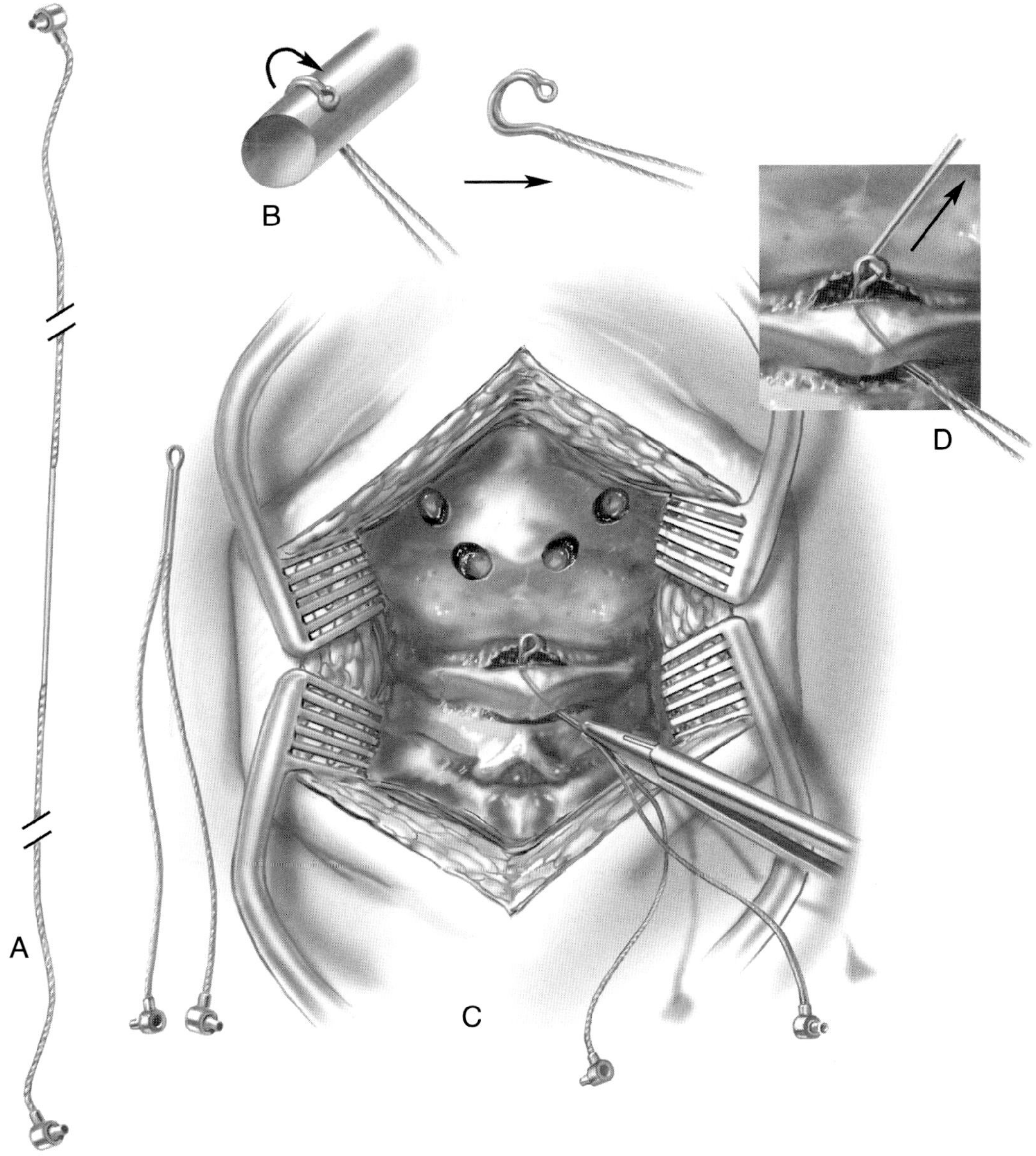

图 11-4，A ~ D. 通常使用双头钛缆（Atlas，Medtronic Sofamor Danek，Memphis，TN）。**A，**将钛缆对折，用持针器做一个小环。**B，**将双股钛缆按 C1 后弓的弧度弯成钩状。**C，**用持针器将钛缆在 C1 后弓深面穿过 C1 后弓，用直角神经拉钩钩住。**D，**一边推，一边拉，将钛缆穿过C1后弓。钛缆穿过后弓时要尽量贴紧后弓，但是也应注意不能用力过猛。尤其对儿童和骨质疏松的病人，用力过大会导致后弓骨折。

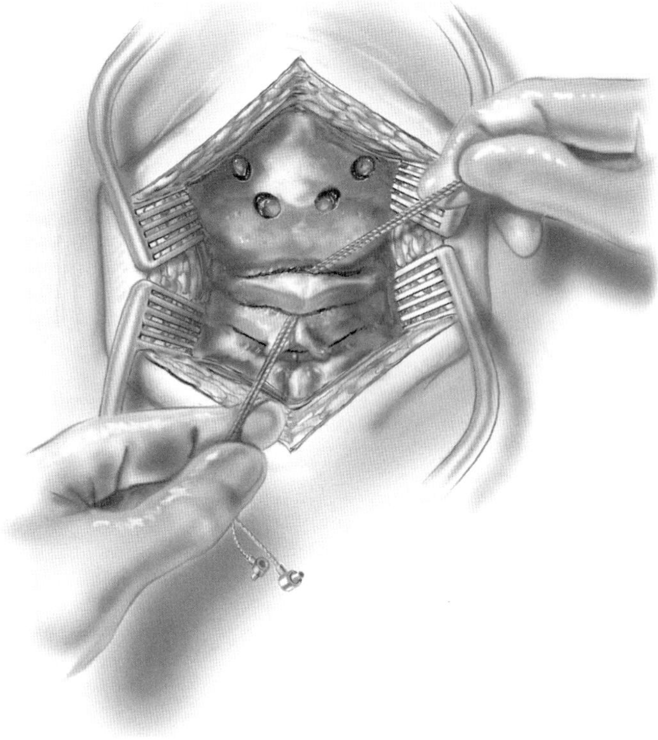

图11–5. 用两只手来回拉动钛缆使其在后弓下向内、向外滑动以去除后弓下方残余的软组织，并使钛缆能移动到后弓的外侧。

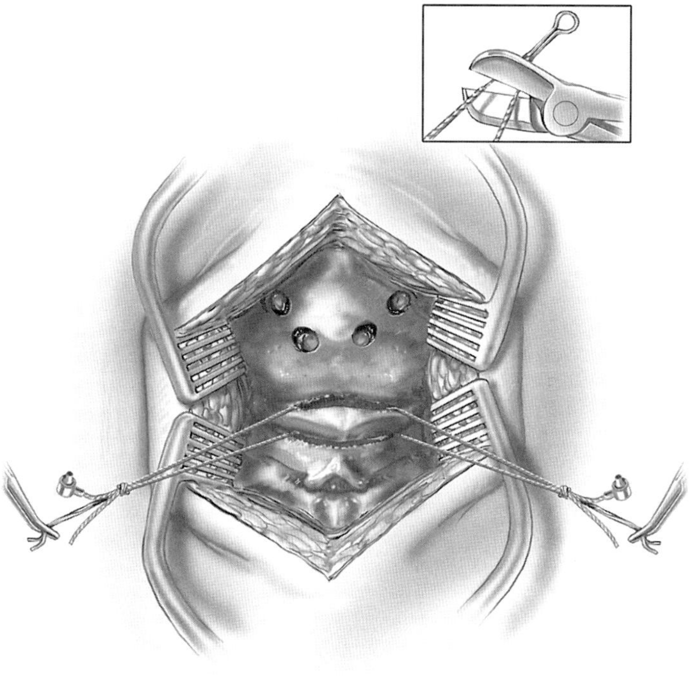

图11–6. 在小环处切断钛缆，将两股钛缆分别拉向两边，并用橡胶带松松地绑住，止血钳夹好，垂在两边。我们习惯用橡胶带捆住钛缆，是因为钛缆弹性很大，有时会弹开碰上术者的口罩造成术野污染。

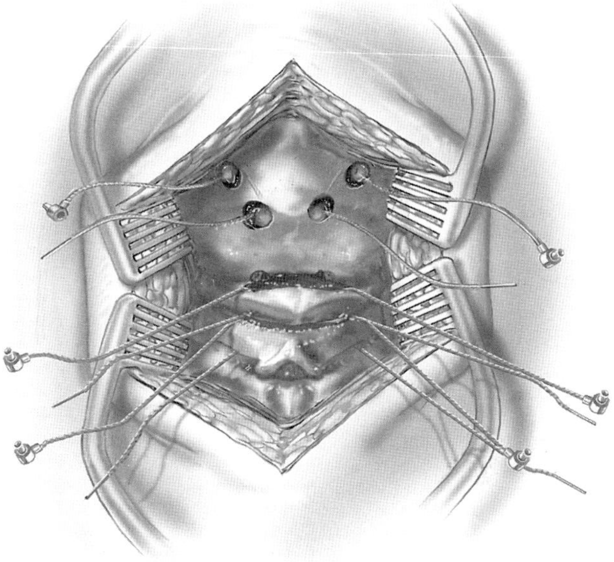

图11–7. 直视下用相同的方法将钛缆穿过C2椎板和枕骨。与颈椎穿双股钛缆不同，在枕骨则用单股钛缆。同样做一个小环，用直角神经拉钩钩住，一边推一边拉。

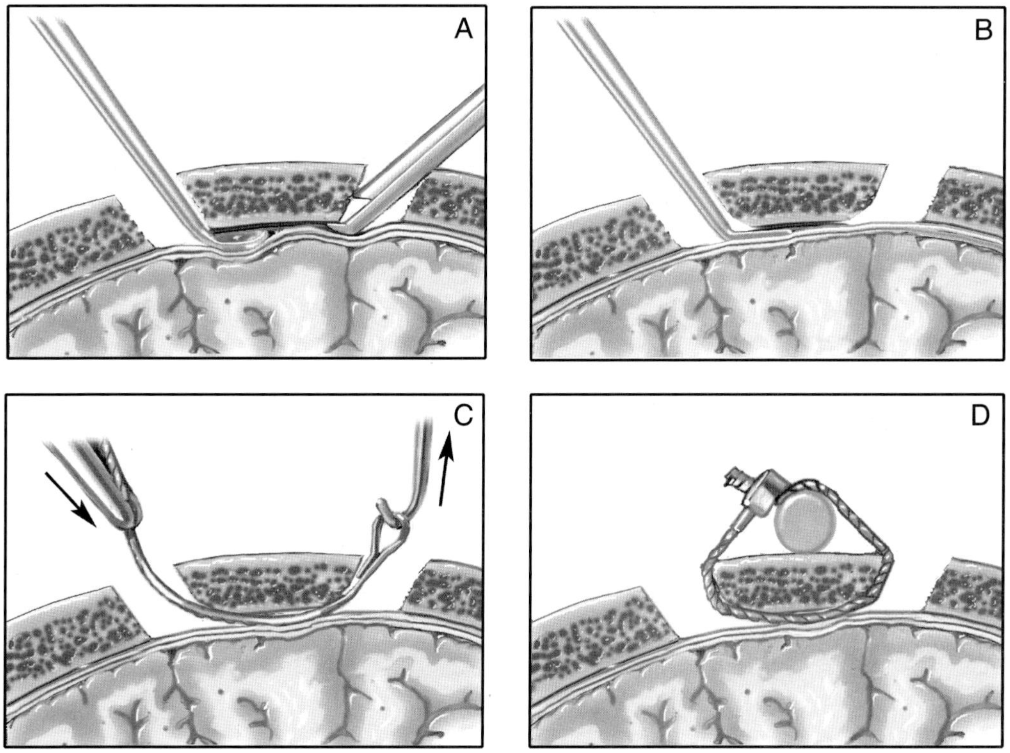

图 11–8，A ~ D. 枕骨穿钛缆的步骤如下：**A**，用向前成角的刮匙伸到枕骨深面将硬膜与枕骨分开。用椎板咬骨钳将孔的内侧缘咬成圆弧形以方便钛缆穿过。**B**，用 Woodson 剥离子潜行分离方便钛缆通过。**C**，用持针器和直角神经拉钩将钛缆穿过。**D**，固定钛缆。

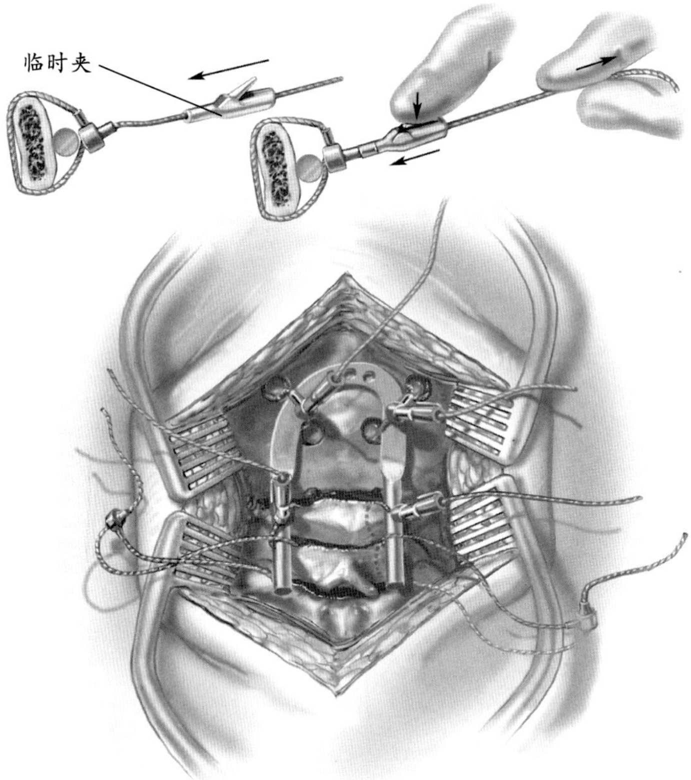

图11–9. 所有的钛缆都穿过之后，将钛环裁剪到合适的长度并预弯。让钛缆的位置固定不变是防止钛环发生不对称移动的关键。固定 C1 和 C2 双侧钛环时我们通常把上方的钛缆放于钛环的内侧，下方的钛缆放于钛环的外侧。枕骨孔则不是这样。随后用临时夹将钛缆拉紧，这时要确保钛环的位置合适。然后将每一条钛缆像紧汽车轮胎的螺栓一样拉紧。每一条钛缆都给予适当的拉力，检查钛环是否有移动。我们通常从头端（枕骨）向尾端逐一拉紧所有钛缆。

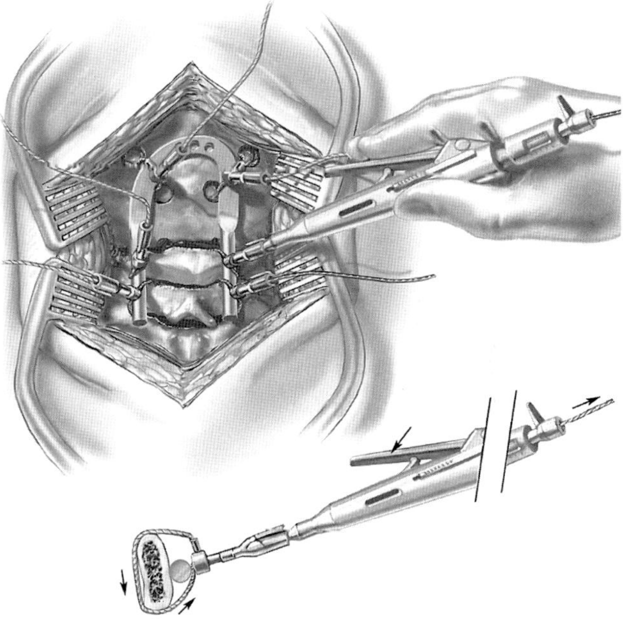

图 11–10. 尽管有专用的拉力检测工具，我们一般还是借助触摸和感觉判断钛缆的紧张程度。有时候测量工具显示的张力虽然还很小但已足够切割骨质了。当临时夹拉紧钛缆的时候，术者应仔细检查钛缆和钛环交叉的表面。一旦钛环的位置合适，钛缆的张力器有明显弹性时，就可以夹闭螺帽永久锁定了。

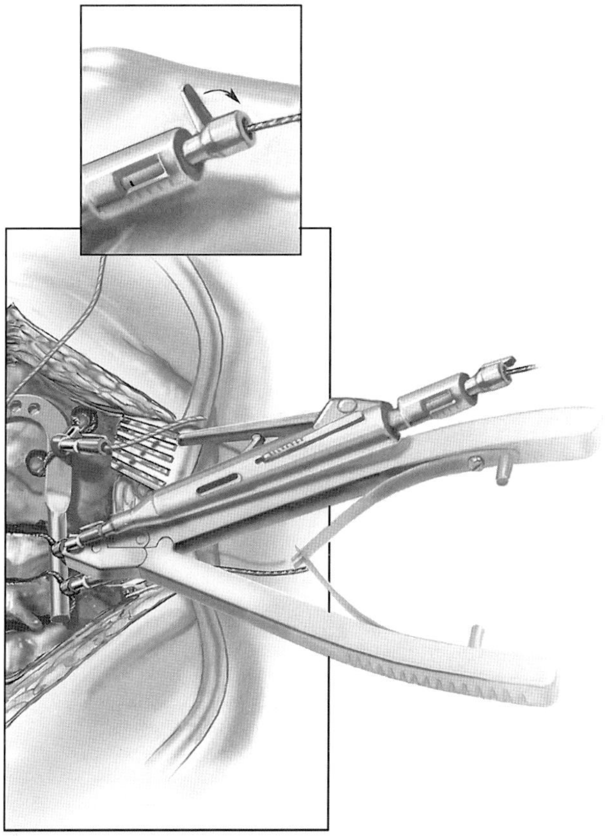

图 11–11. 一旦张力器的张力足够，就可以用钳子夹住并夹紧螺帽了。拉紧钛缆时一定要看见螺帽，有时螺帽会滑向外侧很难用钳子夹住。所以术者在拉紧钛缆的时候一定要看准螺帽的位置并把它引导到直立的位置以方便夹闭。

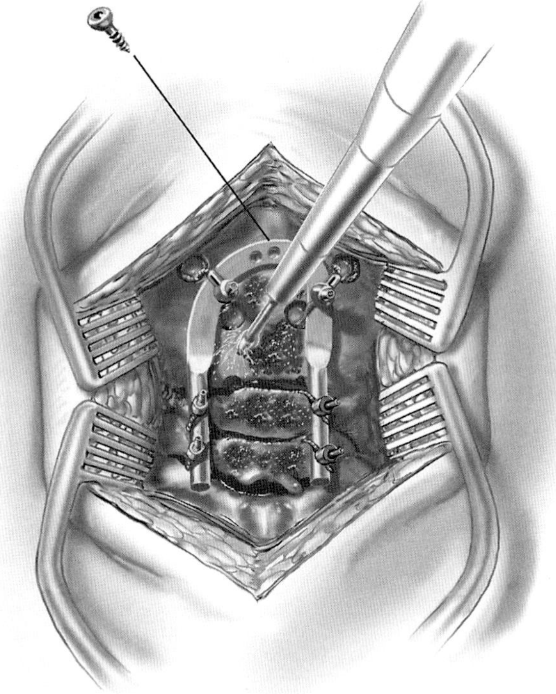

图 11–12. 钛缆螺帽夹紧之后，剪断过长的部分。用高速磨钻去除融合区的骨皮质。术者可以选择一枚松质骨螺钉在枕骨中线处将环固定于枕骨作为加强，但非绝对必要。

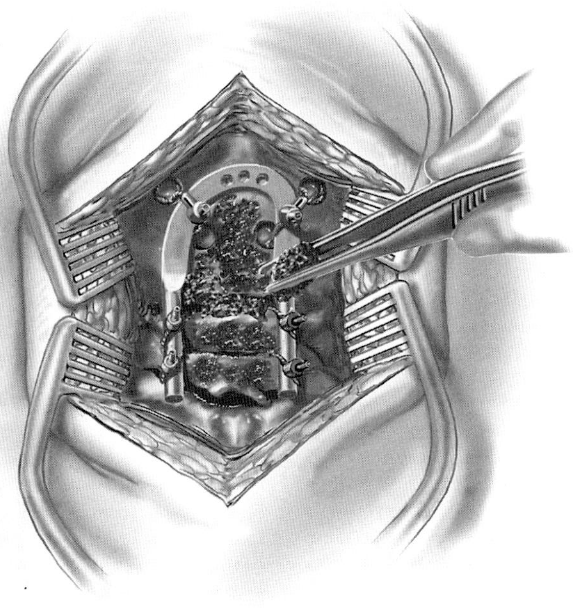

图 11–13. 充分去皮质之后，将剪碎的自体骨摆放在植骨区表面。自体骨的来源既可以是切除的棘突，也可以取自自体肋骨或髂骨（详见第 1 章）。

除了已经预弯好的钛环，还可以选择使用钛棒将之预弯成与枕颈区的弧度相一致的环。这个操作比较困难，我们一般使用 BendMeister 棒（Medtronic Sofamor Danek, Memphis, TN）。先使用模板测量适合的长度并预弯。弯棒包括两个步骤。首先，先弯出闭合环；然后再弯出枕颈角。

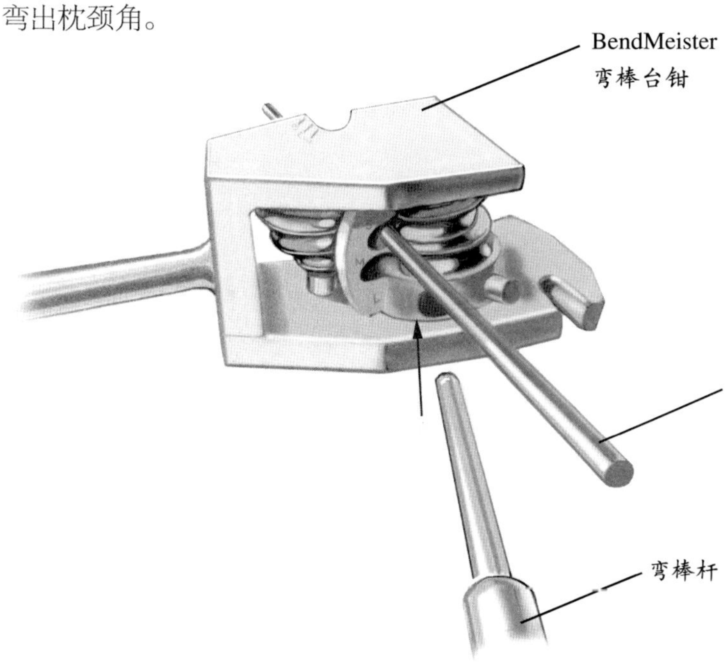

A

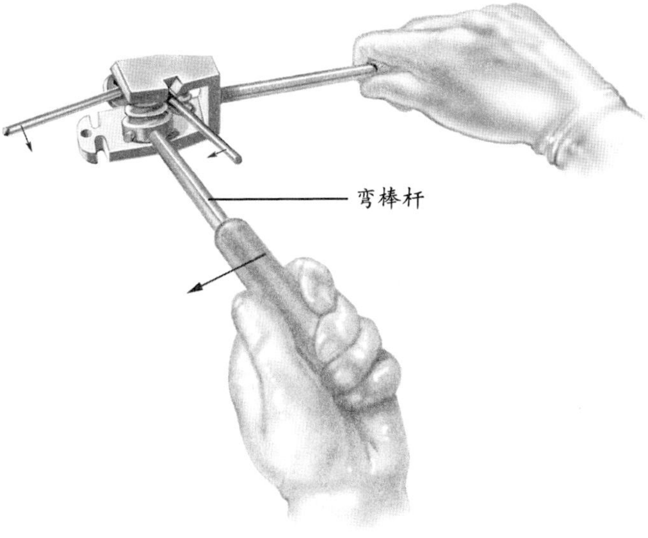

B

图 11–14，A 和 B. 制作闭合环。**A，**直棒可以弯出大、中、小三种型号（环的宽度）。将棒插入相应的槽。**B，**插入弯棒杆，弯出适当的弧度。

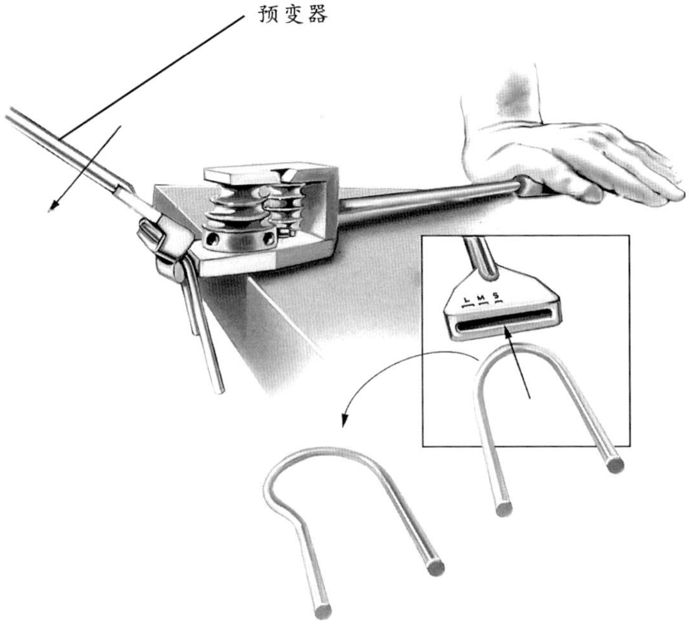

图 11–15. 最后做枕颈弯。将环 的闭合部分插入预弯器中，开放的部分插在 BendMeister 台钳中，在无菌的台面上固定好。弯出大约120° 的角度，以符合枕颈间的角度。环的闭合部分必须放置在枕骨隆凸的下方。棒的长度必须和固定节段的长度匹配。最后，还需要将棒进一步预弯以符合所有骨表面的角度。

常见错误

- 枕颈融合中磨枕骨孔的时候常见的错误第一是孔径太小，穿钛缆时会比较困难；第二是孔与孔的距离太近，使强度降低，容易被钛缆拉豁。
- 在锁紧钛缆时常犯的错误是一下子把钛缆锁紧，而不是循序渐进的。如果钛缆是一个接一个被一下子就锁紧的，在这个过程中钛环的位置容易偏向一边变得不对称。

术后结果

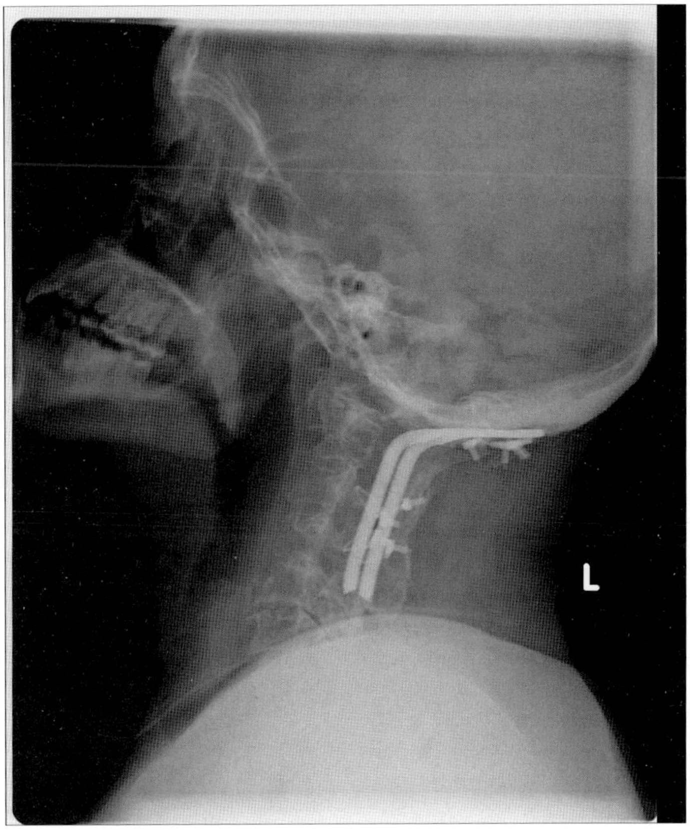

图 11–16. 枕颈钛环伴枕骨钛缆和椎板下钛缆固定，自体肋骨或髂骨植骨融合（获得坚固的融合）。

术后结果

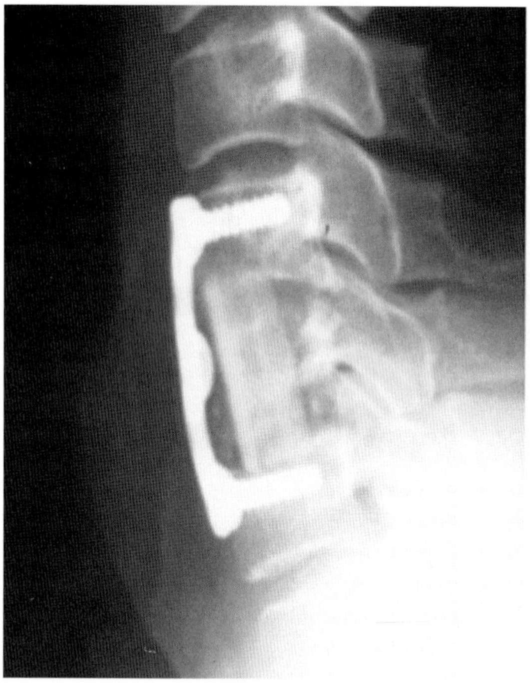

A

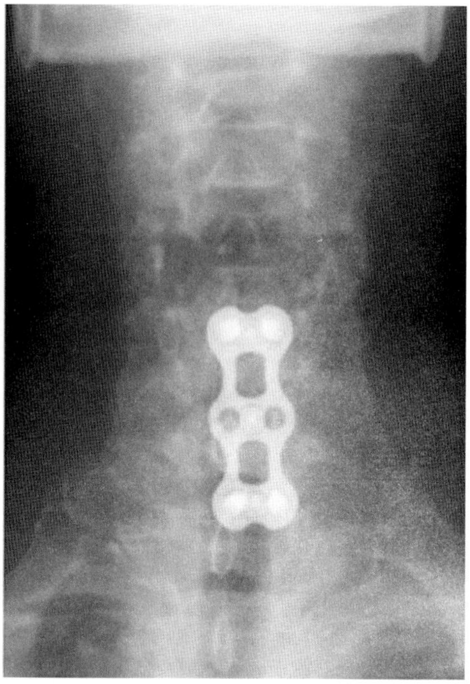

B

图 7–15，A 和 B. 颈椎侧位和前后位 X 线片显示单节段椎体切除、融合及钢板固定术。上下端的螺钉均为锁定螺钉，因此固定坚强。注意植骨块和上下终板嵌合良好。

第 12 章

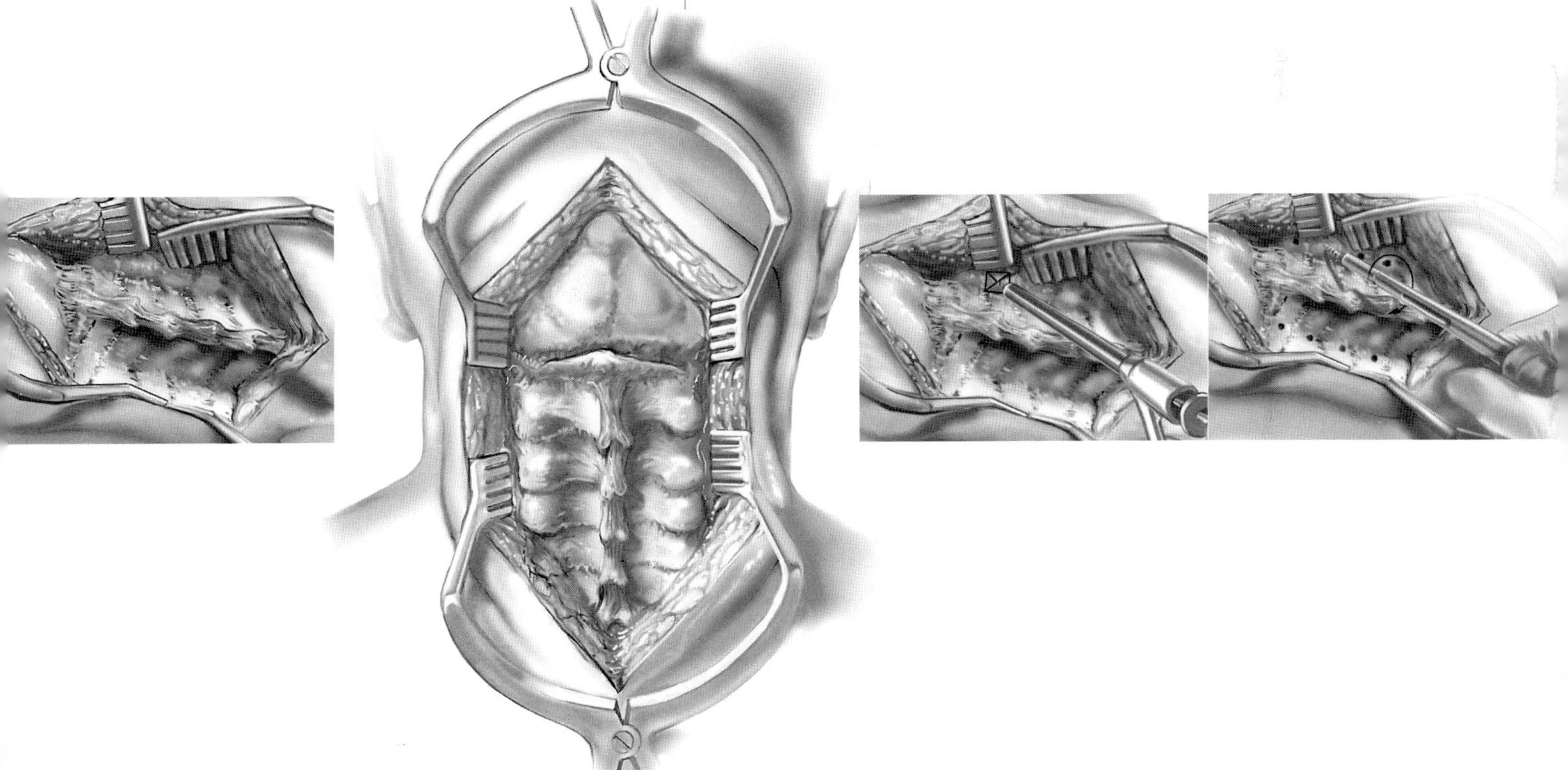

枕颈融合：钉棒技术

枕颈融合时我们最常使用的是钉棒固定技术。该技术的优点是能够提供脊柱和枕骨间坚强的固定。螺钉可以有多个锚定点，包括C1侧块、C2侧块、C2椎弓根、下颈椎侧块、下颈椎椎弓根。也可以联合使用经C1-C2关节螺钉。有些情况下，借助胸椎椎弓根螺钉可以做到枕颈胸固定。

尽管有多种固定系统可以选择，但我们喜欢使用Vertex钉棒系统，它提供了多轴向的螺钉以及鞍状钉棒连接界面。可偏移的螺钉头连接装置为螺钉置入后偏离轴线时的连接固定提供方便。钉板固定系统要求螺钉必须置入在设计好的解剖位点。与之相比，本系统有明显的优点，并且可以在枕颈融合中实现枕部螺钉固定，以及置钉点缺失情况下的枕颈融合。

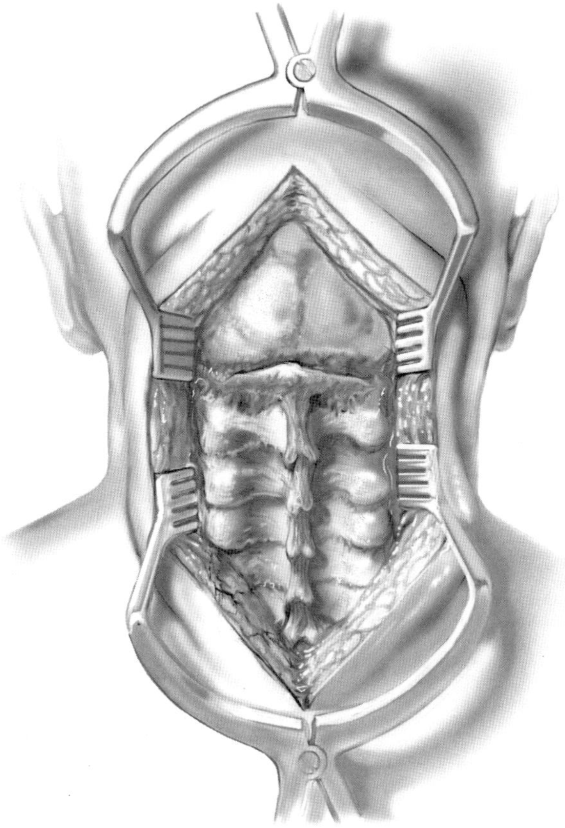

图12–1. 根据需要，尾端暴露一般显露出枕骨到C5。使用骨膜下剥离技术将椎板上所有软组织去除。我们使用该技术可以做更长节段的固定，甚至从枕骨到胸椎。但现在为图示说明该技术，就以枕骨到 C5 的融合为例。

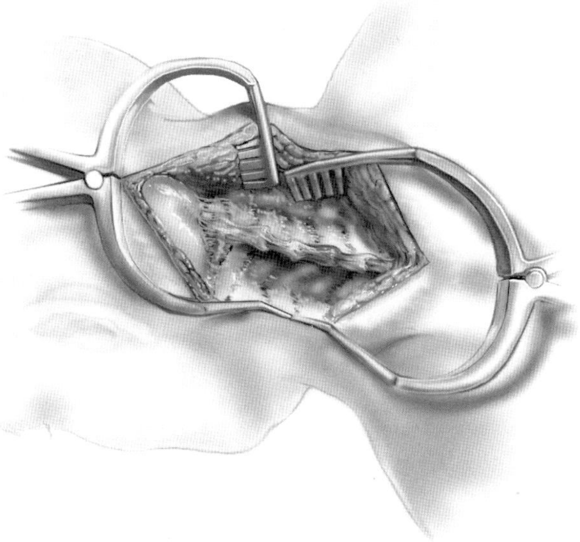

图 12–2. 图 12–1 的侧面观。

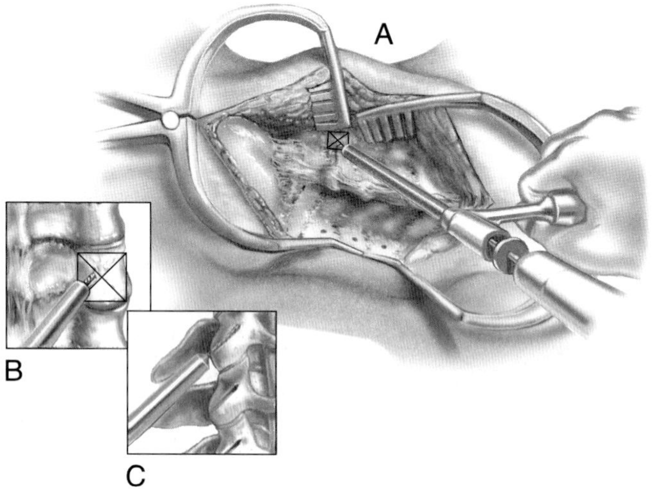

图 12–3，A ～ C. A，侧块螺钉的入钉点位于侧块中心偏内1mm处（参照第14章关于颈椎侧块解剖方面的内容）。用尖锥或高速磨钻打开皮质，用常规方法钻孔。**B 和 C，**钻孔攻丝。

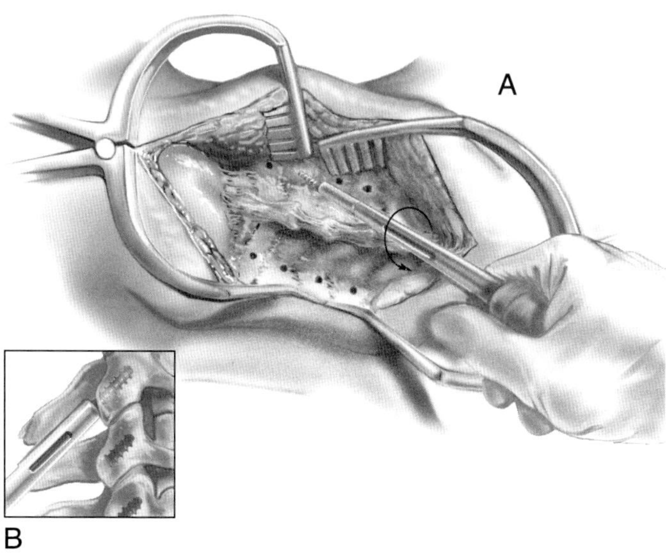

图 12–4，A 和 B. 下颈椎侧块固定选择多轴向螺钉，螺钉的长度见表12–1。C3–C7钉道的方向为向外侧30°，向头端20°。C2和胸椎椎弓根螺钉的置入方法见第17章。

表 12–1 常用的螺钉长度

节段	**直径 × 长度**
C2 关节突	4.0 × 16mm
C3–C7 侧块关节	3.5 × 14mm（矮小的病人）
	3.5 × 16mm（高大的病人）
T1 椎弓根	4.0 × 18 ～ 24mm
枕骨	4.0 × 10 ～ 12mm

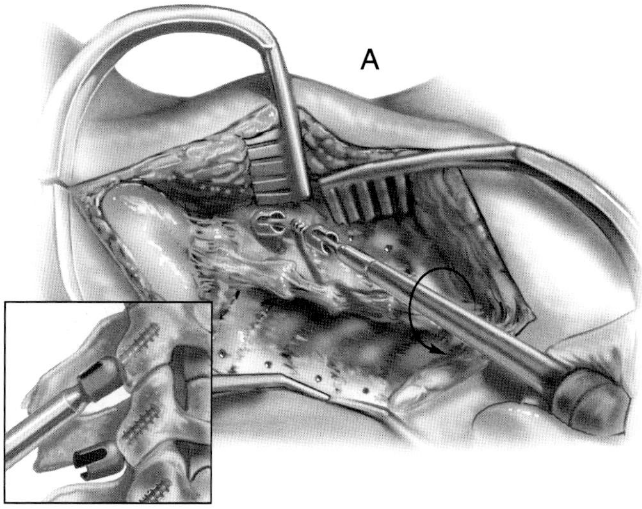

图 12–5，A 和 B. 每一节段的侧块螺钉都植入完毕，预弯模棒以适合所有螺钉的鞍状钉尾。在预弯之前，我们通常剪掉钛板头端的一个孔。因为根据我们的经验4个孔太长，会超过枕骨隆突。如果解剖结构允许我们一般在枕骨上钉入 6 枚螺钉。螺钉向内朝向枕骨隆凸。这时可以将棒预弯以获得良好的骨－金属界面，减少应力增加。

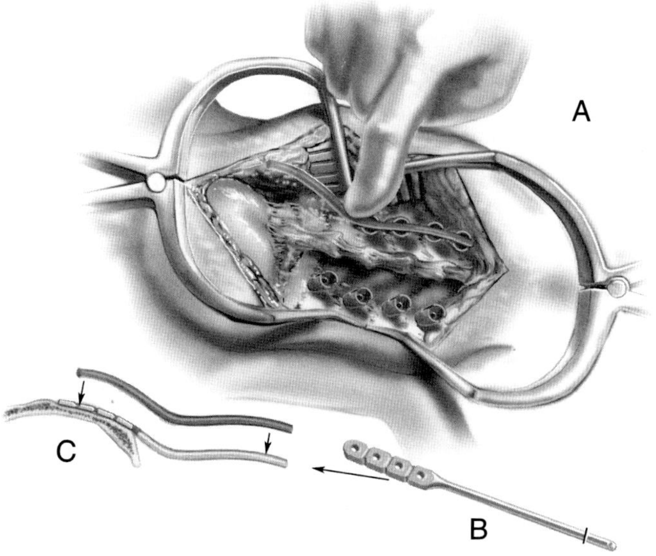

图12–6，A~C. 弯好矢状面上的曲度（符合枕骨的后凸和枕颈部的前凸）之后，将板弯向内侧接近枕骨中线以便向内枕骨嵴方向拧入螺钉。我们通常使用 10 ~ 12mm的枕骨螺钉（见表12–1）。将弯好的棒安放在两侧，然后在枕骨上钻孔、攻丝，最后拧入螺钉。如前所述，我们通常剪掉枕骨板最远端的一个孔。

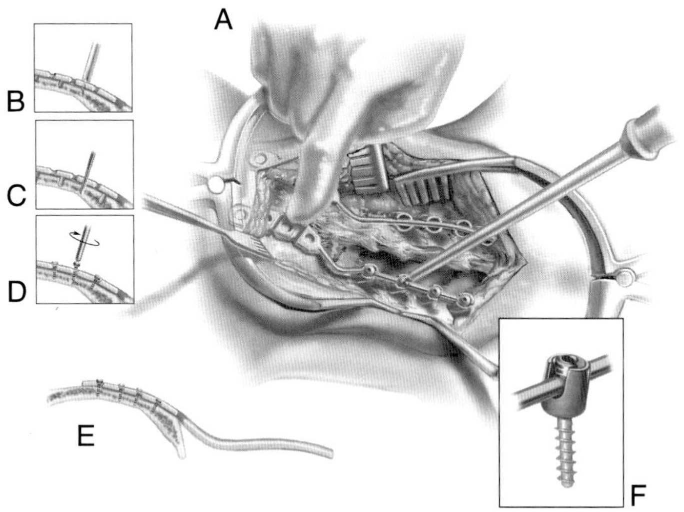

图 12–7，A ～ F. 一旦拧入枕骨螺钉，就可以把下颈椎的侧块螺钉陆续并交替地拧紧了。

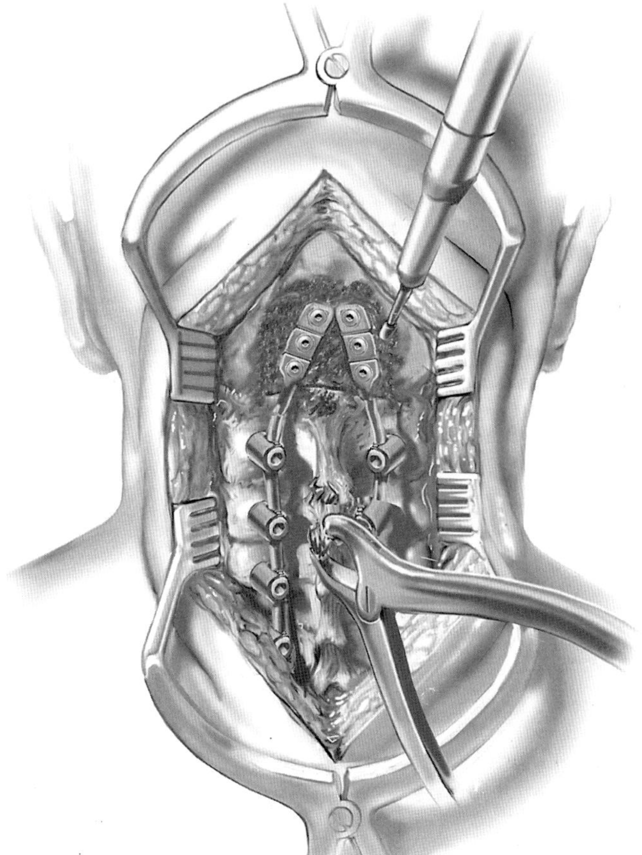

图12–8，用高速磨钻去除枕骨和下颈椎椎板的骨皮质，将棘突做成青枝骨折。

常见错误

- 枕颈融合中经常发生的不足是矢状面的曲度不佳或存在冠状面上的倾斜。因此术前摆体位时术者必须确认患者的头颈部在各个平面上都处于最佳的位置。有时拍个侧位 X 线片有助于确定矢状面上的位置。术者可以将两小指插入病人的外耳道，两大拇指相搭接来判断冠状面是否对称。

术后结果

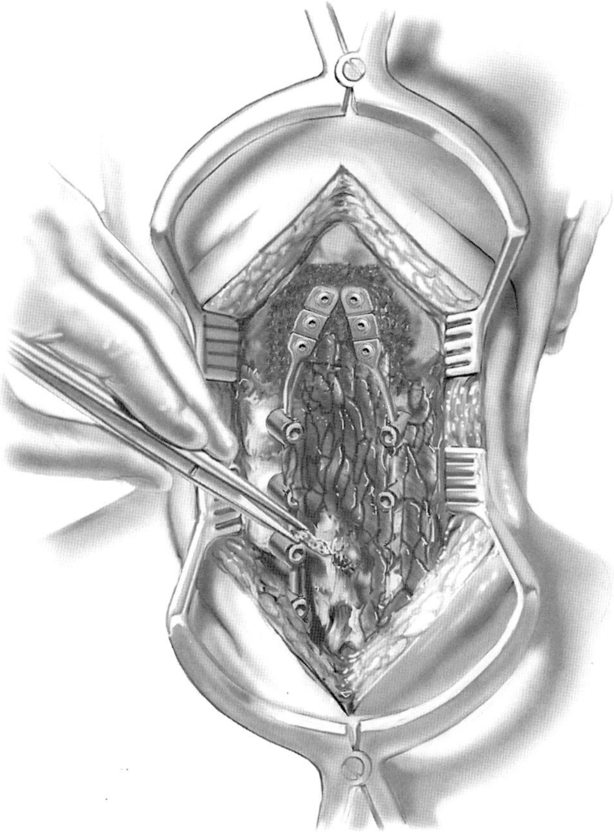

A

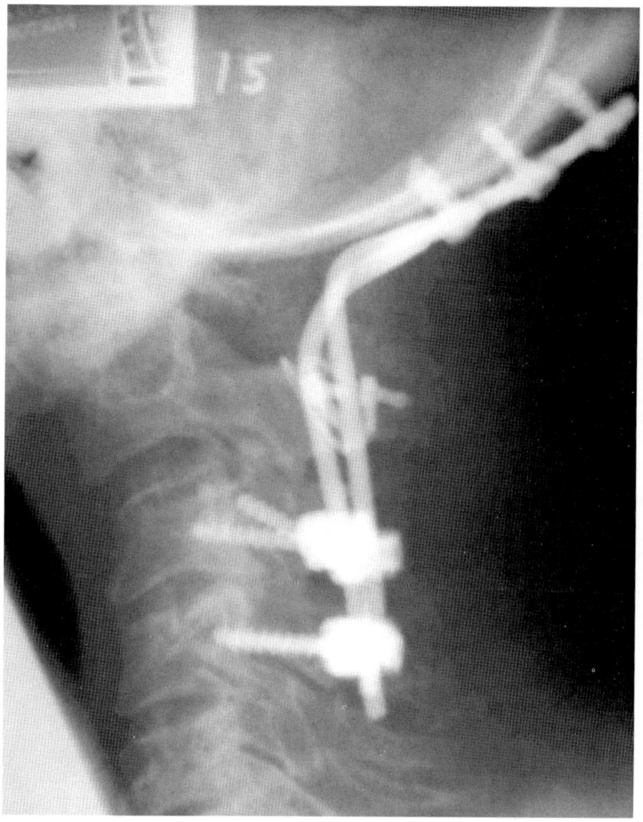

B

图 12–9，A. 剪碎的自体髂骨植于去除了皮质的骨面上（包括关节突关节）。

图12–9，B. 侧位X线片显示枕骨到C4的固定。

第13章

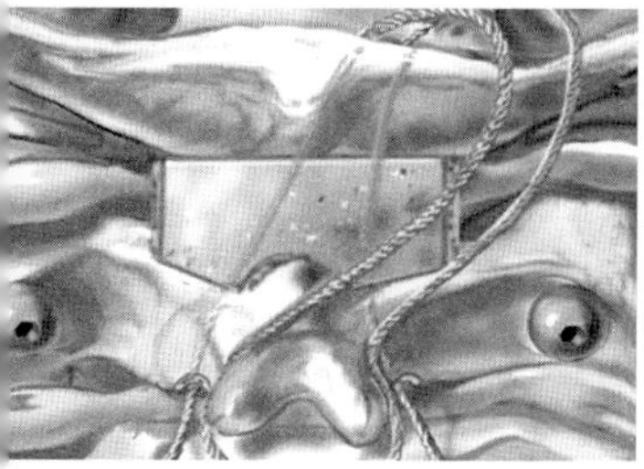

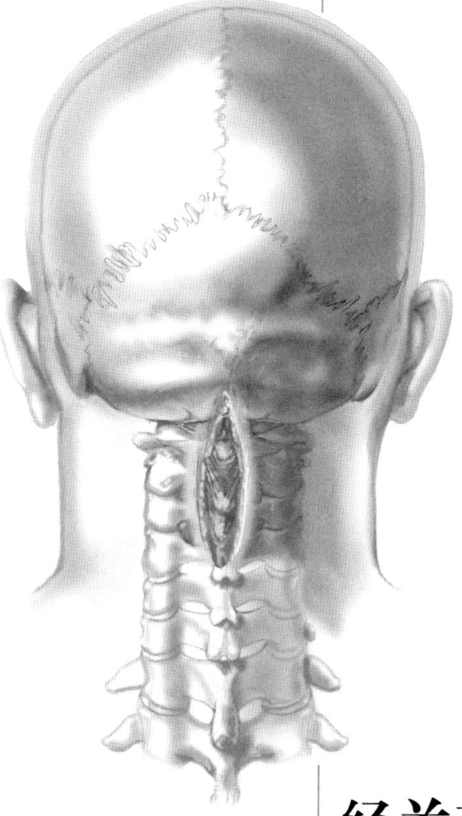

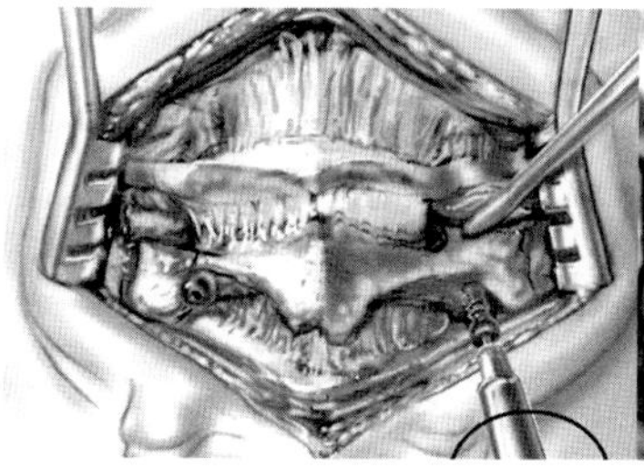

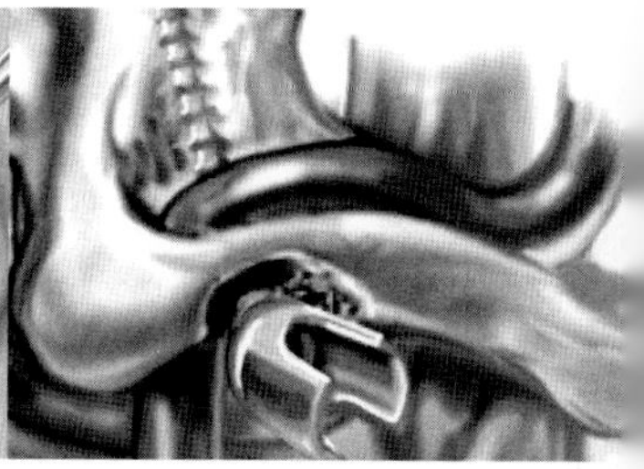

经关节突螺钉固定

C1–C2 经关节突螺钉固定是治疗C1–C2不稳定的有效方法。融合率达到90%~95%，远远高于老的后路钢丝技术。术前CT薄层扫描加矢状面重建对指导手术有重要意义。最近，我们应用CT三维重建验证螺钉钉道和椎动脉的走行。大约有20%的病人因为椎动脉环走行在C2峡部的关节内，而不适合行双侧经关节突螺钉手术。术前必须鉴定是否能确保螺钉安全植入。这项技术较单独钢丝固定有明显的生物力学上的优势。

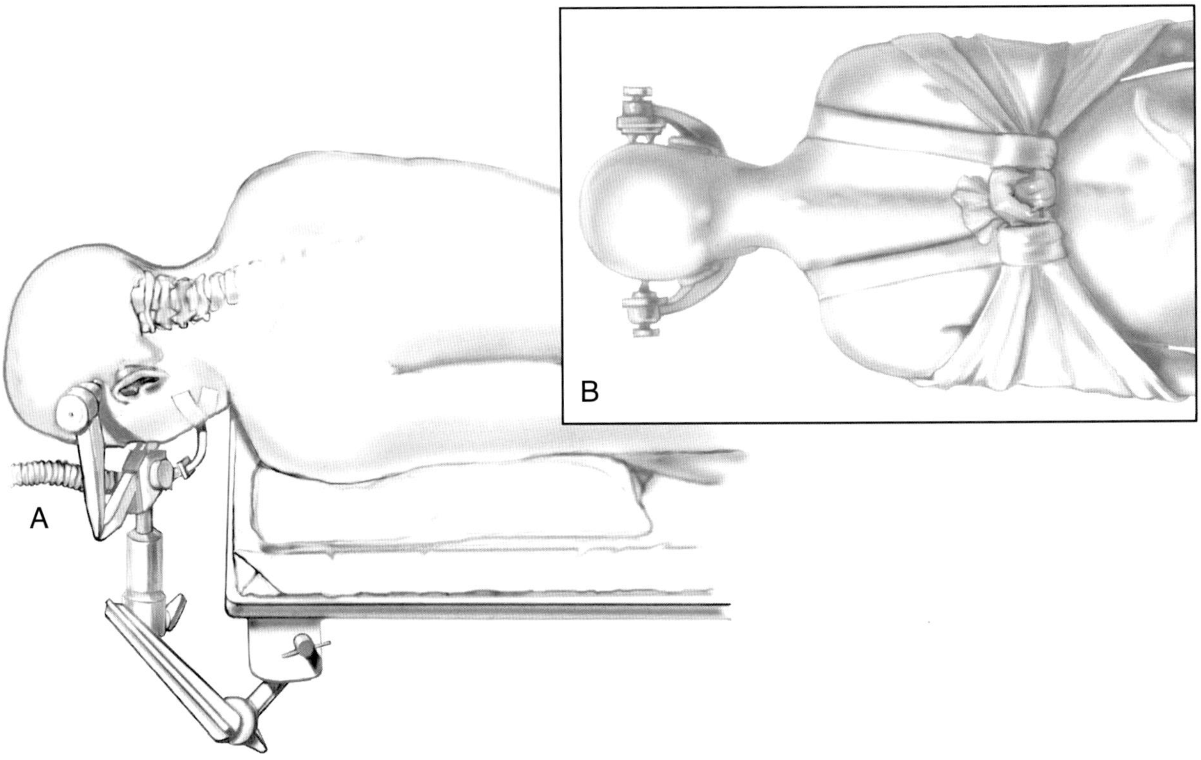

图 13–1，A 和 B. A，麻醉插管后俯卧位，三点式Mayfield头架固定，military tuck体位，胸下垫枕，双臂绑于体侧。**B，**如图所示确保显露出取骨区。侧位透视或拍X线片确定颈部曲度合适（如骨折脱位）。屈曲膝关节，手术台头高脚低位（反Trendelenburg位）。将托盘置于麻醉机和病人头部之间，上面铺好手术单。这样既方便麻醉师接触患者头部，又能防止术者操作挤压患者头部。

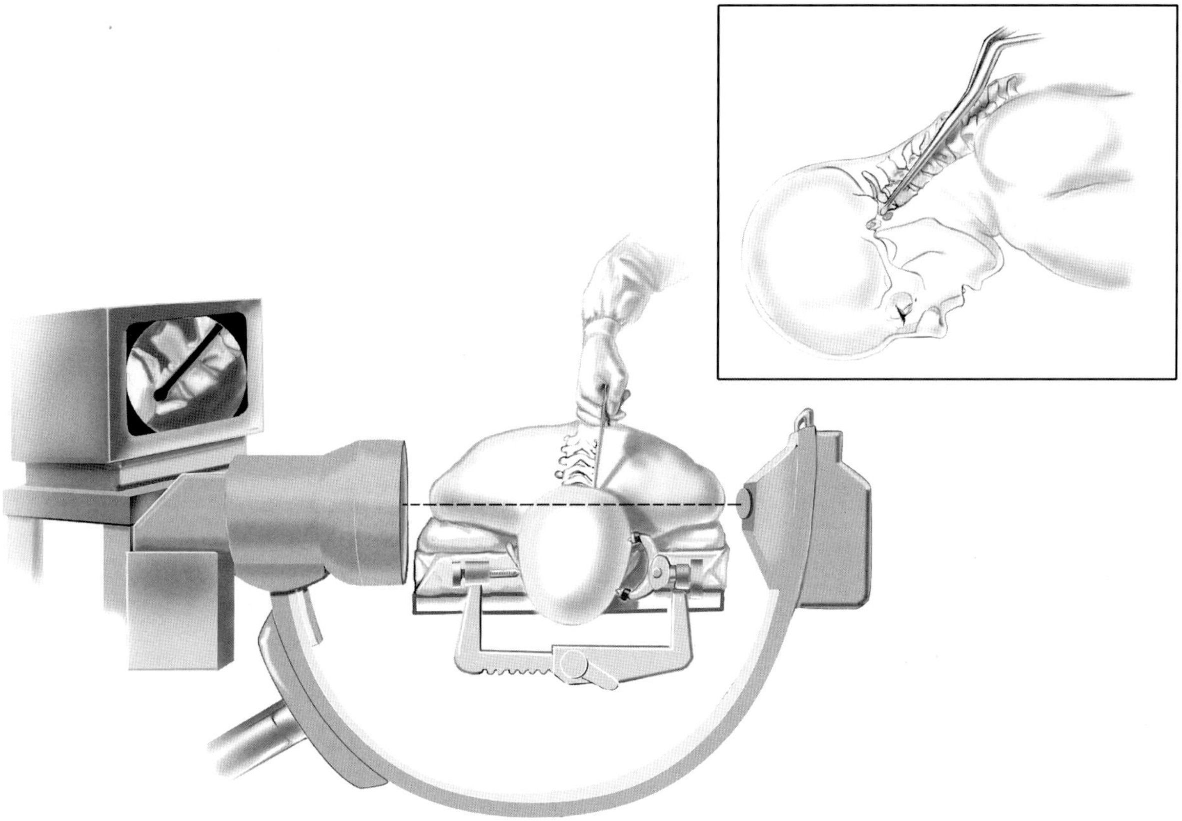

图 13-2. Military tuck 体位下钉道能穿过 C2 侧块，因此该体位对 C1-C2 经关节突螺钉固定十分重要。手术消毒铺单前可以在透视下用器械在体外颈部的一侧模拟钉道的走行（见小图），预测 C1-C2 经关节突固定的可行性。

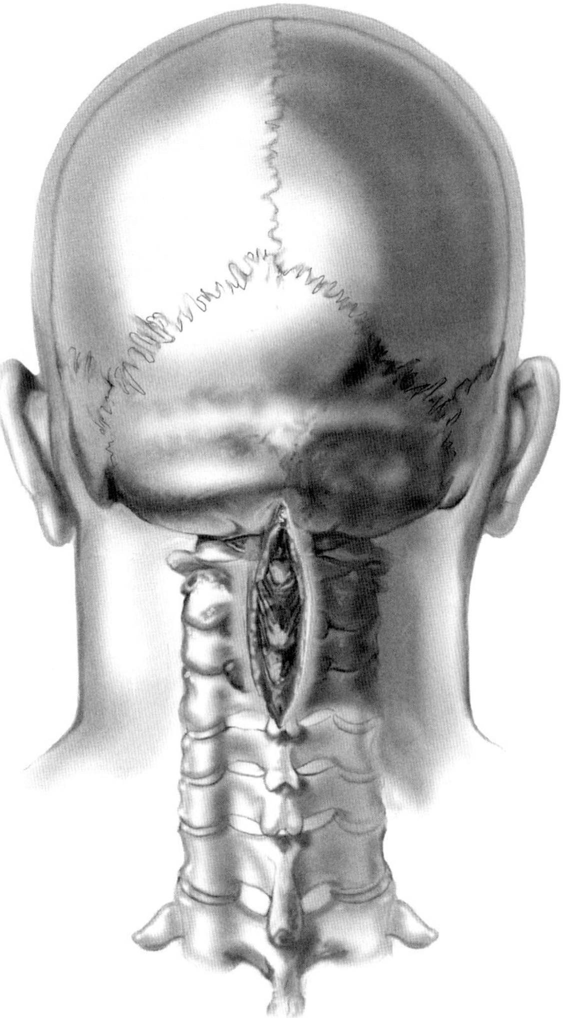

图 13–3. C1–C2 经关节突螺钉固定的皮肤切口位于 C1 到 C3 上缘。充分暴露 C2–C3关节突，但需保护C2–C3关节囊滑膜。该关节是螺钉入针点的重要解剖标志。手术区也应包括T1–T2区，此处作为导向器经皮穿刺的入针点。

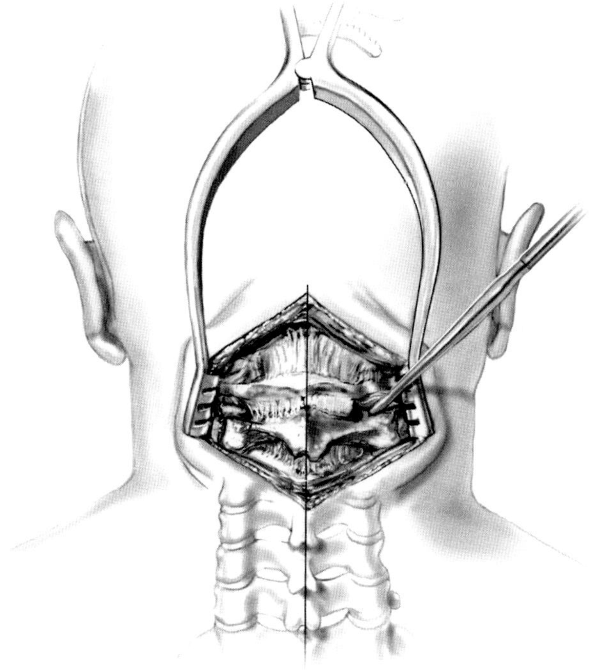

图 13-4. 暴露 C1 后弓和 C2 侧块关节的上缘和内侧缘，保护 C2-C3 关节囊。用双极电凝、神经剥离子或刮匙小心剥离 C2 峡部直至可以看到 C1-C3 关节。这时出血可能会多，明胶海绵压迫可以止血。紧贴着C2峡部的内侧皮质仔细剥离可以减少出血。避免剥离C2峡部的外侧缘，因为会造成大量静脉出血，增加椎动脉损伤的机会，而且对手术显露没有帮助。

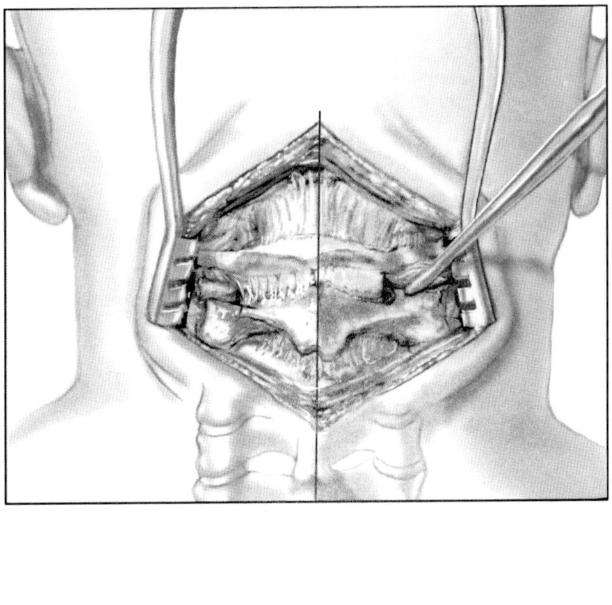

图 13-5. C2 峡部剥离的近视图。

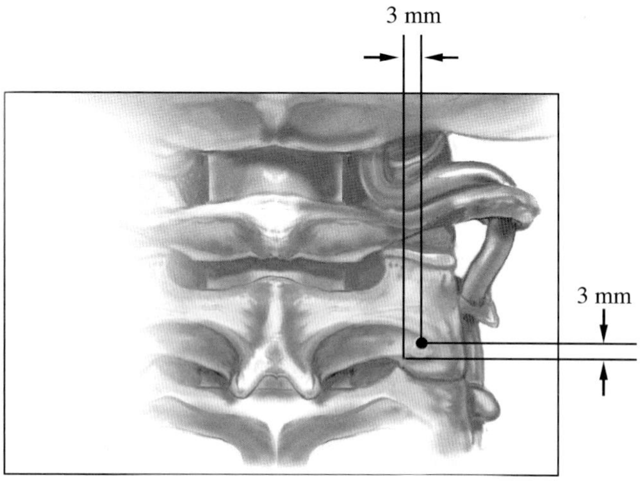

图 13–6. C2峡部入钉点在C2–C3关节内下缘上3mm和外3mm处。C2椎板上的骨嵴正好通过该点。该骨嵴的终点恰好是峡部的最高点并且位于C2–C3关节内下缘上3mm和外3mm处。三维图像（如Stealth系统、Medtronic）也可以帮助确定入钉点。

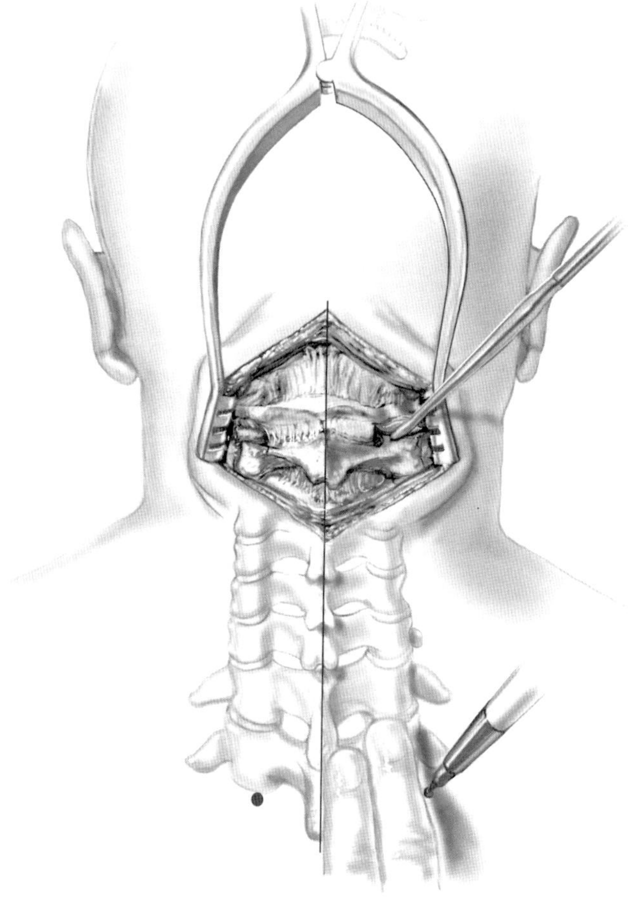

图 13–7. 上颈椎暴露完毕之后，于T1水平附近中线外侧2横指处确定导向器的入针点。

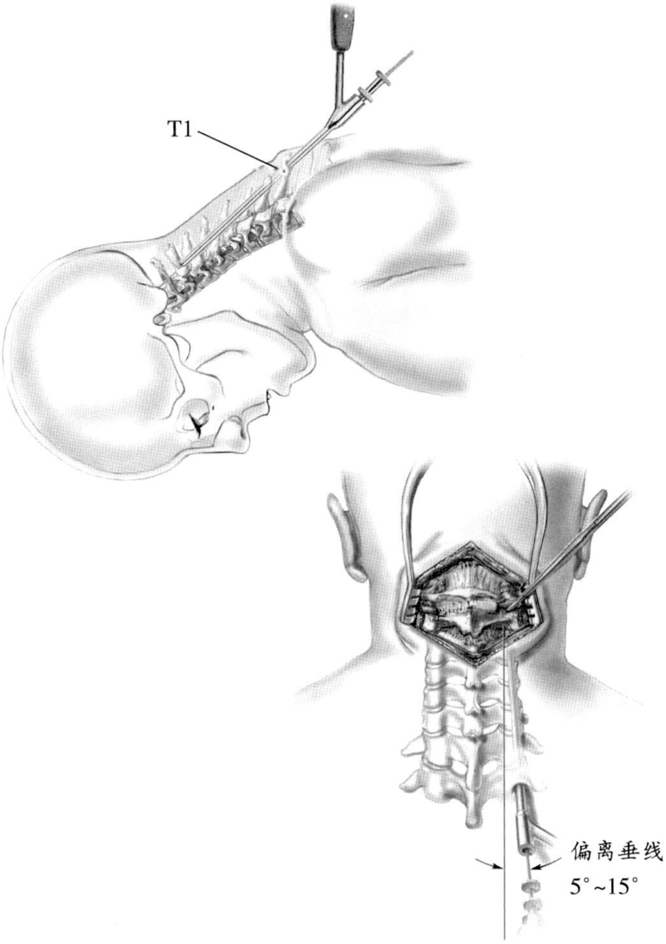

图13-8. 在导向器入针点处做小皮肤切口，沿胸椎向上颈椎的方向插入导向器。

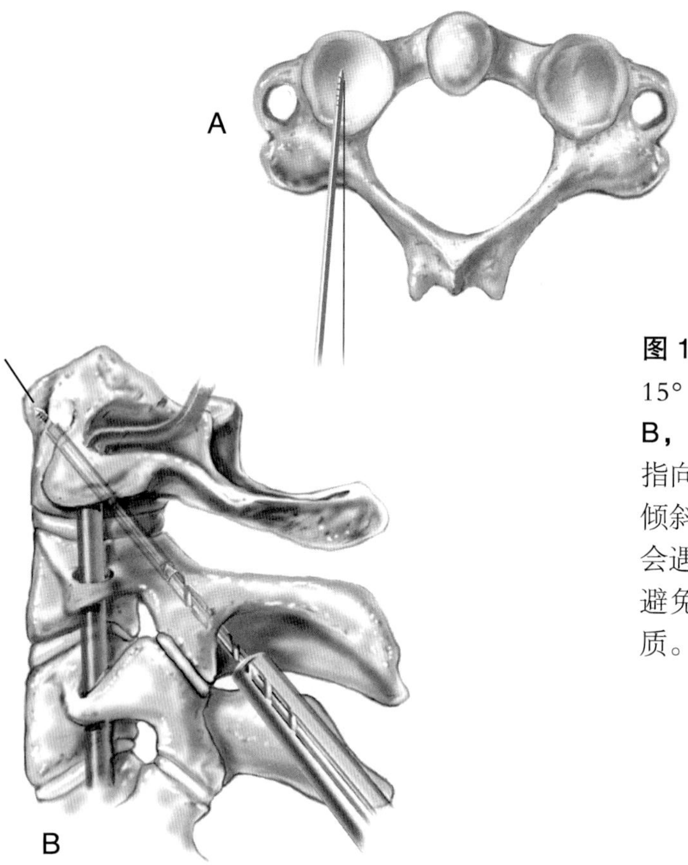

图 13–9，A 和 B. **A，**钻向内倾斜5°～15°，在透视引导下钻入一枚克氏针。**B，**透视引导下，克氏针在前后方向上指向 C1 前结节，在内外侧方向上向内倾斜5°～15°。在C1–C2关节交界处钻会遇到一些阻力，反复后退前进几次，避免用力过大一下子穿透前面的骨皮质。

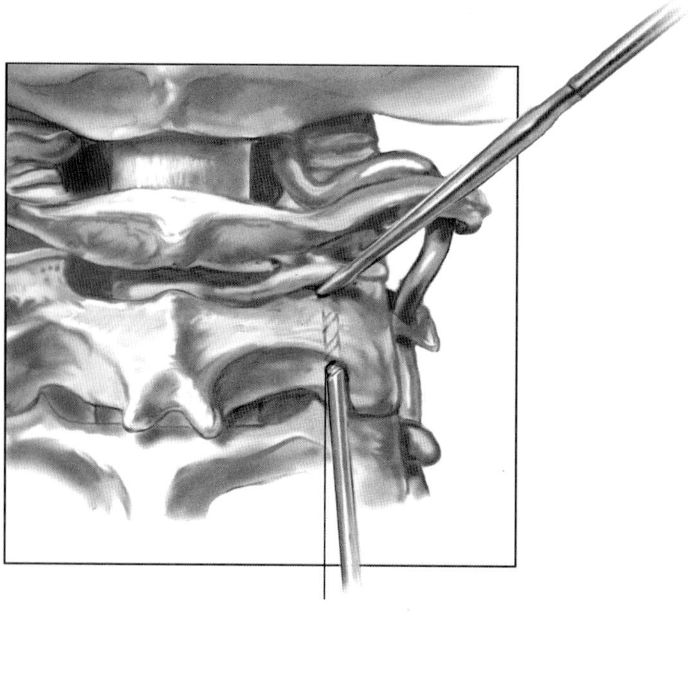

图 13–10. 克氏针穿过关节面以后，轻轻挑起 C2 神经根可以看到 C2 峡部和 C1–C2 关节间隙。通常术者可以看到或感觉到克氏针以及通过 C1–C2 关节间隙。直视可以判断克氏针在C2峡部内是否过浅，这种情况会削弱螺钉的强度。

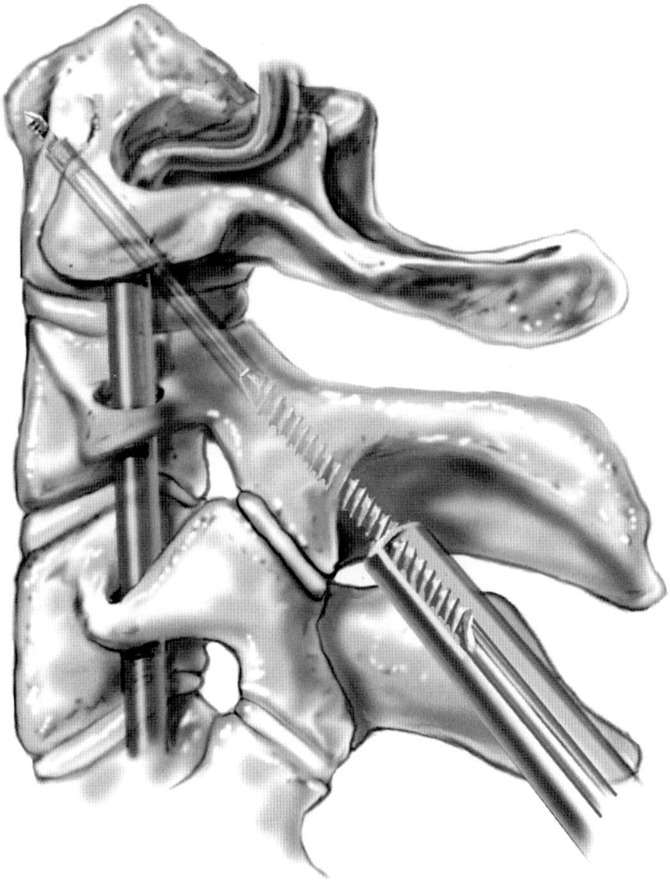

图 13–11. 克氏针放入位并证实位置良好后，用空心钻套入克氏针钻孔。骨质疏松的病人可省去钻孔一步，直接用空心丝锥套入克氏针攻丝。

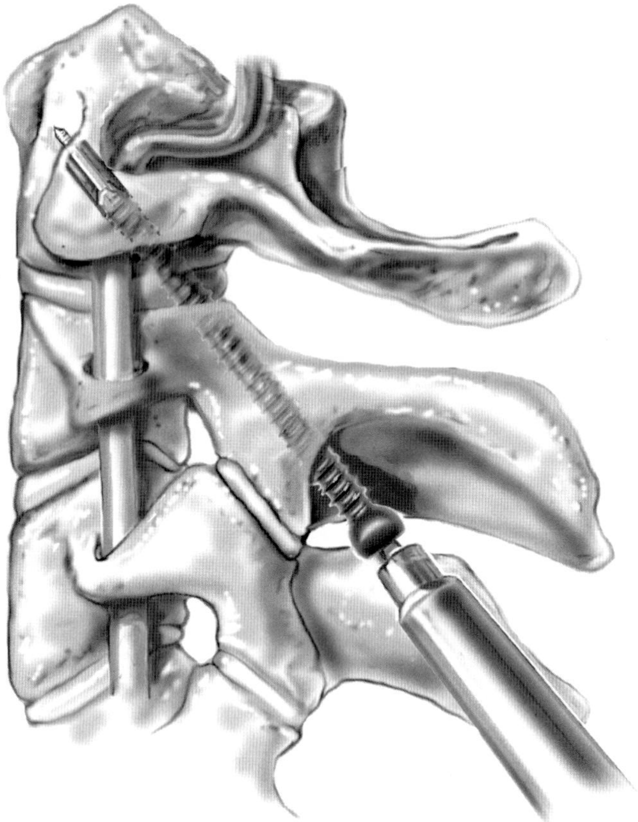

图 13–12. 钻孔、攻丝完毕，套入空心螺钉。当螺钉进入C1侧块之后即退出克氏针避免克氏针跟着螺钉向前移动（穿出 C1 侧块）。

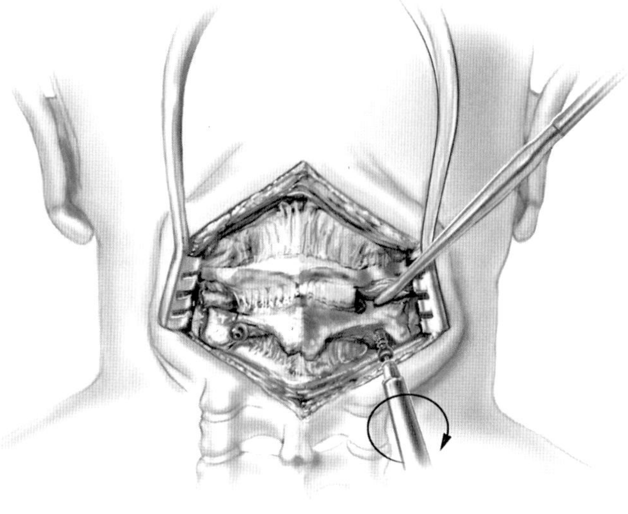

图 13–13. 植入螺钉的后面观。

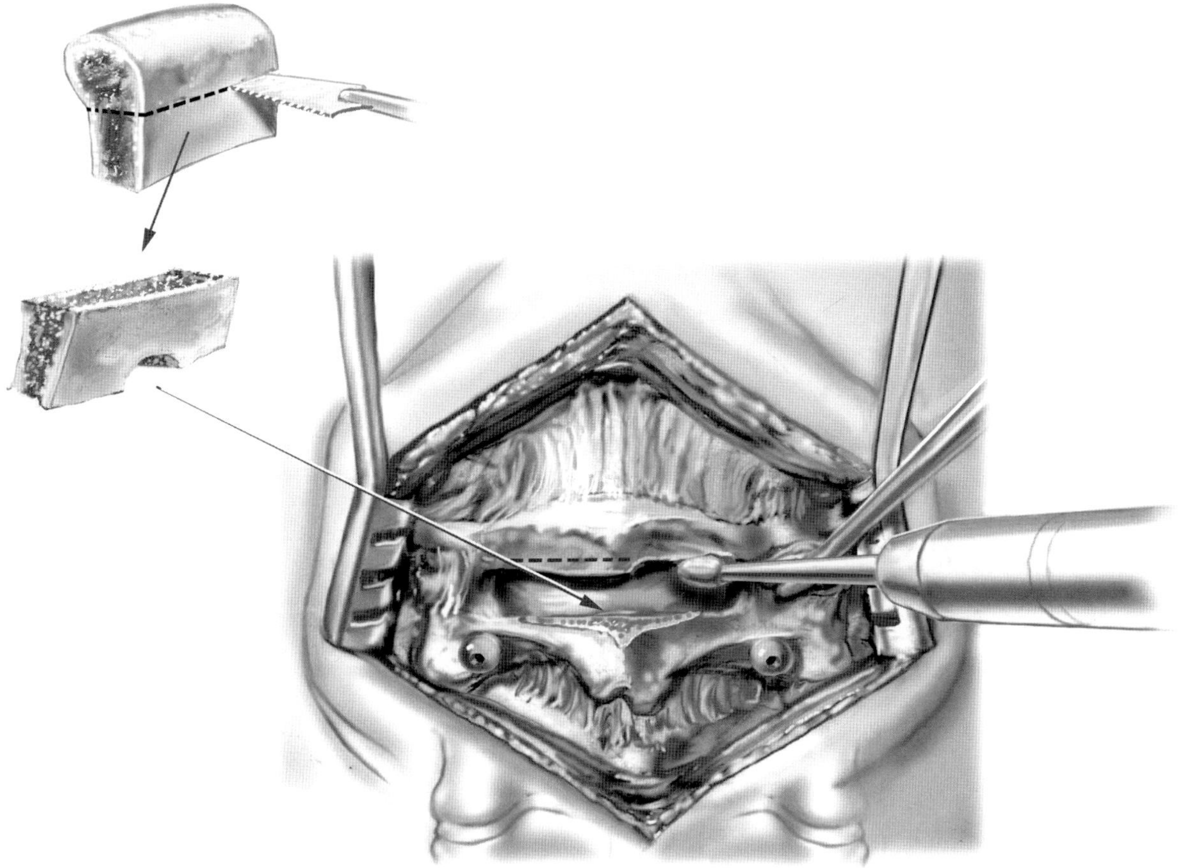

图 13–14. 经关节突螺钉植入完毕，我们应用Sonntag后路张力带技术行植骨融合。该结构能提供三点固定，费时少，用植骨块有加强作用。磨除C1后弓下缘和C2椎板上缘骨皮质做成松质骨对松质骨的界面，提高植骨融合率。三层皮质骨块多取自髂嵴，削去上面的皮质骨做成植骨块。

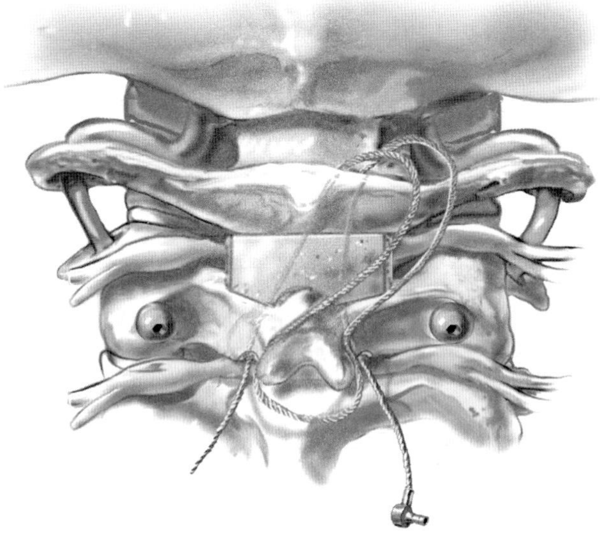

图 13–15. 钛缆从 C1 后弓和 C2 椎板下穿过，将植骨块嵌入C1–C2椎板间。钛缆绕过 C2 棘突拉紧。

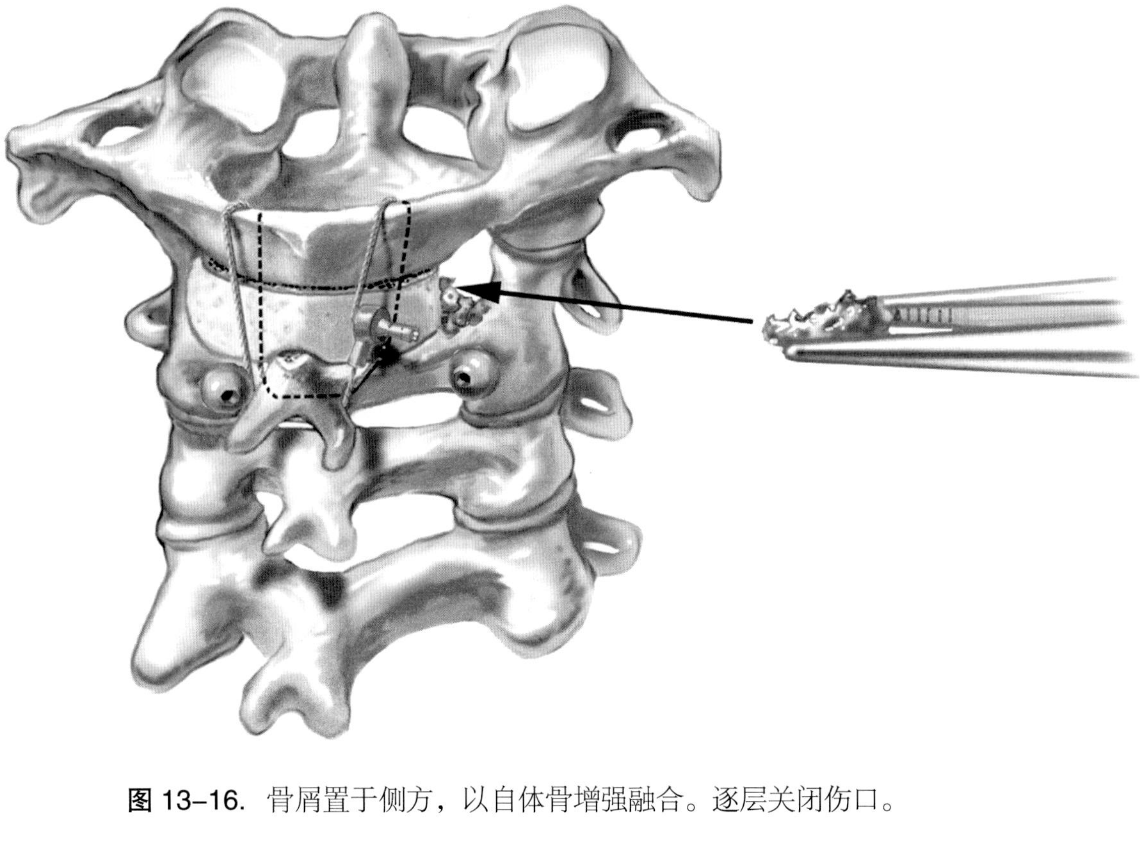

图 13–16. 骨屑置于侧方，以自体骨增强融合。逐层关闭伤口。

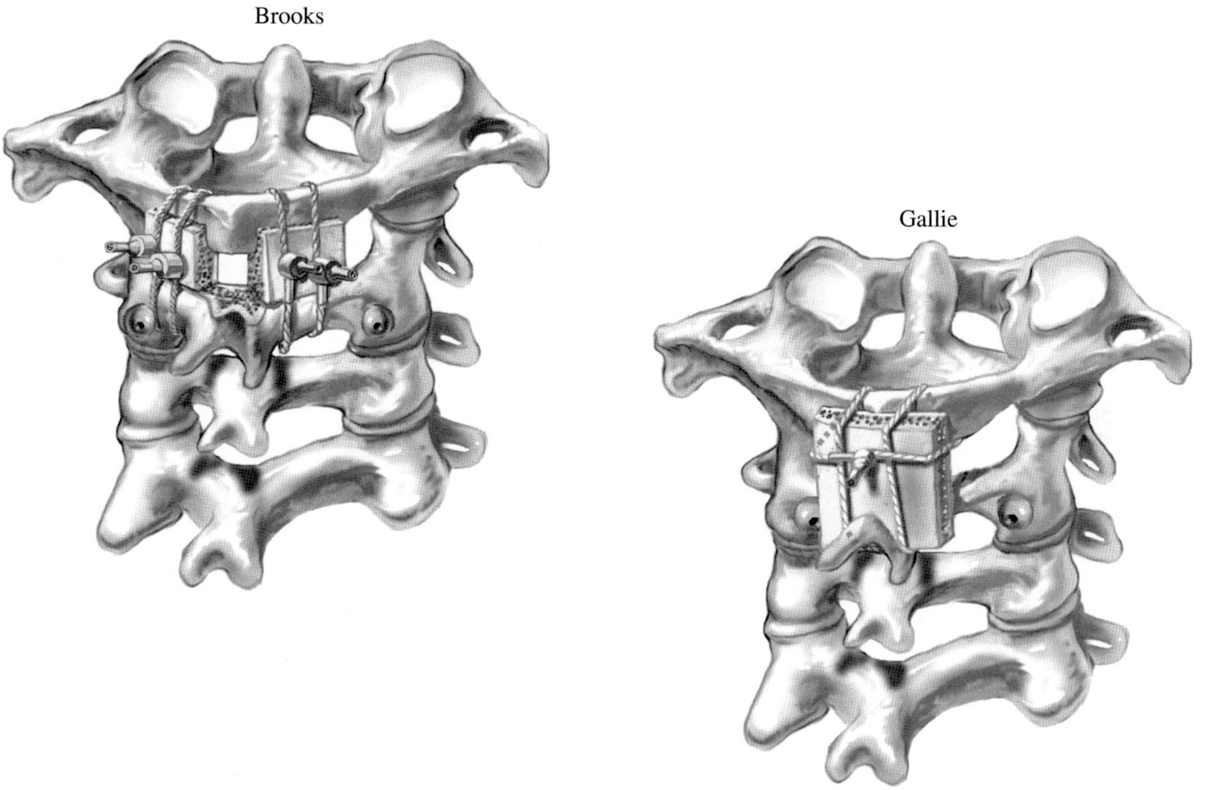

图 13-17. 传统的钢丝融合技术包括 Brooks 和 Gallie 融合，融合率在 80% 左右。加用经C1-C2关节突螺钉固定，融合率可以提高到95%。Sonntag钢丝固定技术的生物力学稳定性优于 Brooks 和 Gallie 融合。经 C1-C2 关节突螺钉技术的生物力学稳定性也优于其它钢丝固定技术。

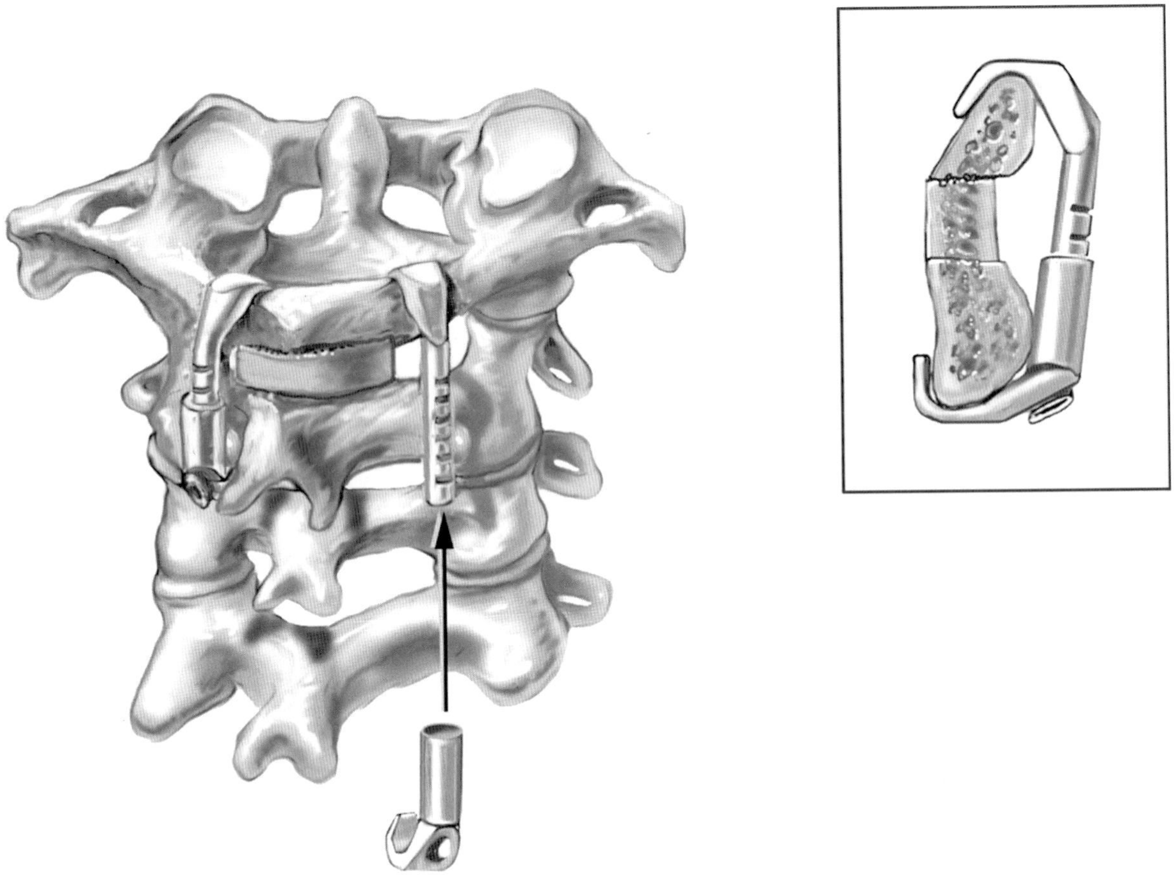

图 13–18. C1–C2 椎板钳是另一种提供后方张力带作用的固定装置。使用椎板钳时，植骨块需要窄一些。

常见错误

图13–19，A和B. A，术者常按照做下颈椎后路的习惯将头固定于颈椎前凸位。这不适合做C1–C2经关节突螺钉固定。**B，**为了确保 C1–C2 经关节突螺钉的钉道方向，必须采用 military tuck 体位。而且术前最好在 C 形臂透视下证实头部的固定适合钉道方向。尽管我们没有遇到过，但是确实有因为畸形或骨折不能复位而不能使用经关节突螺钉固定的可能性。这时可以改行后方张力带固定。

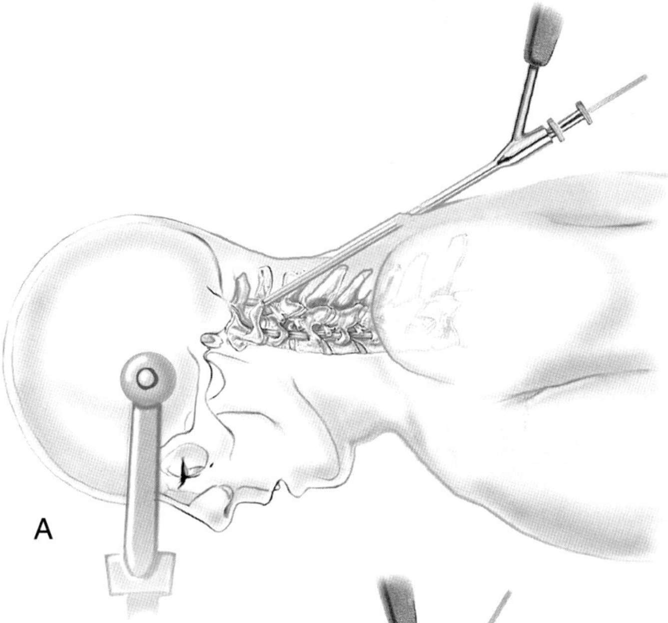

A

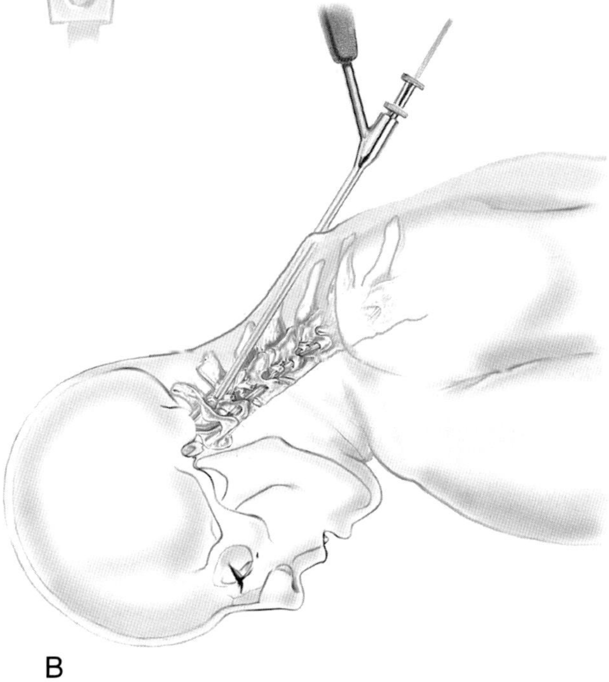

B

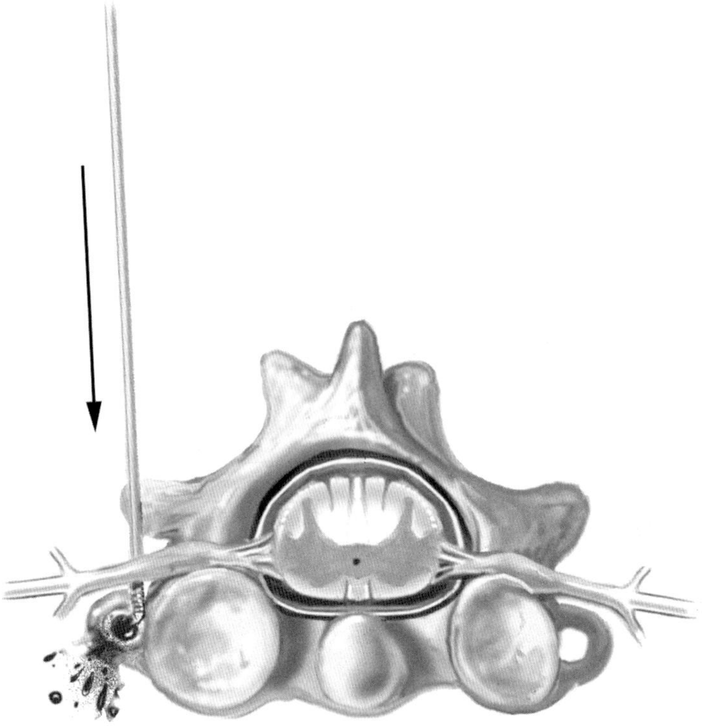

图 13–20. 如果钉道过于偏外，有损伤椎动脉的风险。如果术前没有行CT薄层扫描加重建，就难以发现椎动脉的异常，有时椎动脉环会突入到峡部。如果安置第一枚螺钉时不小心损伤椎动脉，就**不要**再继续尝试安置对侧的螺钉。因为单侧椎动脉损伤通常不会导致脑血管问题，但如果对侧椎动脉也损伤，脑干梗死的风险就很高了。

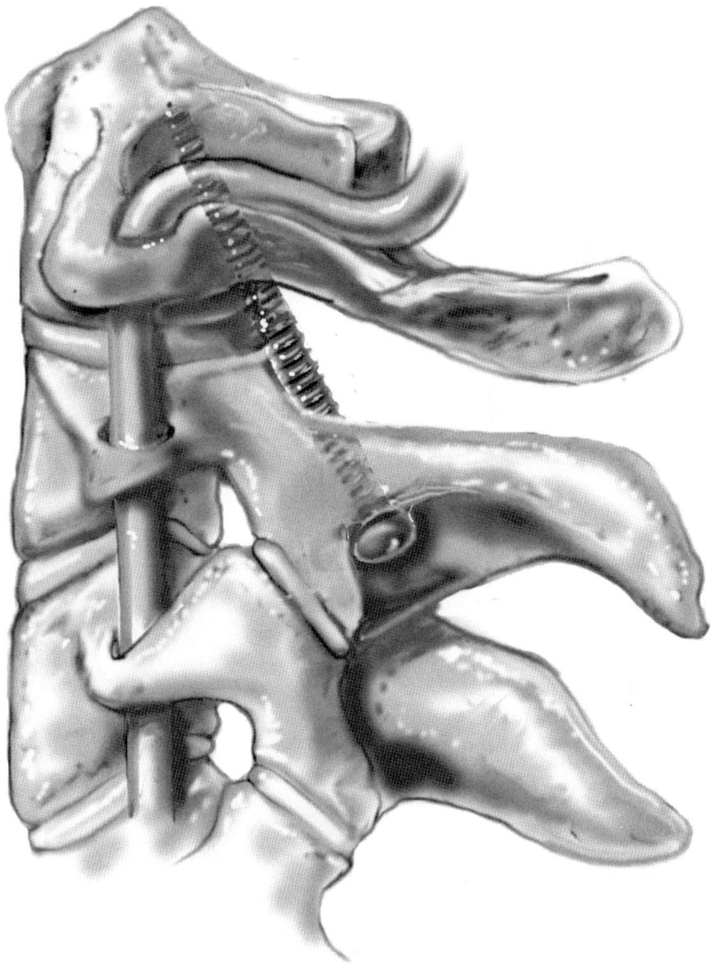

图 13-21．钉道头尾方向不合适会造成螺钉在C2峡部中的位置过浅，螺钉容易豁出。

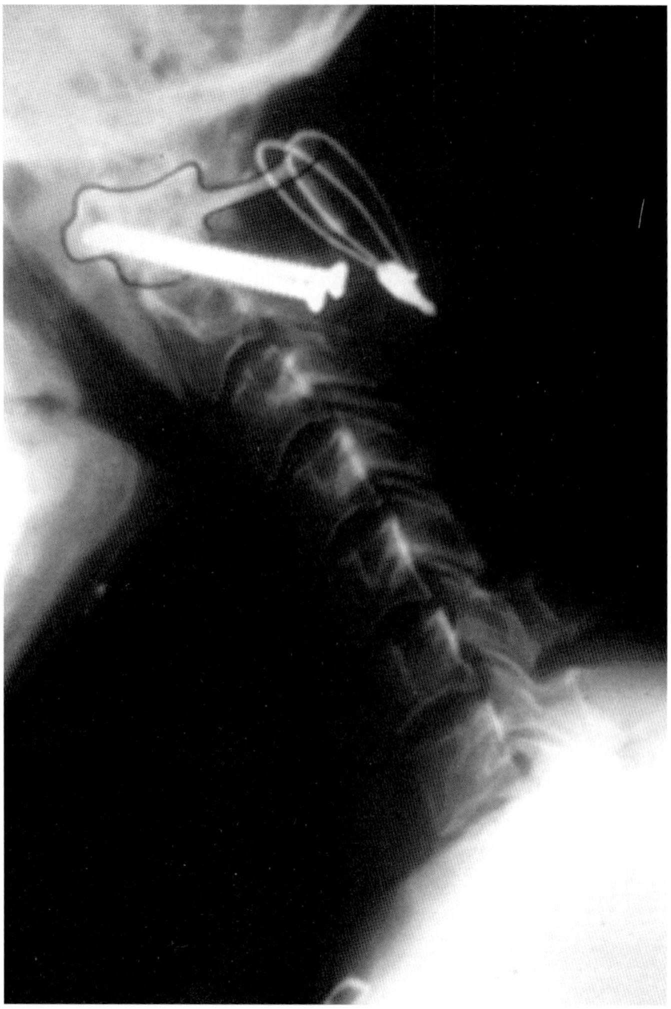

术后结果

图13–22. 侧位X线片显示经C1–C2关节突螺钉以及张力带固定位置良好。

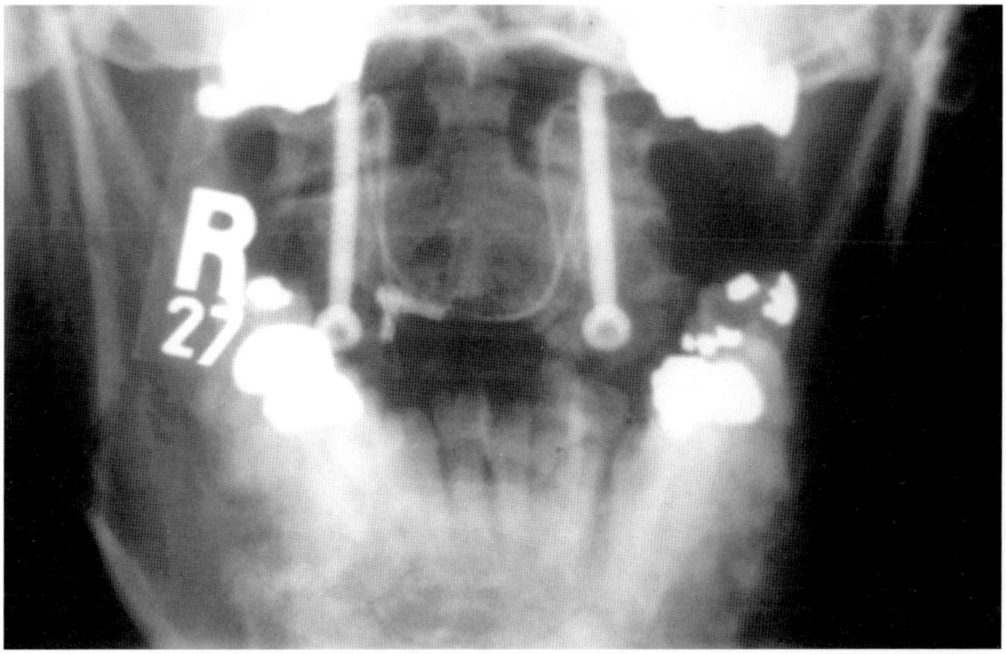

图13–23. 颈椎正位X线片证实C1–C2关节突螺钉经过C1–C2关节间隙。钉道从外向内有轻度的倾斜。片子上也能看到后方的张力带结构。

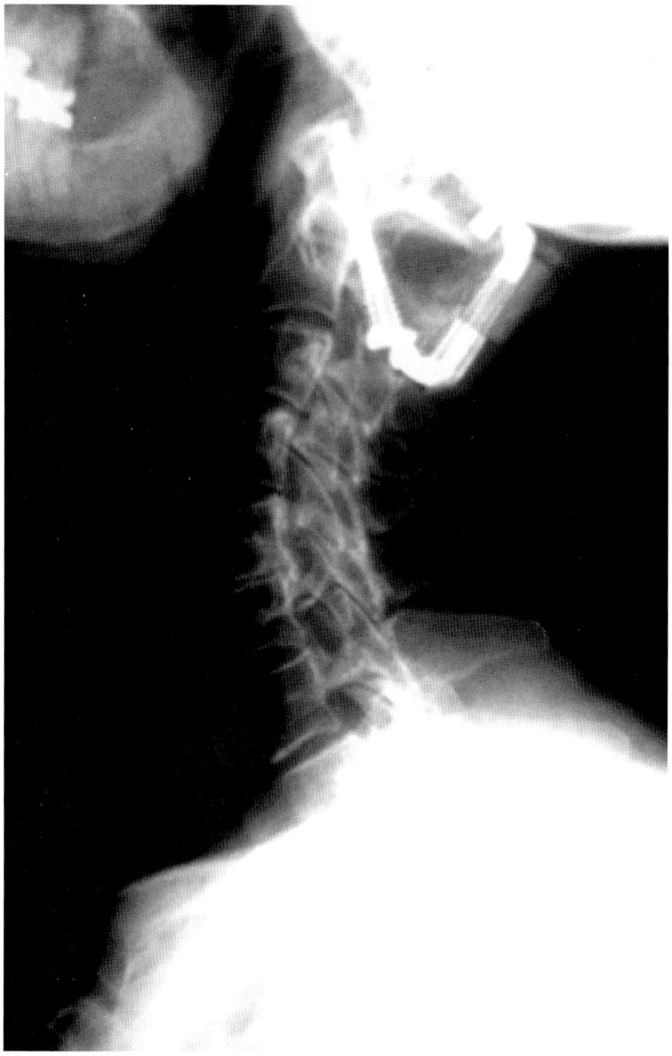

图13–24. 侧位X线片显示经C1–C2侧块螺钉和Apofix椎板夹固定位置良好。

第14章

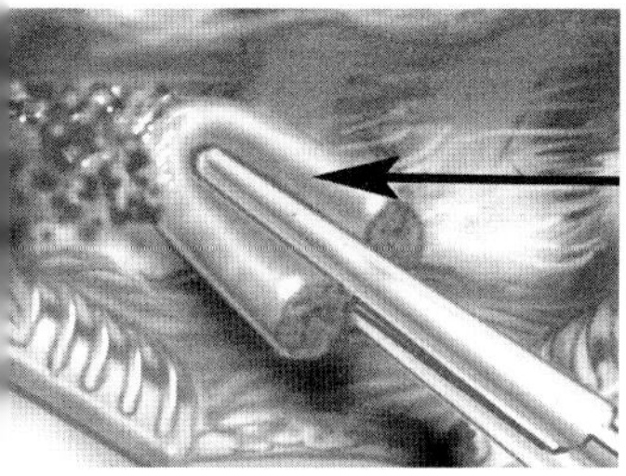

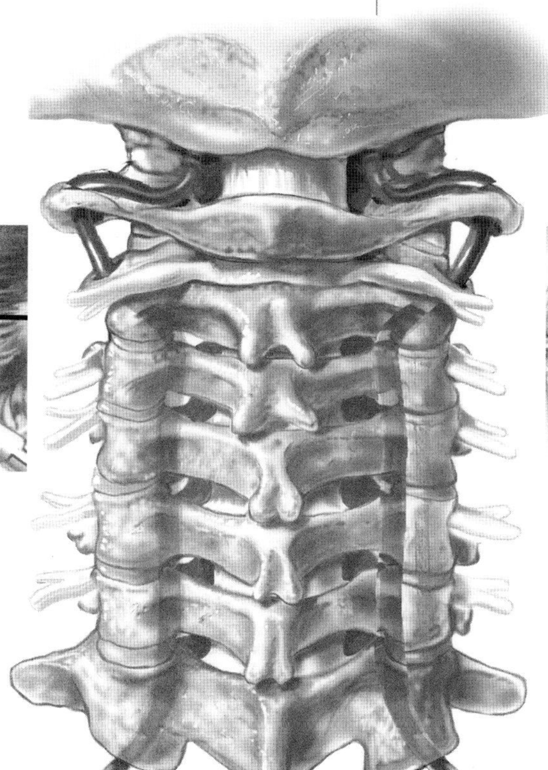

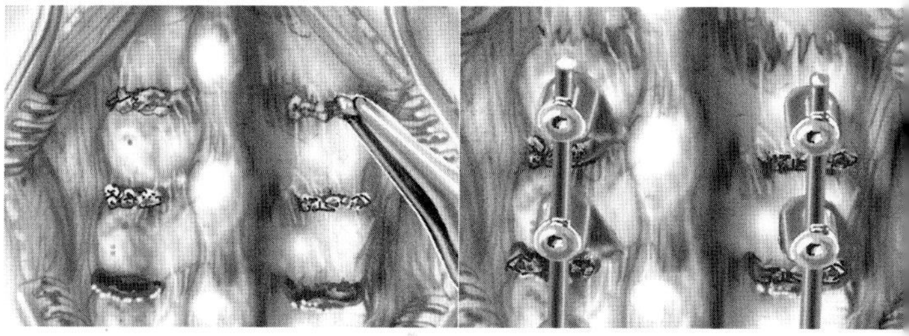

短节段和长节段侧块螺钉固定

侧块螺钉固定技术已经成为一种被普遍接收的增加融合率、预防椎板切除后后凸畸形的有效方法。第一代侧块固定装置是钉板系统。该系统虽然能够增加稳定性、促进植骨融合，但是由于钉孔的位置固定，因此在长节段固定时螺钉植入常受到钉孔的限制造成螺钉位置不佳。随后发展的多轴向钉棒装置则克服了这一缺点，术者可以先准确地植入螺钉，然后再安装连接棒。多轴向的设计、变向连接器（offset connectors）和钩子机动灵活，易于钉棒的联结与固定。

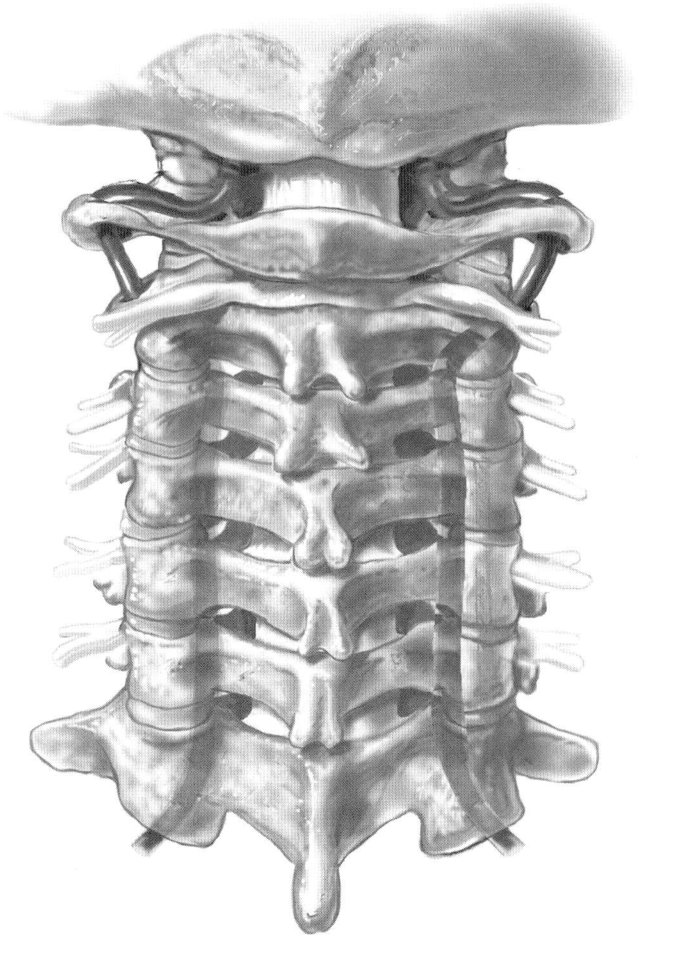

图14–1. 图为侧块螺钉固定时需要考虑到的相关解剖结构。椎动脉位于颈神经根的前方，关节突内侧连线处。颈神经根在侧块关节水平方向出神经孔。安装侧块螺钉时我们习惯站在对侧以获得合适的钉道方向。钉完一侧的螺钉后，术者换到另一侧继续拧入对侧的螺钉。拧入C2关节突螺钉或下颈椎和胸椎的椎弓根螺钉时例外，术者站在一侧拧入同侧的螺钉。

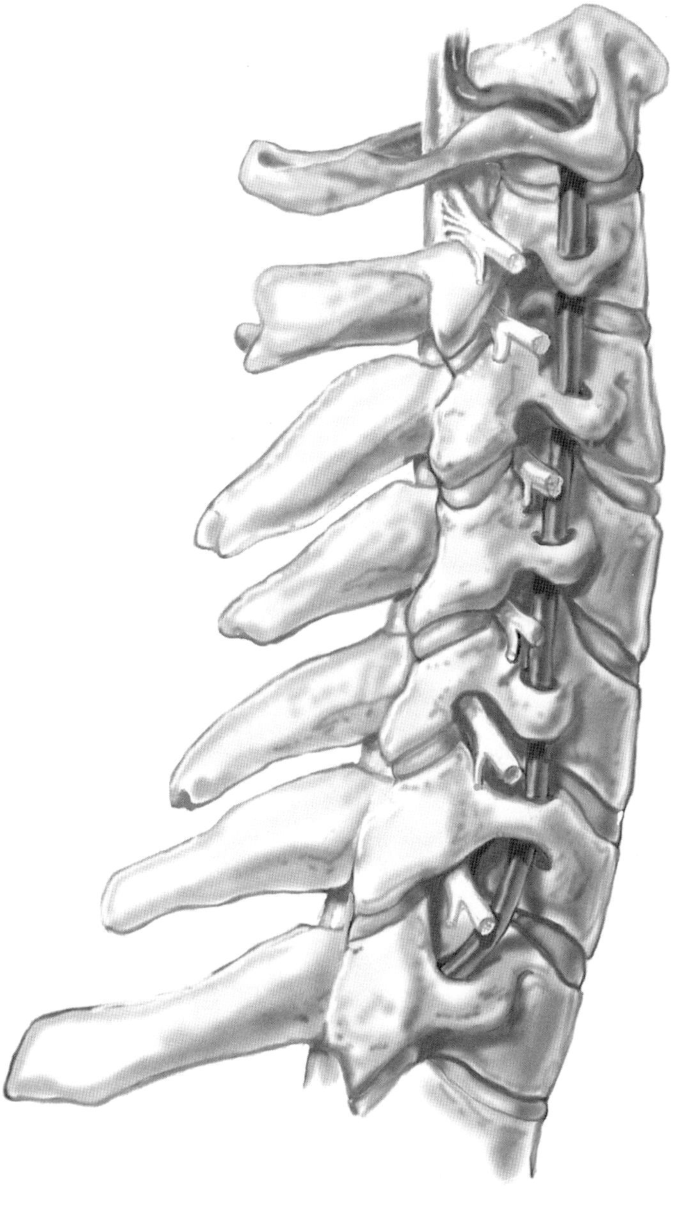

图14–2. 颈椎侧面观。展示神经根、椎动脉与关节突关节的关系。关节面的角度决定了钉道上／下的走向。

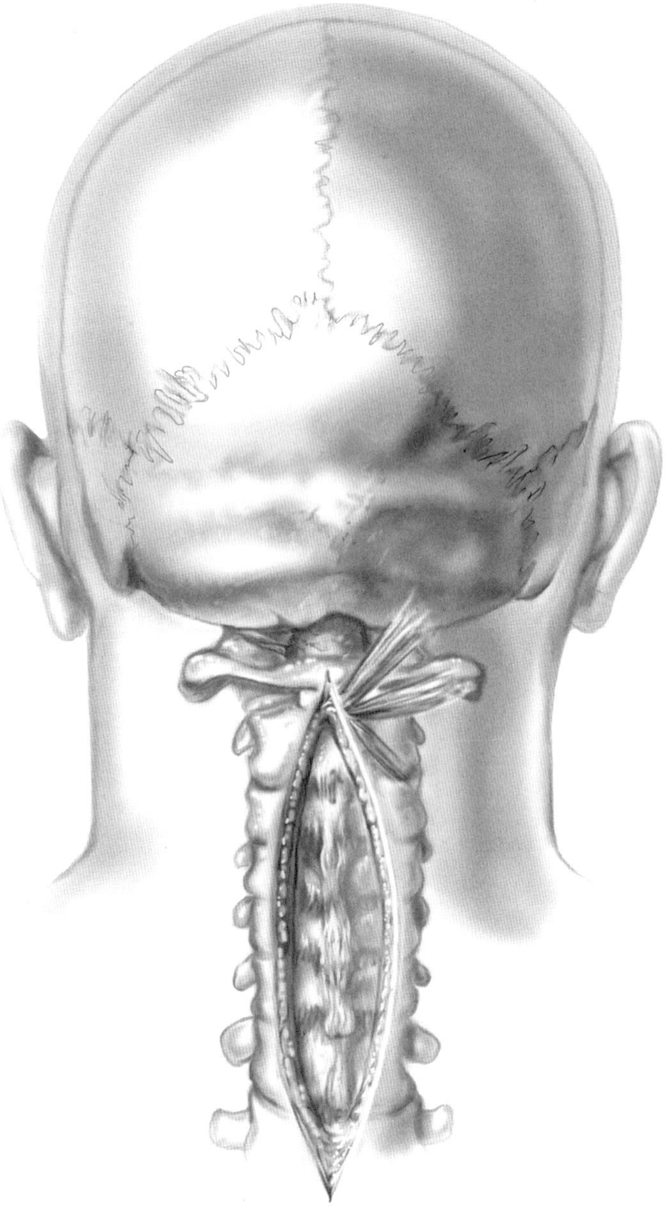

图14–3. 短节段和长节段颈椎侧块螺钉固定的显露包括正中切口，显露手术节段的棘突、椎板、侧块和关节突关节。X线可用于定位。

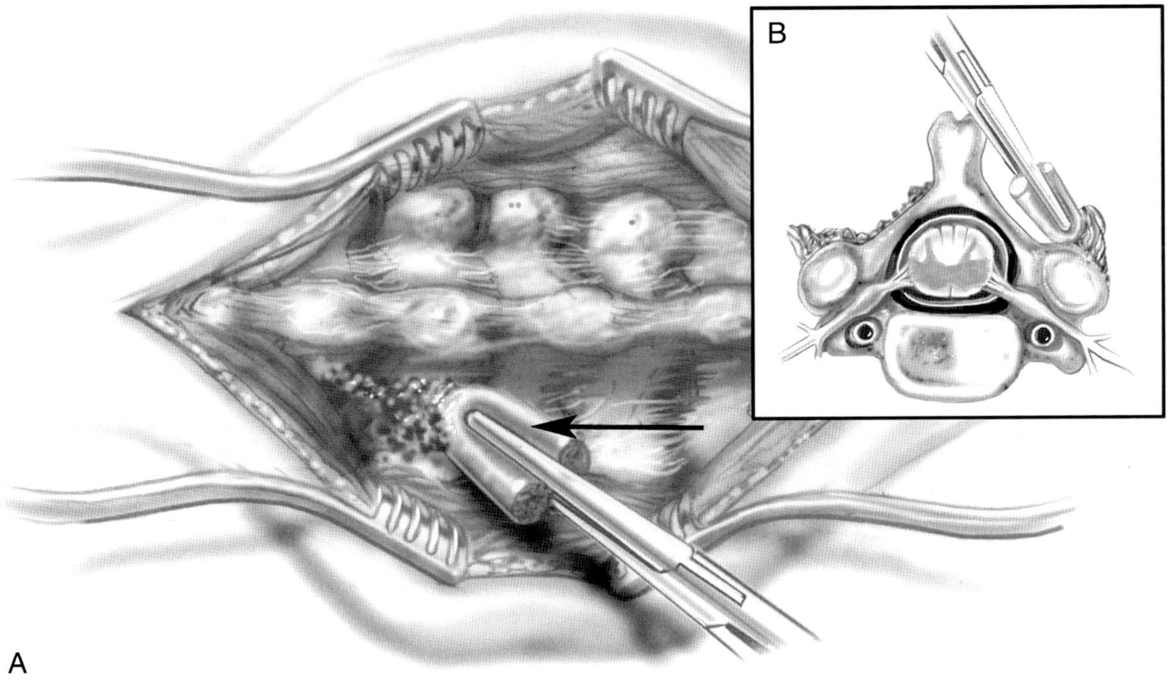

图 14–4，A 和 B. 确定并暴露手术节段之后，去除骨表面所有的软组织，清楚地显露骨表面有助于确定侧块的解剖标志。颈椎有明显不稳定的病人，在剥离椎板时应小心，不要用力过大以免加重颈椎不稳造成脊髓损伤。整个侧块包括侧块外侧缘都要显露出来以便确定入钉点。

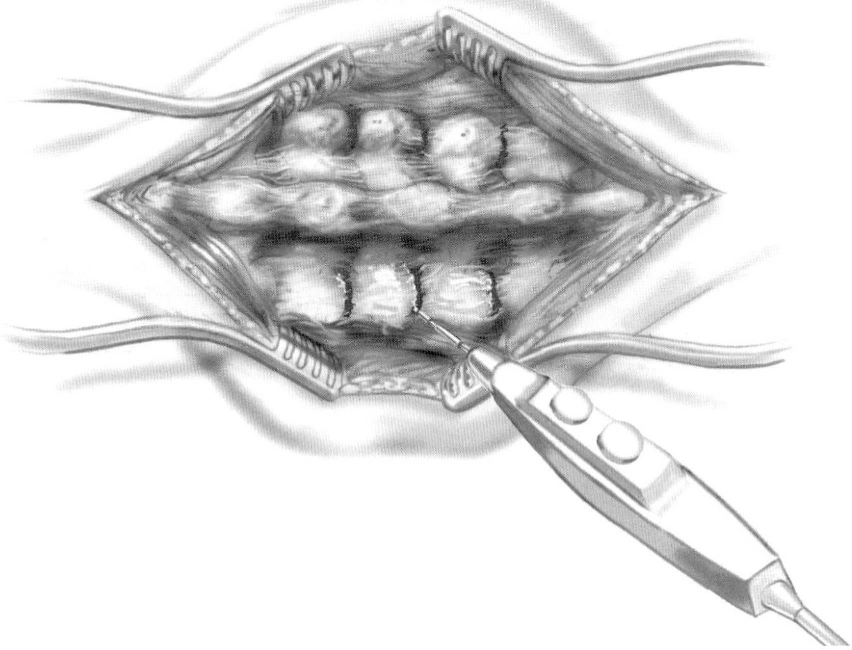

图14–5. 骨面清理干净后，用单极电凝烧灼及搔刮关节面以备融合，同时也有助于显露侧块的外侧缘。

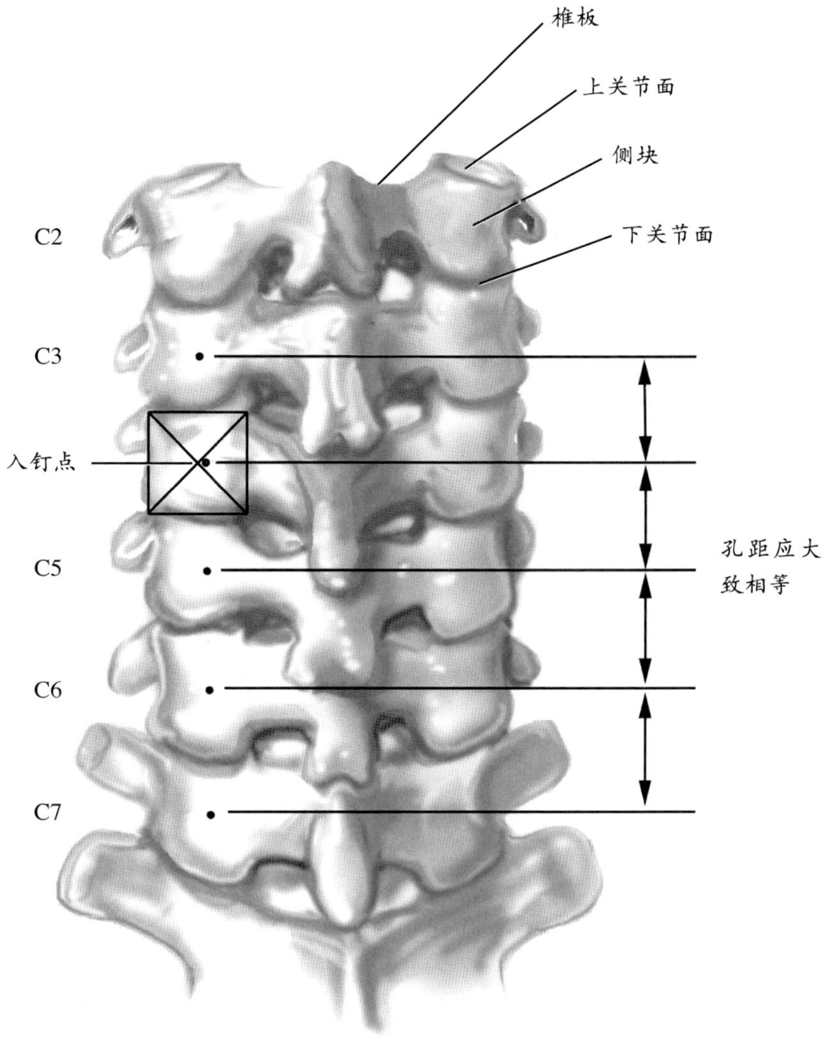

图14–6. 侧块螺钉的入钉点。如果把侧块看成一个盒子，在盒子表面画一个“X”来帮助确定入钉点。盒子的上、下边分别代表上下关节面。画一个对角线，入钉点即在对角线交点内侧1mm处。

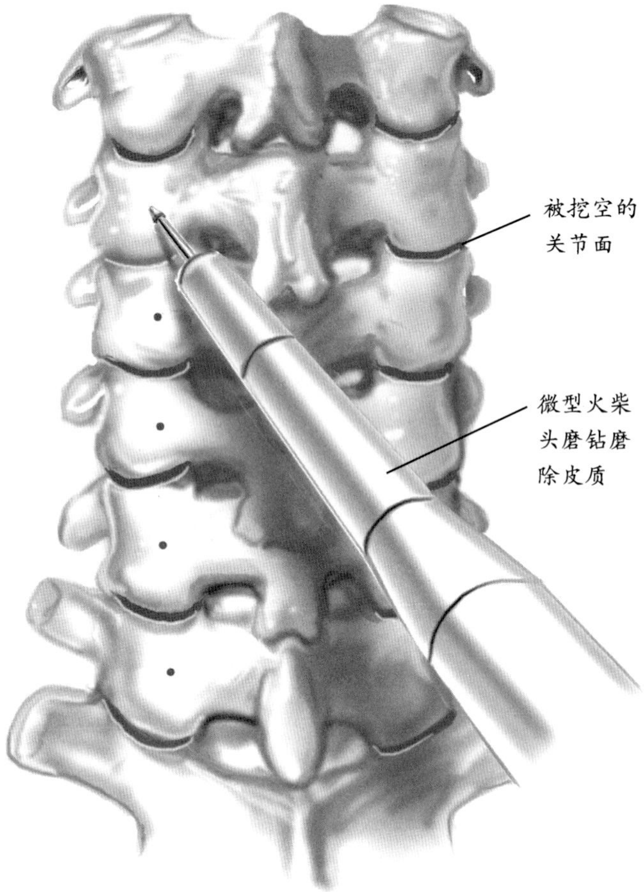

图14–7. 用微型火柴头磨钻磨除入钉点处的骨皮质，做成一个小凹以使钻头准确地从设计好的入钉点进入。

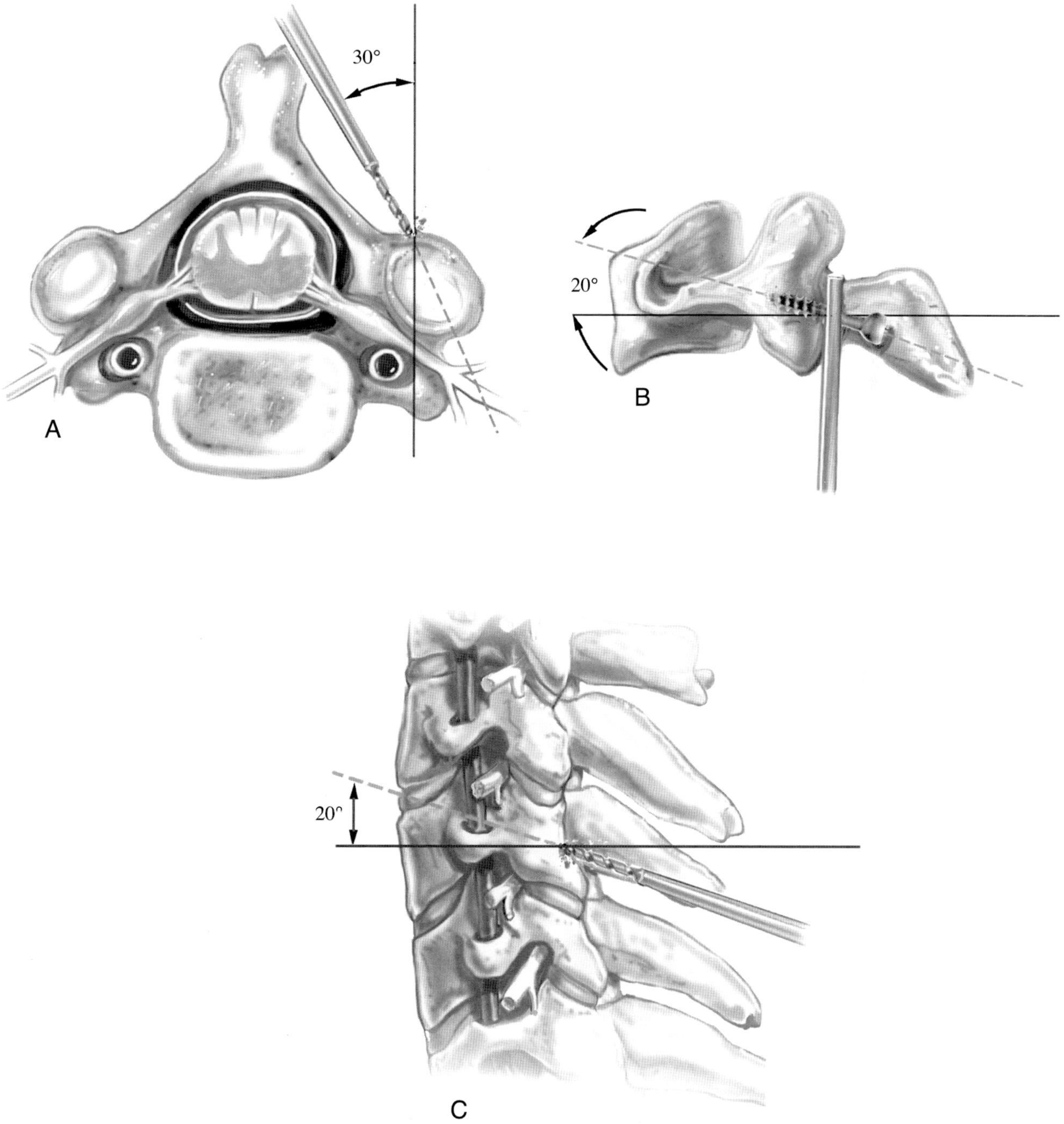

图 14–8，A ~ C. A，轴状图显示钻由内向外成30°角以免损伤椎间孔内的椎动脉。**B，**图示从尾端向头端成 20°角，整个角度保证了螺钉会在神经根的头侧穿出。**C，**侧位图显示钉道的方向。

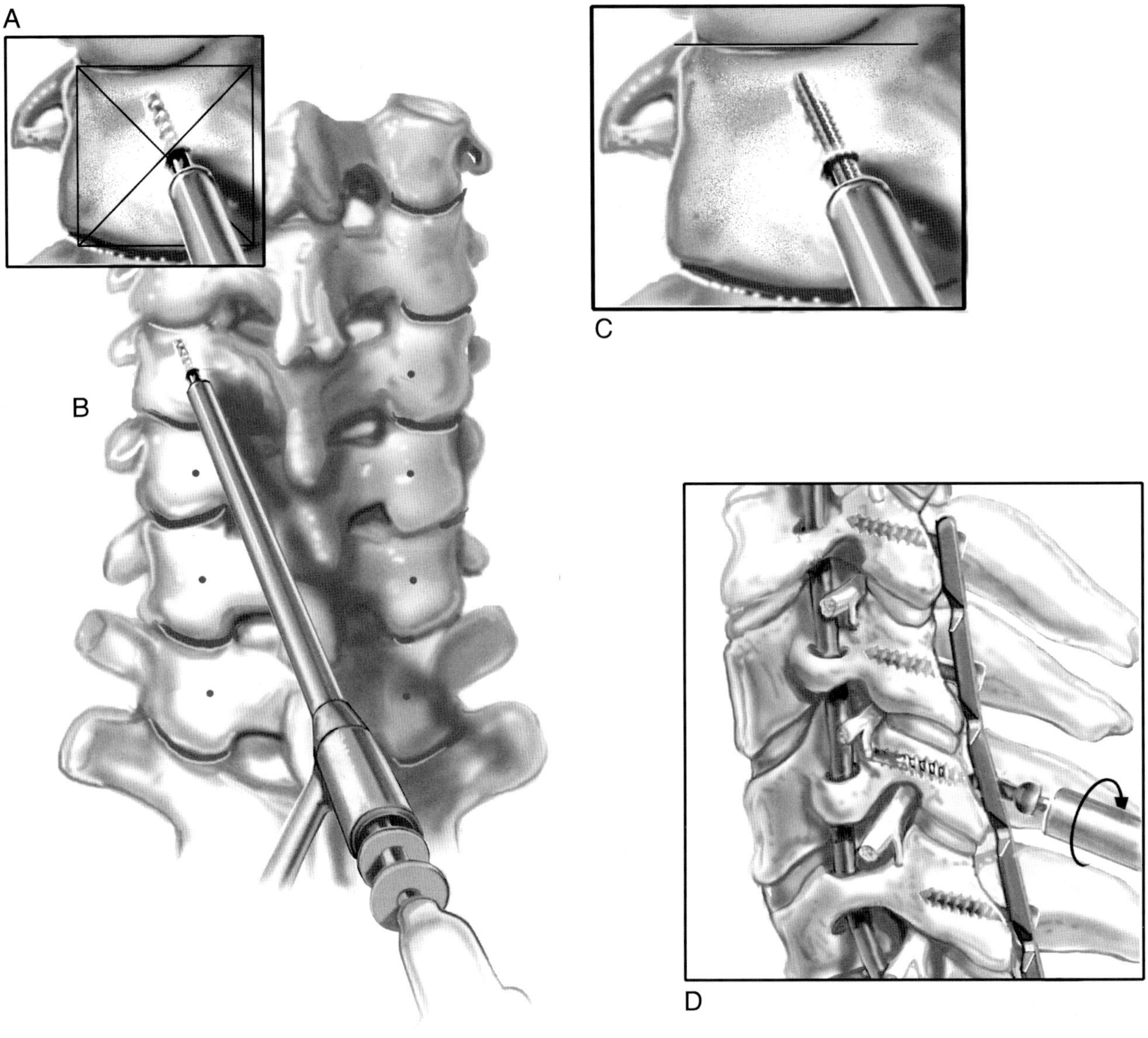

图 14–9，A ~ D. A，植入侧块螺钉的顺序包括在入钉点处穿透骨皮质。**B，**用小开路钻沿由内向外30°、从尾端向头端20° 的方向钻孔。深度不超过14 ~ 16mm。**C，**钻孔完毕，用丝锥攻丝。**D，**拧入适当长度的螺钉。从 C3 到 C7，螺钉的长度一般为 14 ~ 16mm。

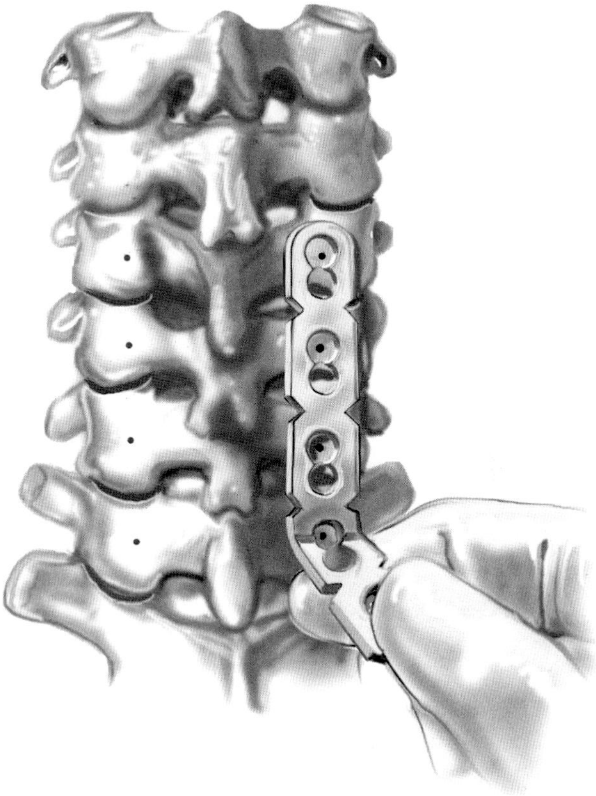

图 14–10. 根据模板裁剪长度合适的钢板并预弯使其良好地贴附在侧块表面。我们一般先确定螺钉的入钉点，然后钻孔、攻丝，最后根据钉孔的位置选择孔距合适的钢板；而不是根据钢板上的钉孔确定螺钉的入钉点。钢板裁剪预弯合适后即可固定。

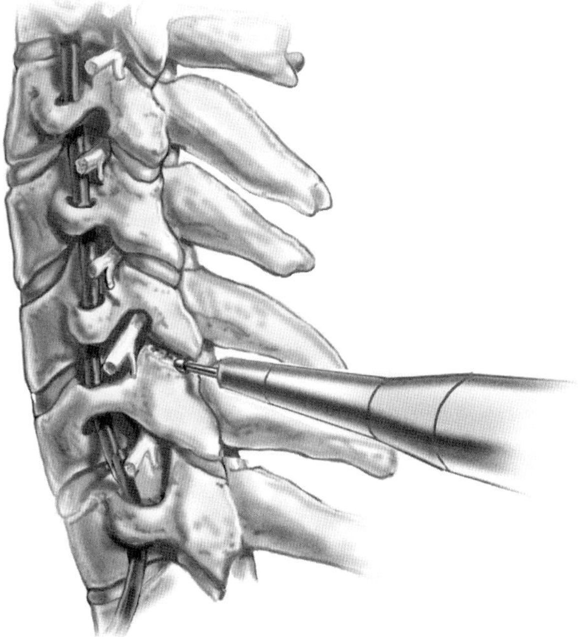

图 14–11. 固定钢板前，先去除侧块关节的皮质骨。用火柴头磨钻去除关节面上的软骨终板露出松质骨。

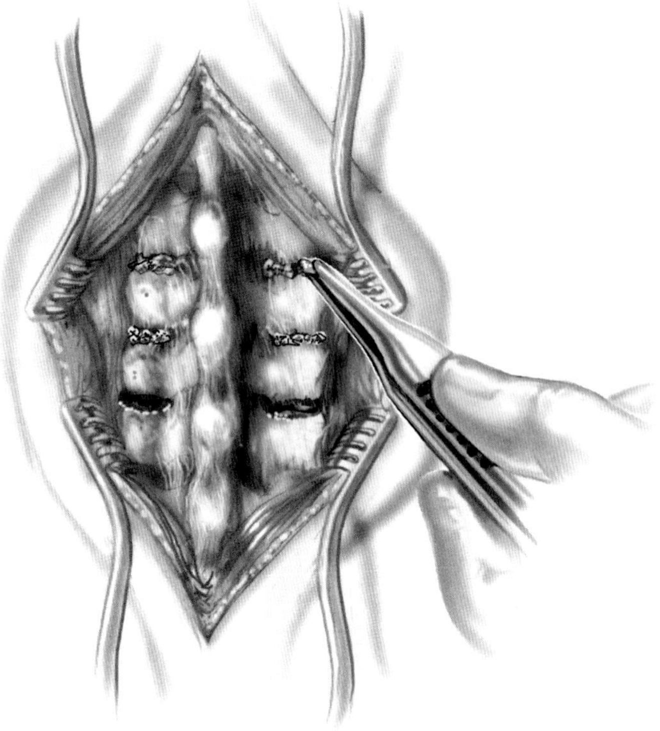

图 14–12. 将减压切除的骨块或者髂骨取出的骨块剪碎，植于去除了骨皮质的关节表面。

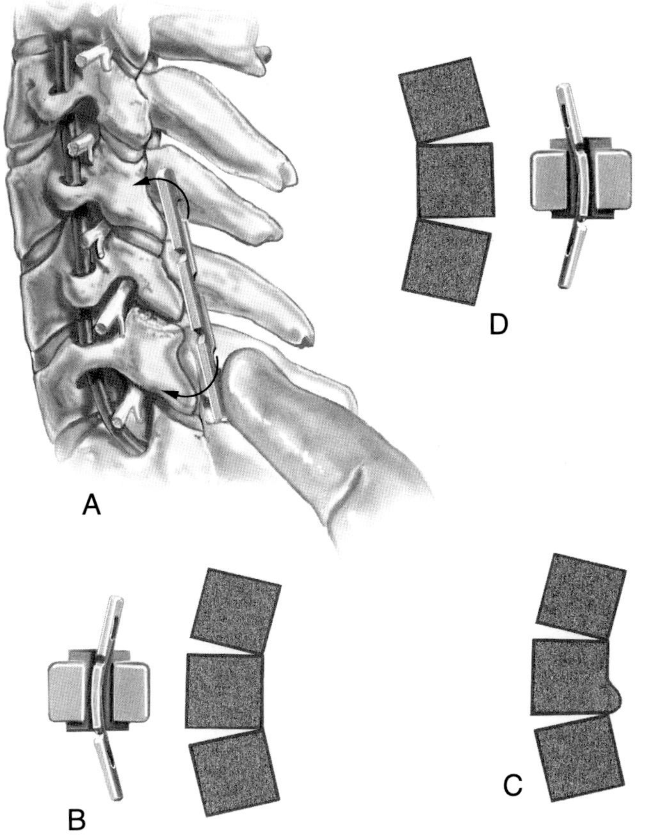

图 14–13，A~D. 固定侧块钢板前必须考虑到颈椎的曲度。适当去除骨赘使钢板贴附避免在某一点上应力增加。根据情况将钢板弯成适当的前凸或后凸。

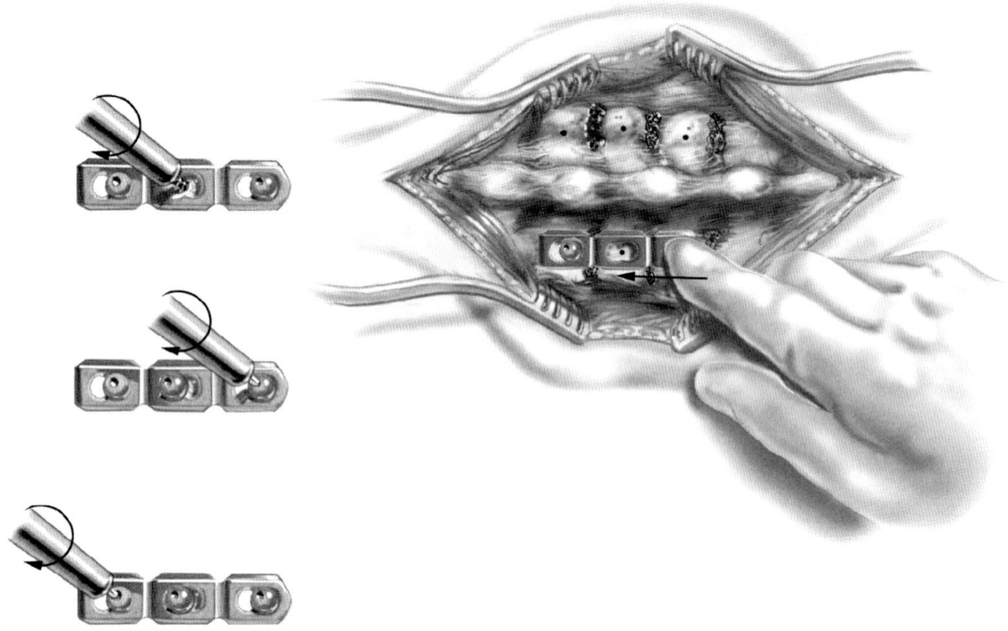

图 14-14. 接下来即可固定钢板了。第一枚螺钉先不要拧紧，这样钢板可以头尾方向上移动以适合所有已经钻好了的钉孔。然后依次拧入螺钉，最后再交替拧紧。如果螺钉一开始就被拧紧的话，钢板不容易贴附好。

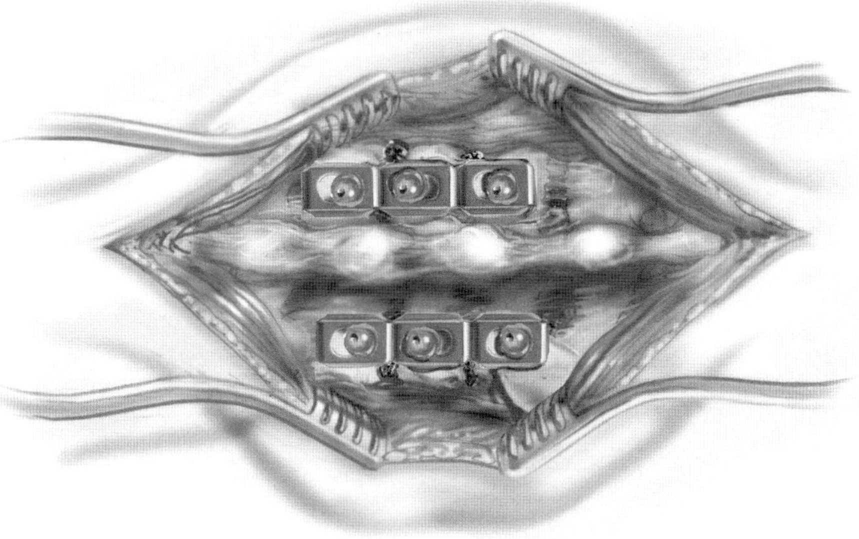

图 14–15. 短节段侧块固定的后面观。侧块钢板固定牢靠以后，用火柴头磨钻磨除侧块外侧、内侧以及棘突表面的骨皮质。将碎骨植于这些表面之上。如果需要减压，可以在钢板固定前进行，也可以在之后进行。如果先减压，在减压前应先将钉道钻好并攻丝。减压前先准备钉道是因为这时解剖标志比较清楚，而且在此过程中硬膜和脊髓都尚未暴露，比较安全。

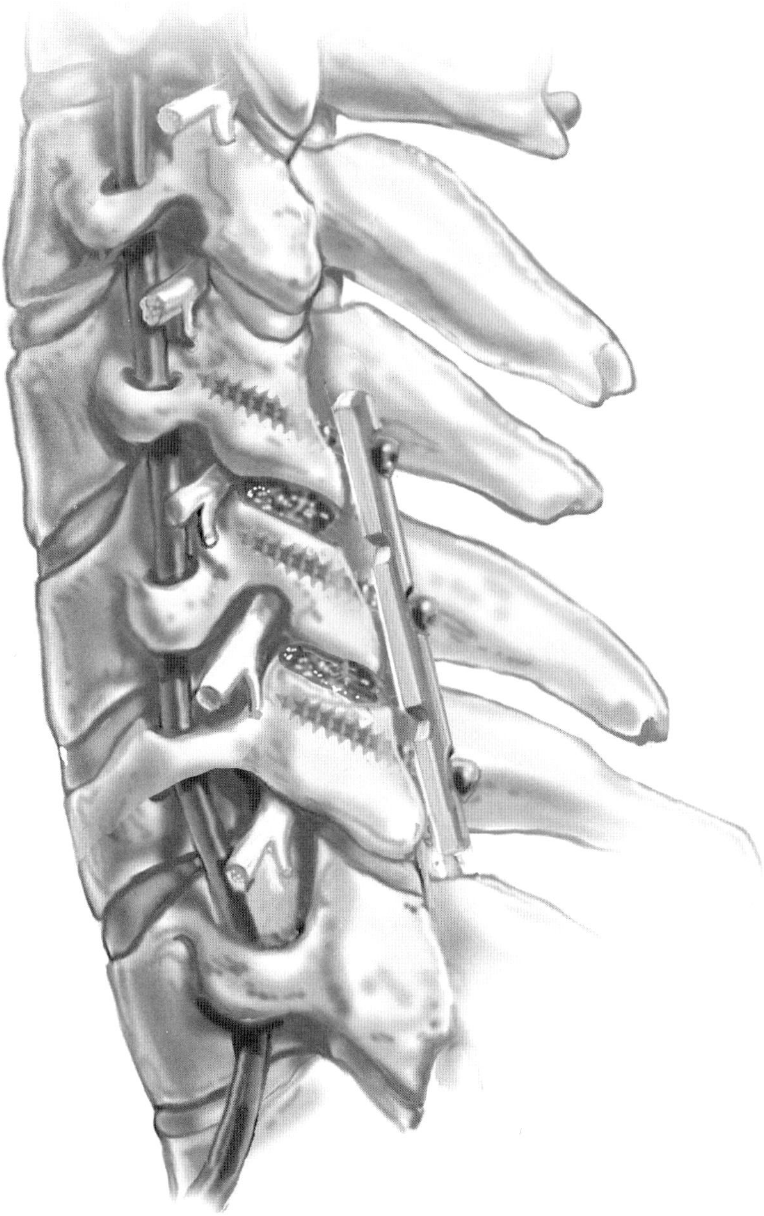

图 14–16. 短节段侧块固定的侧面观。螺钉的长度应根据病人的情况确定，但一般女性14mm，男性16mm。骨质疏松的病人，需要双侧皮质固定，螺钉的长度根据术前 CT 测量的结果确定。

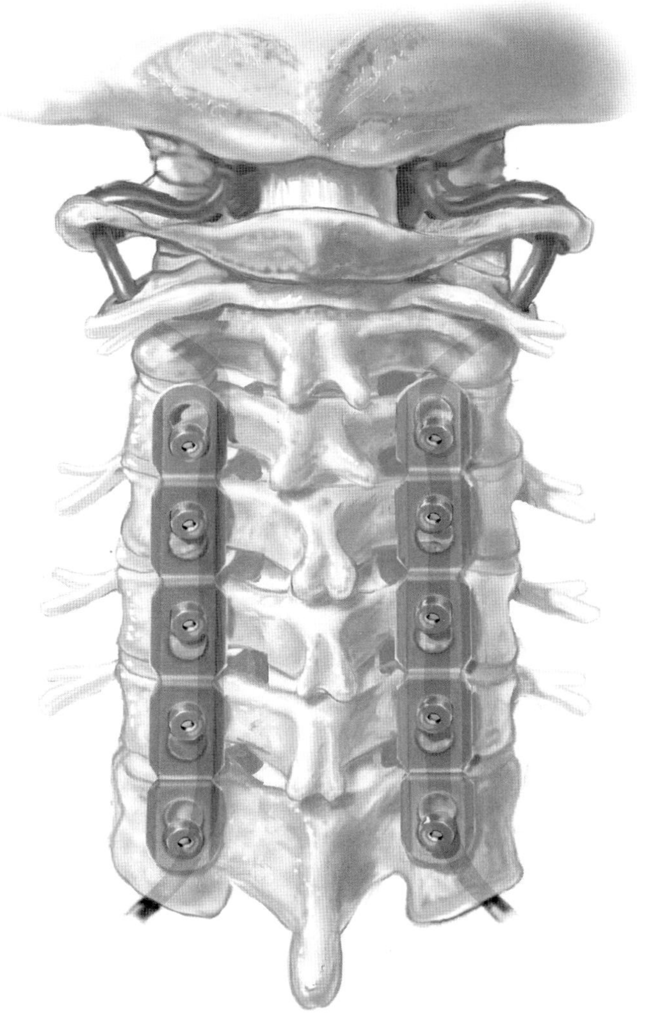

图 14–17. 长节段侧块固定同短节段固定相似。但随着长度的增加，问题也越多。我们仍然是先钻孔、攻丝，准备钉道，然后选择孔距合适的钢板。但偶尔会因为，比如，椎体前移、椎间隙高度下降，使钉孔不合适。这时，我们往往放弃该节段不拧入螺钉，而不是做一个新的钉道。因为这样做出的钉道很可能不合适，容易损伤神经根。

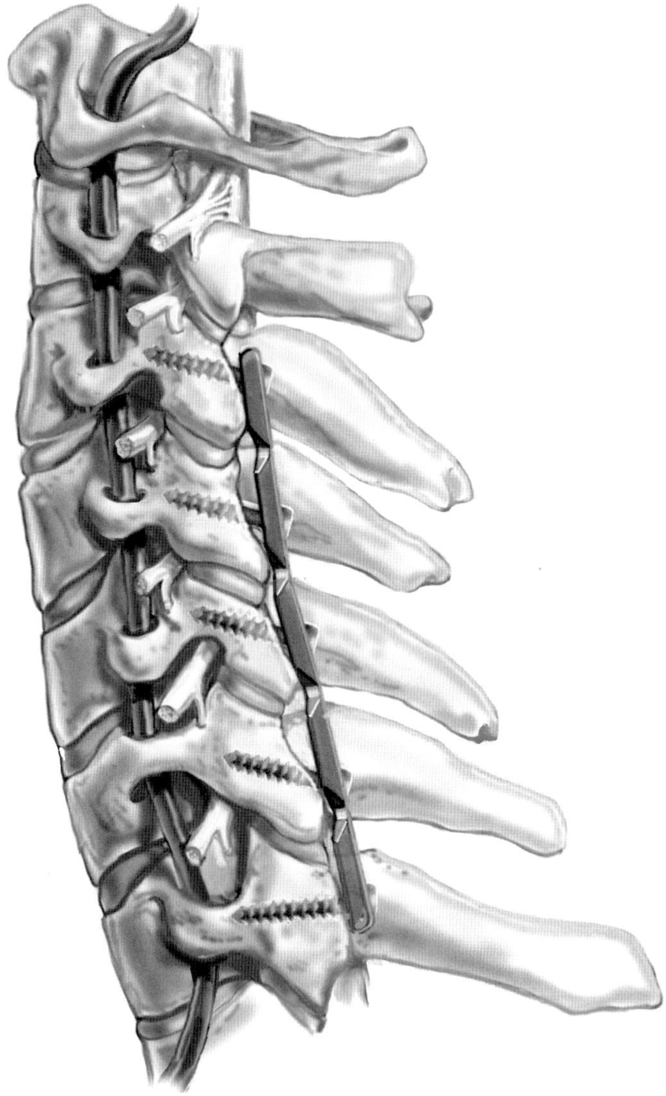

图 14–18. 长节段侧块钢板固定的侧面观，显示螺钉的方向、位置以及钢板的曲度合适。

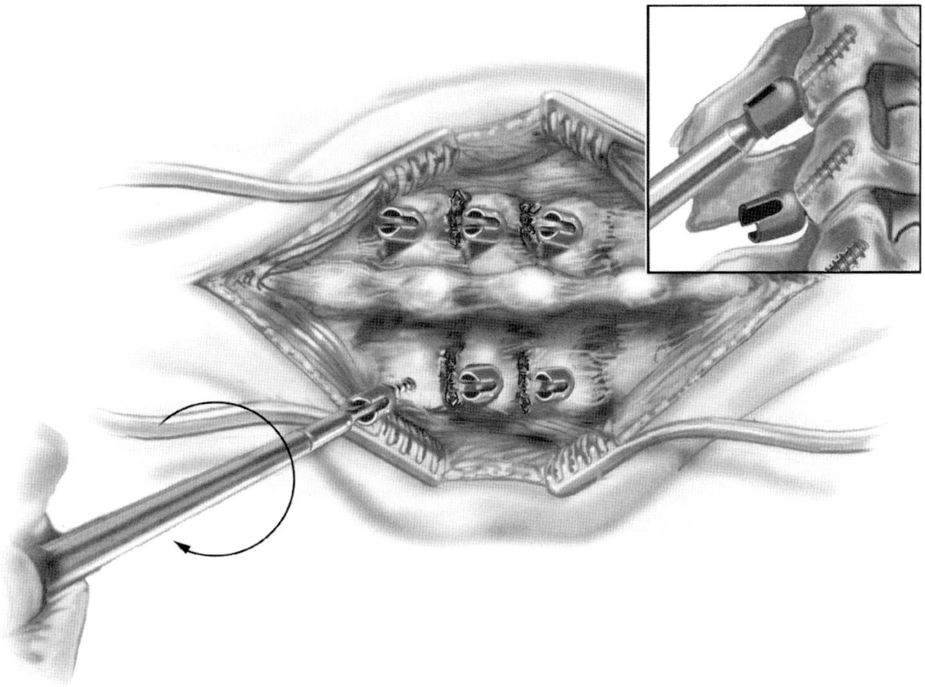

图 14-19. 使用多轴向螺钉就不必担心有钢板孔距不合适的问题了。侧块多轴向螺钉的植入方式同侧块钢板螺钉的方法相同，钉道方向以及螺钉的长度相同。唯一不同的是，多轴向螺钉在攻丝完毕即可拧入，可以随意调整钉尾方向以方便安装连接棒。

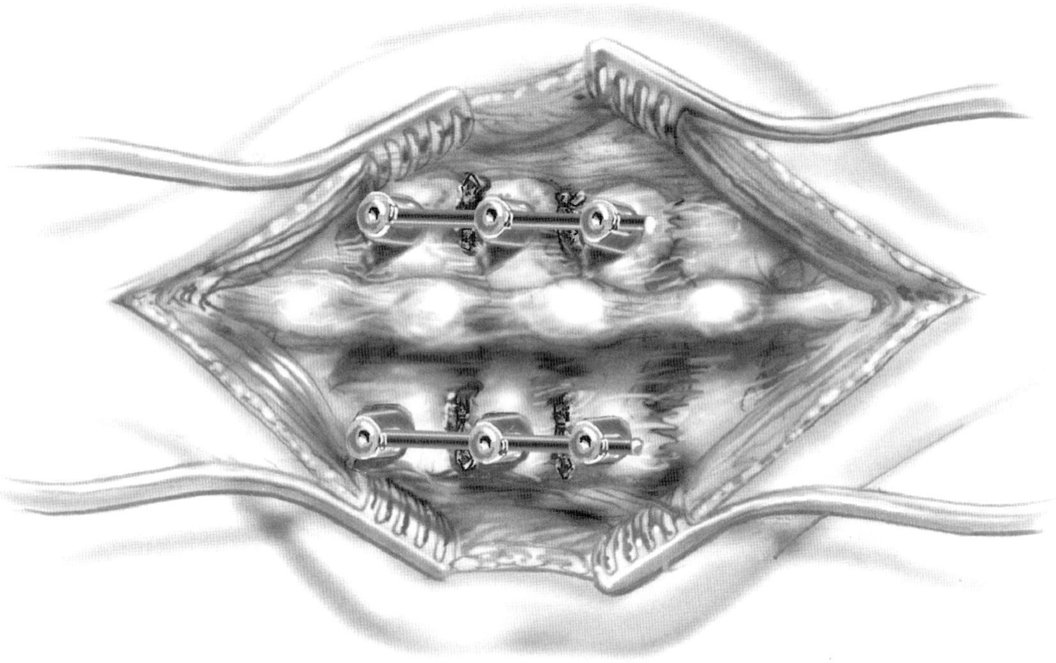

图 14–20. 多轴向钉棒系统已经固定完毕。拧入螺钉帽将钉棒锁紧。

常见错误

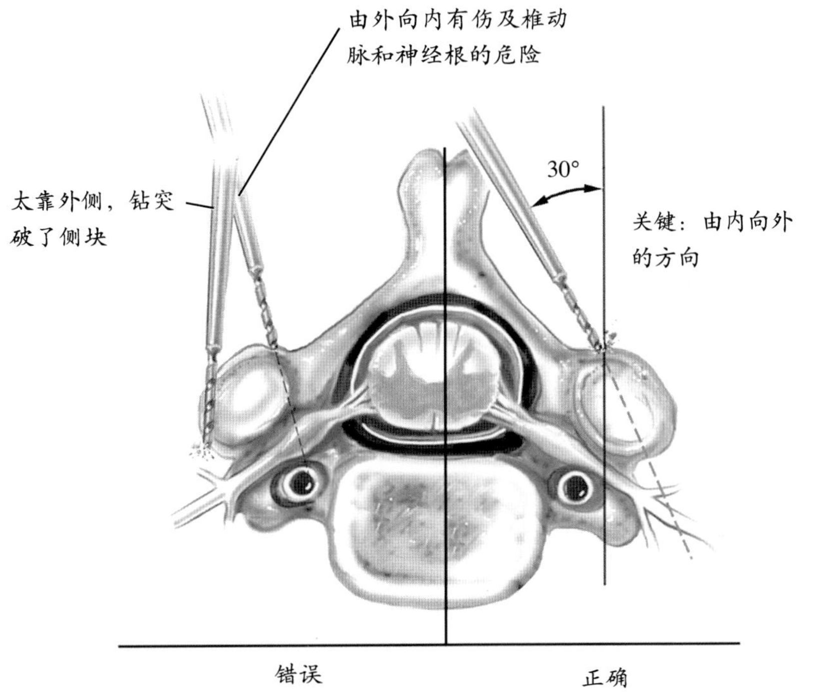

图 14–21. 不理想的侧块入钉点：钉道的方向是安全植入侧块螺钉的关键。入钉点偏外容易将螺钉打到侧块外面。入钉点偏内或方向偏内会威胁椎动脉和神经根。理想的入钉点是侧块关节中心偏内 1mm 处。钉道方向由内向外 30°、从尾端向头端20°，避免损伤椎动脉和神经根。

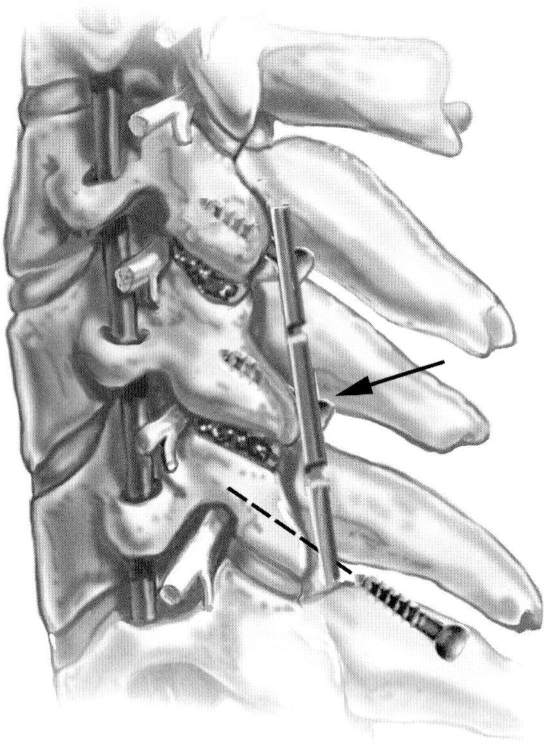

图 14-22. 安置侧块钢板前需适当切除骨赘，否则容易造成螺钉位置不佳以及钢板上应力增加。术者应该特别注意确保侧块表面平整以使钢板服帖。

术后结果

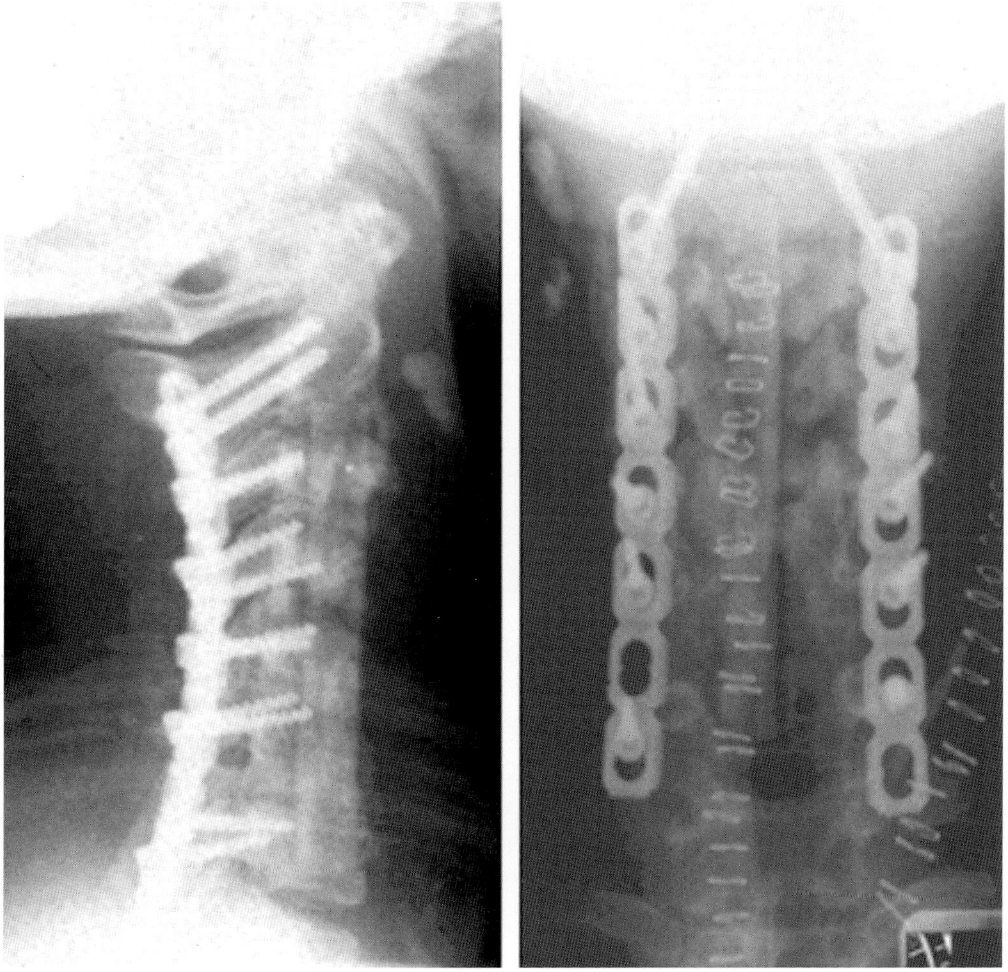

图14–23. 侧位和前后位X线片显示C2–C7 长节段侧块钢板固定。注意 C2 椎弓根螺钉能在颈椎侧位片上看清。

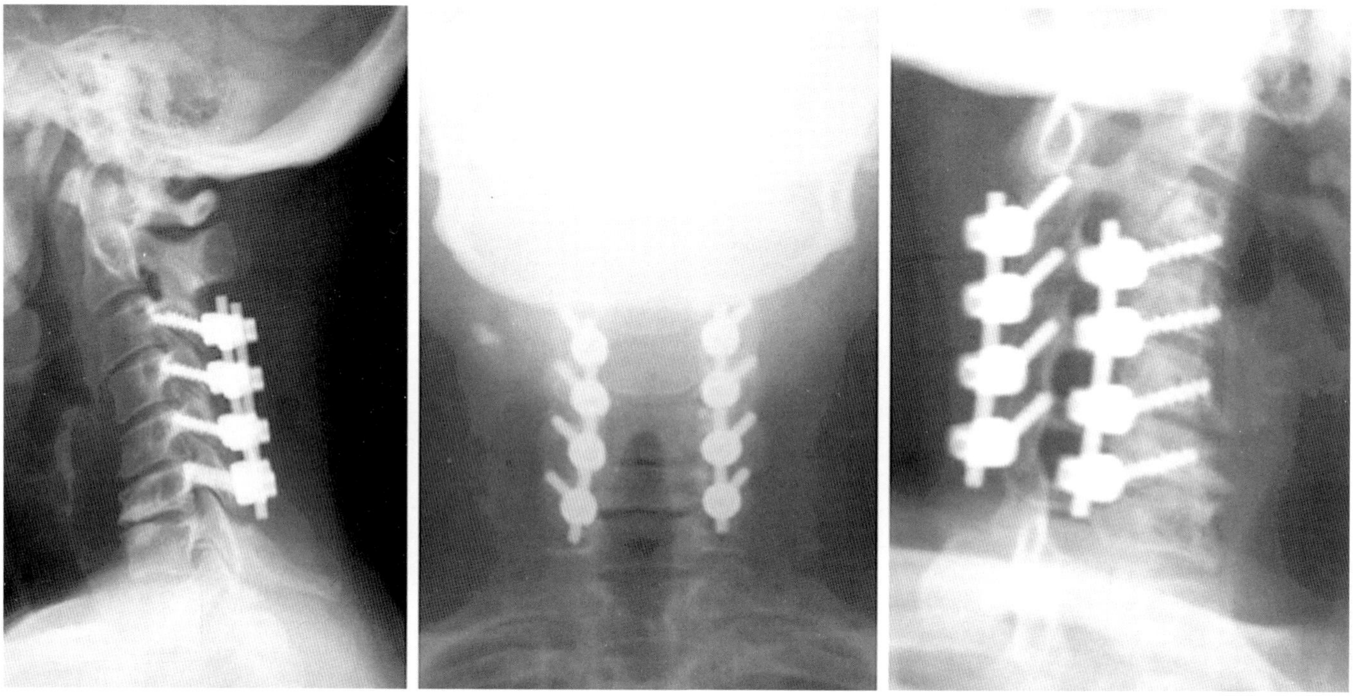

图 14-24. 侧位、前后位和斜位 X 线片显示 C3-C6 多轴向钉棒固定融合。

第15章

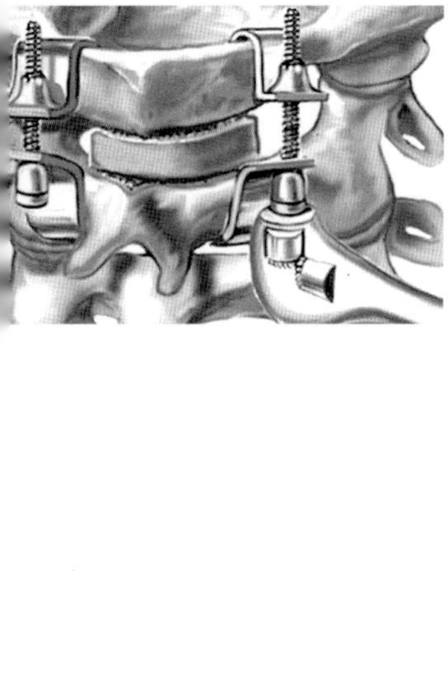
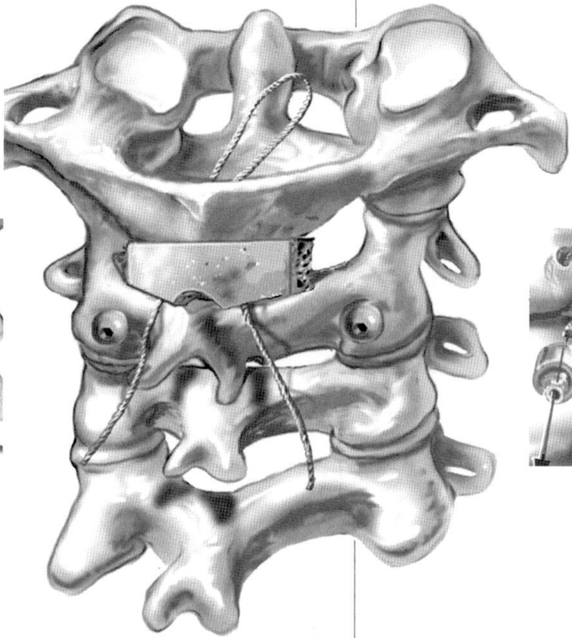
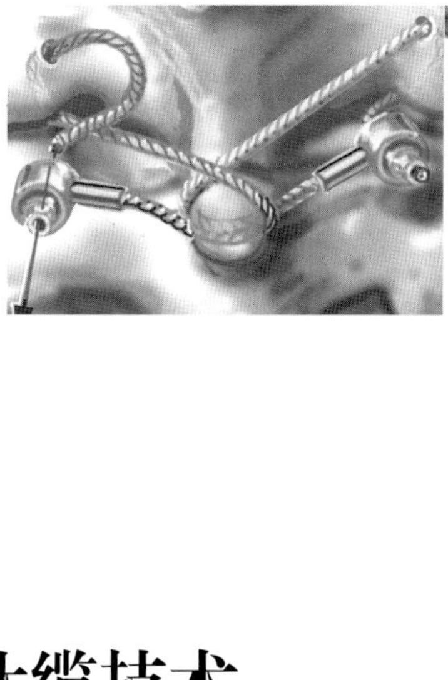
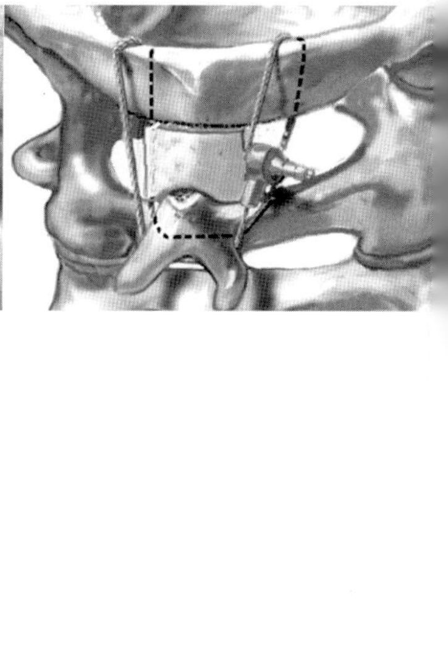

后路钛缆技术

本章介绍后路钛缆固定不仅仅是因为它的历史重要性，而且还因为后路钢丝至今都不失为一种可行的后路融合固定技术。在一些情况下，C1–C2固定，重建后路张力带结构仍然是融合的重要组成部分。尽管现在多用侧块钢板固定加强，但是棘突间钢丝向下拉合骨折的关节复合体仍然是极好选择。植骨块钢丝也是一种治疗选择，特别是儿童，因为儿童的侧块比较小不适于侧块螺钉固定。

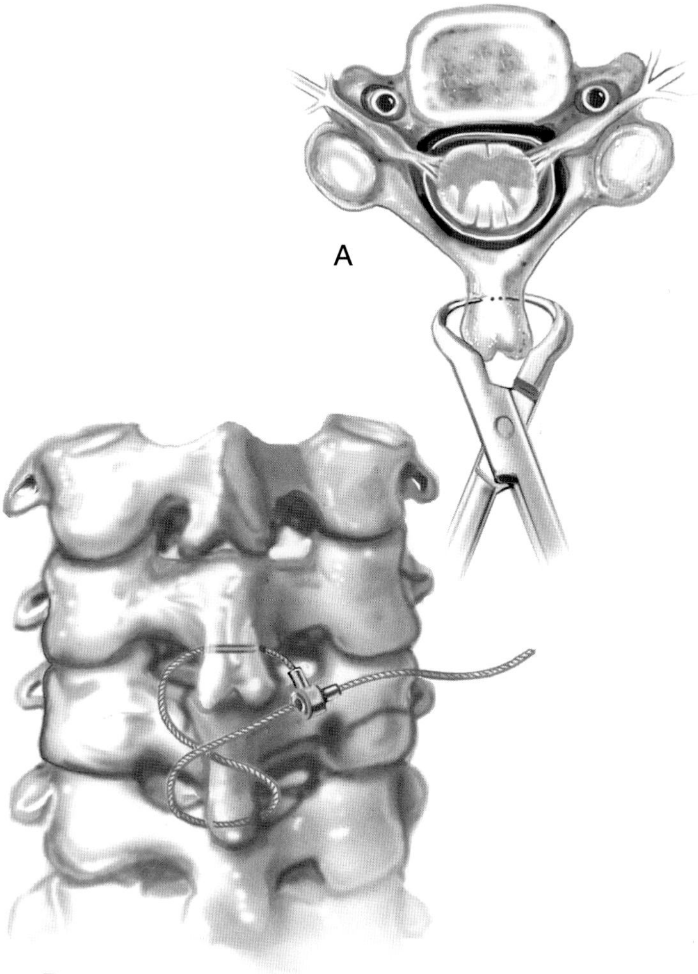

图 15–1，A 和 B. A，棘突间钢丝或钛缆可以重建后方张力带结构，可用于侧块螺钉固定后，或者单独使用治疗单侧关节突骨折的病人。可以用巾钳或直角牙钻在棘突上打孔便于穿过钢丝。棘突上打孔的位置应位于椎板和棘突交界处的上方以避免穿透椎板刺破硬膜。孔径的大小应足以穿过钢丝。**B，**钛缆首先穿过上位棘突的孔，然后经棘突间隙并从对侧绕过下位棘突，再经棘突间绕回原侧形成缆环。用拉紧器（tensioner）适当加力将钛缆拉紧，恢复后方张力带结构。

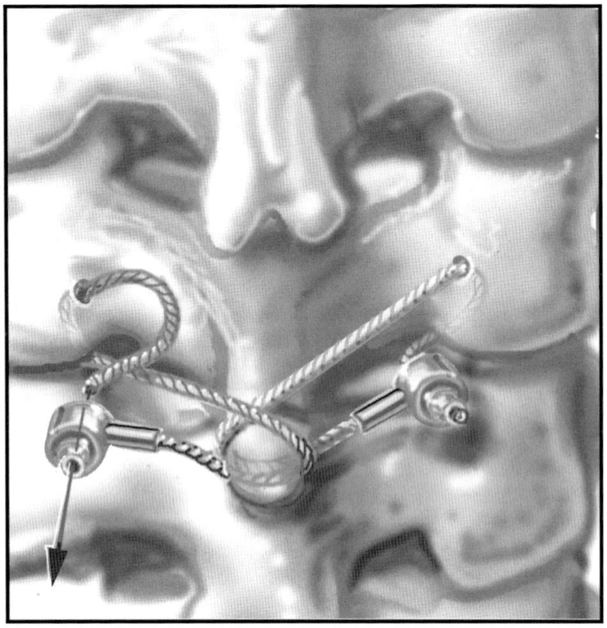

图 15–2. 棘间钢丝固定之外的另一种固定方法是侧块和棘突间的钢丝固定。此技术也可用于单侧不稳定时。但关节突的骨折会使钢丝固定困难。用直角牙钻垂直于关节突钻孔，用神经剥离子垫在关节间隙以防钻得过深。然后将钢丝穿过该孔和棘突。

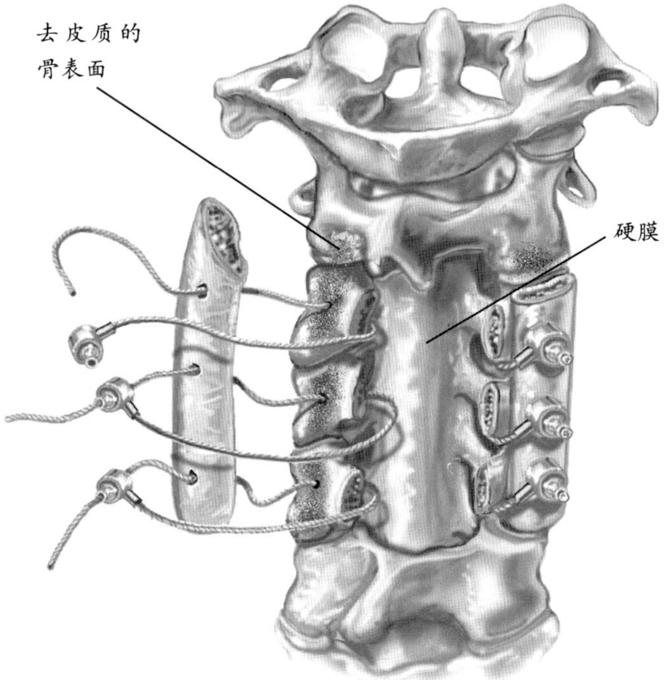

图15–3. 关节突钢丝技术也可用于固定自体植骨块。特别适用于固定自体肋骨于侧块关节处。在没有后路钢板或钉棒系统可用的情况下，可由本技术替代。固定前需用磨钻去除侧块和关节表面的骨皮质。然后将钢丝穿过植骨块和侧块并拉紧。可与后路减压联合应用，也可单独使用。

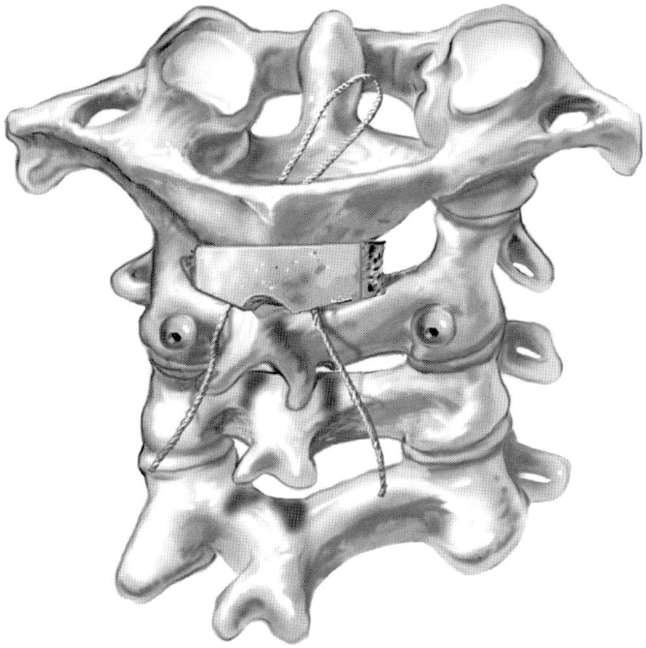

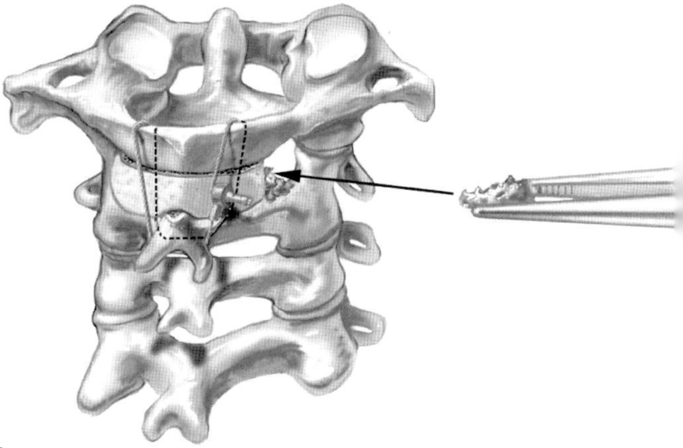

B

A

图 15–4，A 和 B. A，Sonntag 后方张力带结构固定的C1–C2融合。具体方法是将钛缆环从深面绕过 C1 后弓并套在 C2 棘突根部。自体植骨块植于已去除骨皮质的C1–C2的椎弓间。拉紧钛缆确保松质骨与松质骨的紧密接触。钛缆不仅用于维持植骨块的位置也同时提供适当的加压作用。**B，**可将自体碎骨块植于外侧以增加融合的效果。

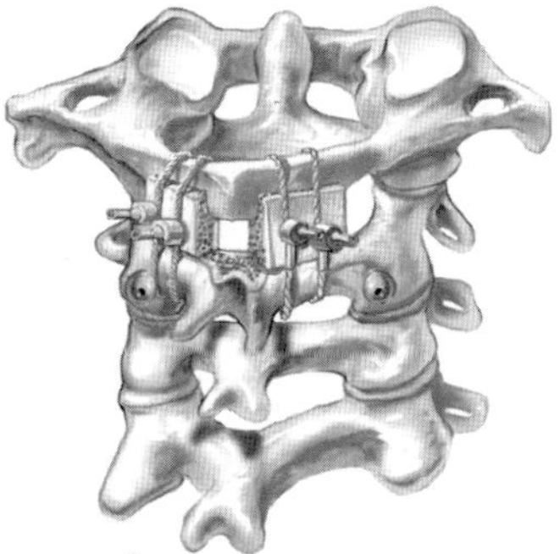

A

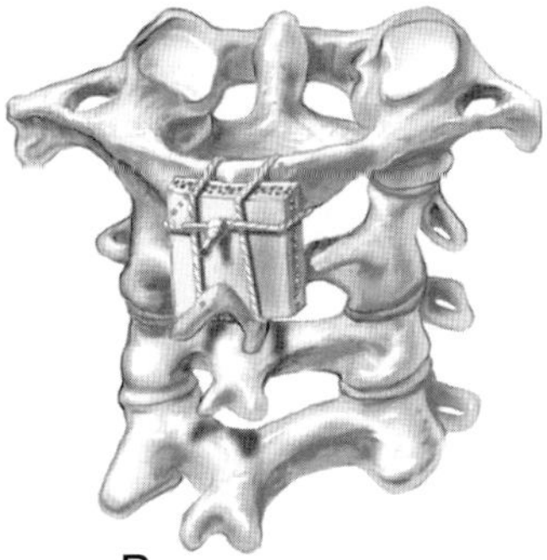

B

图 15–5，A 和 B. A，其他用于 C1–C2 融合的后方张力带结构包括经典的 Brooks 融合技术，即双侧钛缆固定的双侧 C1–C2 椎弓间植骨。**B，**Gallie 植骨融合也是应用交叉捆绑的钢丝固定植骨块。尽管上述两种固定技术也能有效地融合，但是Sonntag技术与它们相比更具生物力学的优越性，可单独使用或与经 C1–C2 关节突螺钉联合使用。加用经关节突螺钉使单独使用后方张力带时 80% 的融合率提高到 95% ~ 98%。

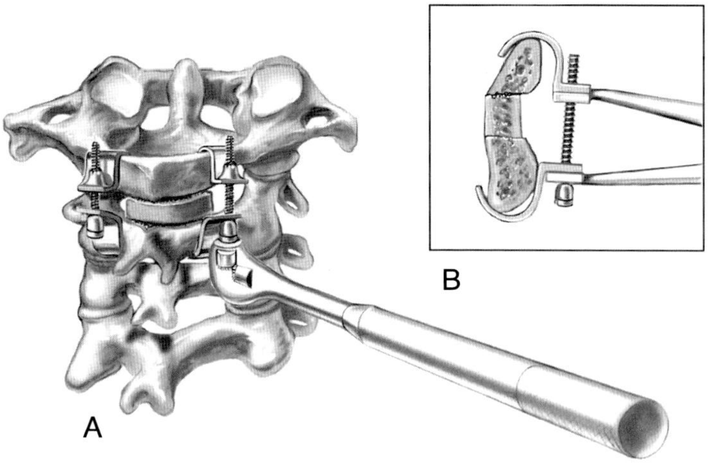

图 15–6，A 和 B. 后方 C1–C2 椎板夹，如 Halifax 椎板夹，加椎弓间自体骨移植，也属于后方张力带结构重建。

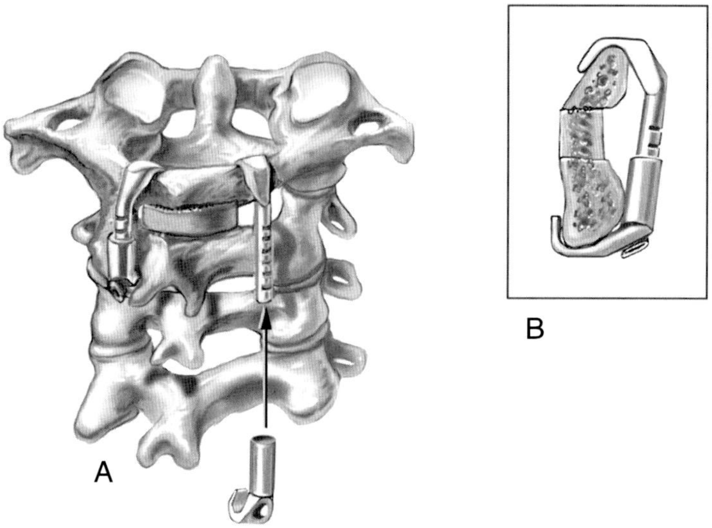

图 15–7，A 和 B. Apofix 夹是固定后方植骨块的极好的张力带结构。我们发现使用本技术与较老的 Halifix 系统相比更为成功，机械性并发症更少。使用Apofix系统时，植骨块的宽度要小于用于Sonntag固定时植骨块的宽度。如果植骨块太宽，Apofix夹将很难和C1、C2的椎弓贴附。我们通常使用长方形双层皮质的植骨块，并在两侧填入碎骨加强融合效果。

常见错误

图15-8. 棘间钢丝固定时常出现的错误是棘突穿孔的位置太靠后或太接近棘间韧带，使强度降低，容易造成钢丝脱出。这时需要重新做一个孔。

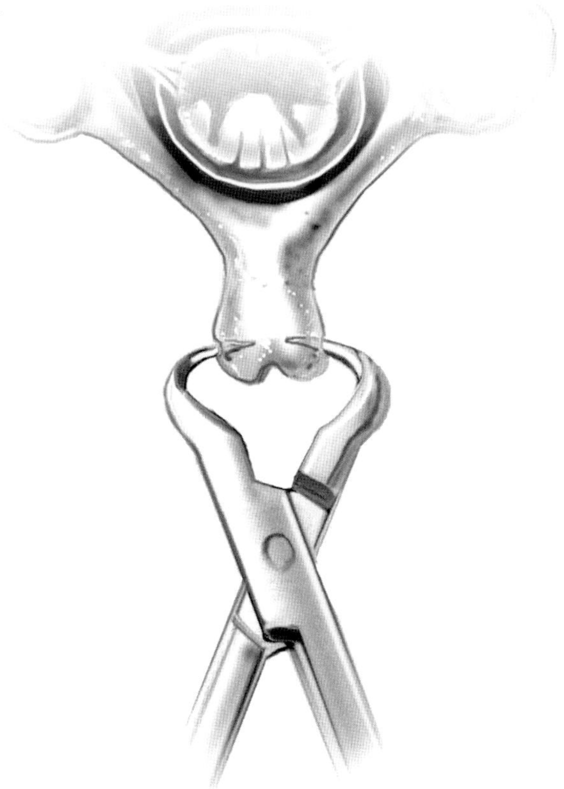

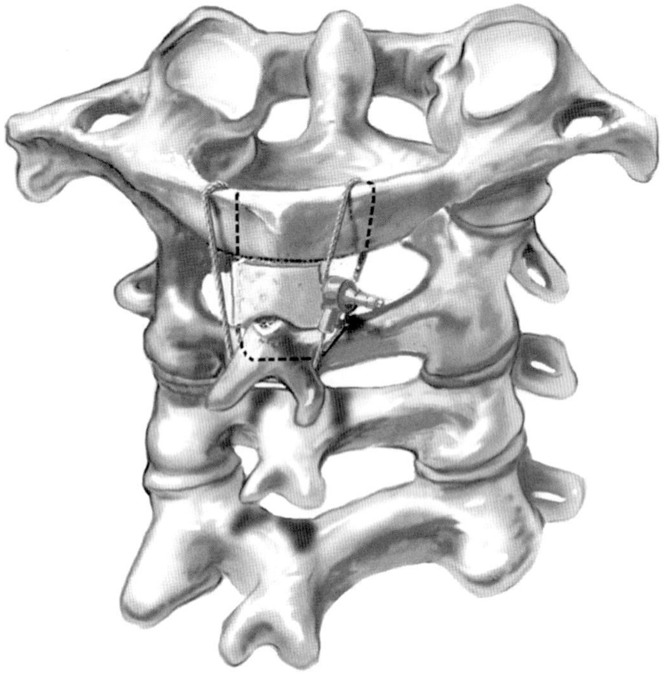

图 15–9．C1–C2 后方钛缆固定融合技术常见的错误是植骨块高度太矮。如果使用Sonntag技术时植骨块太短，那植骨块很难和C1–C2的椎板紧密接触。如果为了使植骨块和相邻椎板紧密接触而将钛缆拉得过紧，将会导致C1–C2的位置异常。另外使用Sonntag技术时，植骨块的宽度应大于其高度以使侧方的钛缆能够有效地把持住植骨块的位置。

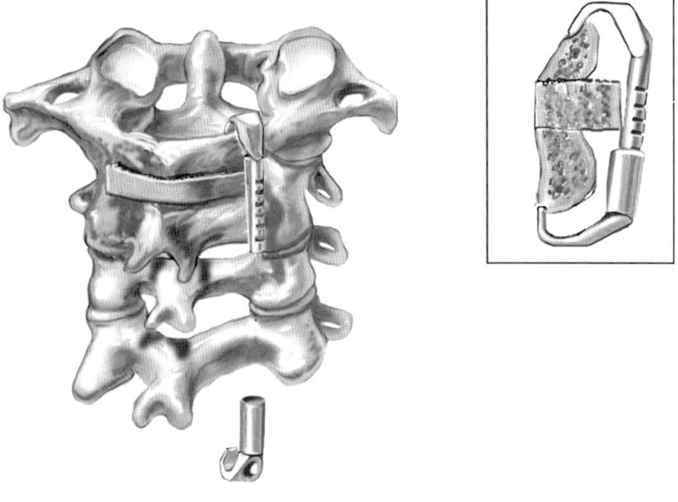

图 15–10．Apofix 固定时，如果植骨块太大将使夹子很难把持住 C1 和 C2 的椎板。

术后结果

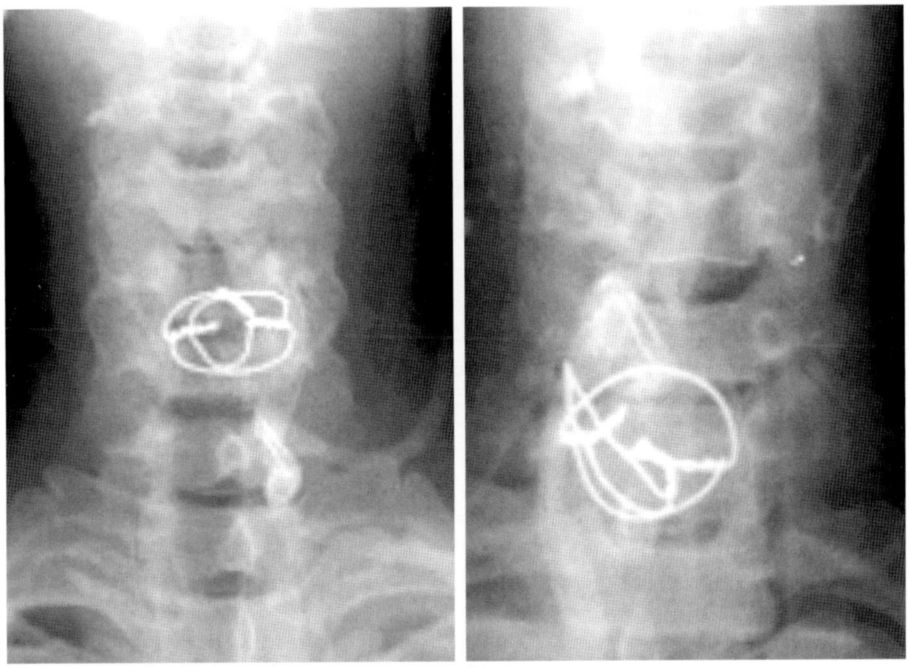

A B

图 15-11，A 和 B. 前后位 X 线片显示棘突间钢丝固定（A）和关节突－棘突钢丝固定（B）。

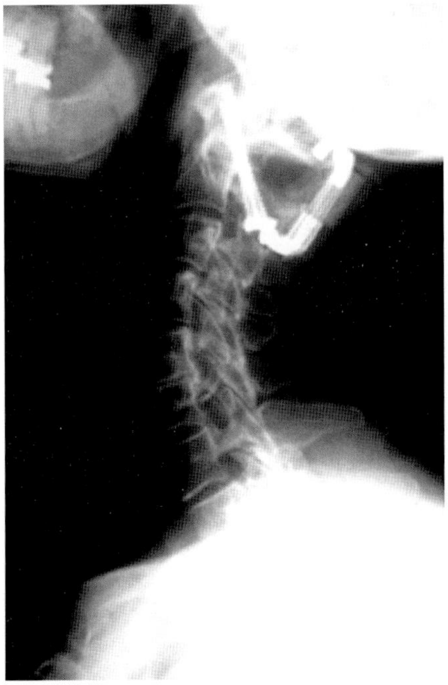

图 15-12，A 和 B. 颈椎侧位 X 线片显示 C1−C2 经关节突螺钉固定及 C1−C2 Apofix 固定位置良好。

第16章

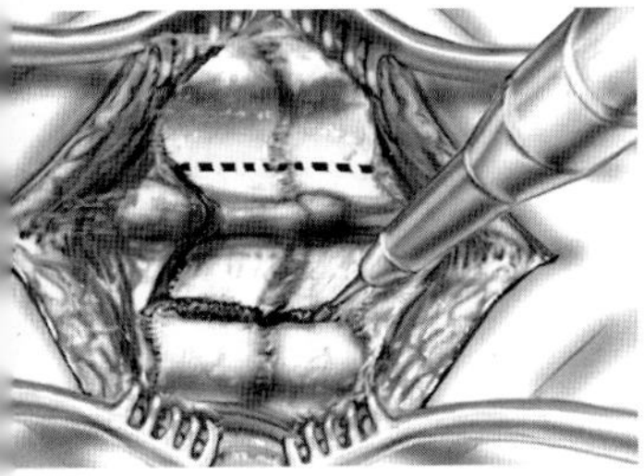

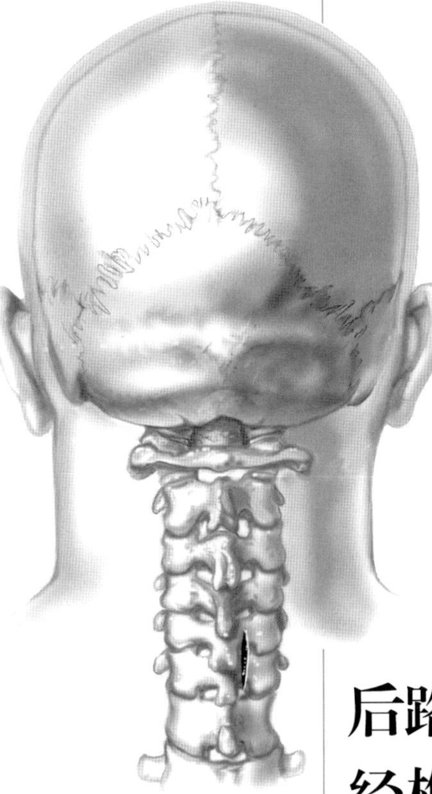

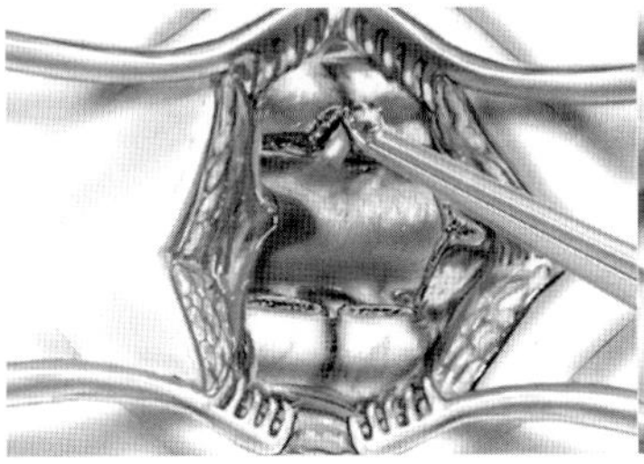

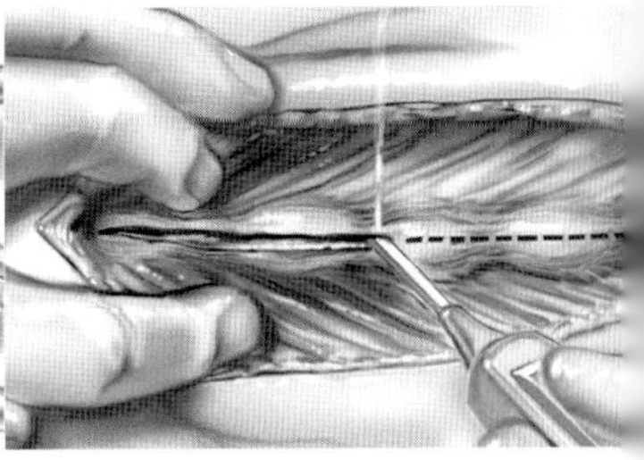

后路减压：经椎板椎间孔扩大术、椎板切除术和椎板成形术

经椎板椎间孔扩大术是一种后路减压技术，主要治疗颈椎椎间孔狭窄和外侧小而质地柔软的间盘突出压迫神经根引起症状经保守治疗无效的病人。后路经椎板椎间孔扩大术是最老的一种治疗神经根型颈椎病的手术技术，其优越性在于不需要融合从而保护了运动节段。只要病人选择正确，此手术效果很好，并发症很少。唯一的缺点是复发率较高，而且C4-C5病变术后容易出现三角肌肌力减弱。

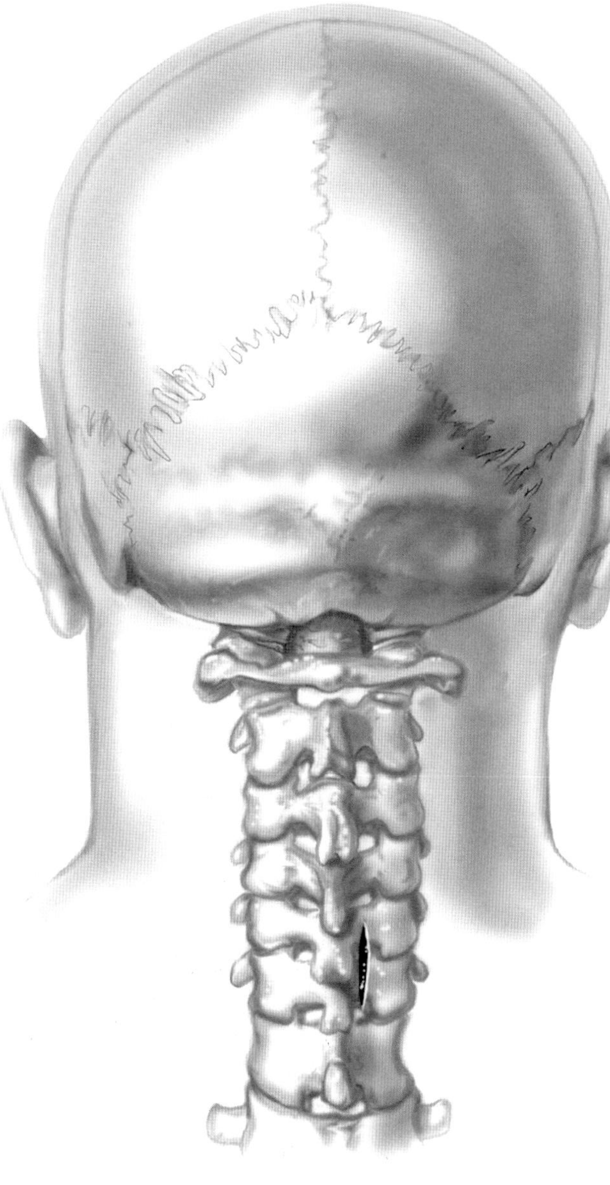

图16–1. 术前拍片定位确定要手术的关节突可以减小手术切口的长度。确定并标记好切口位置后，沿患侧棘突侧缘做2cm长的皮肤切口。用单极电凝做骨膜下剥离，在相应关节突水平暴露神经根出口区。小切口应选用管状拉钩系统。

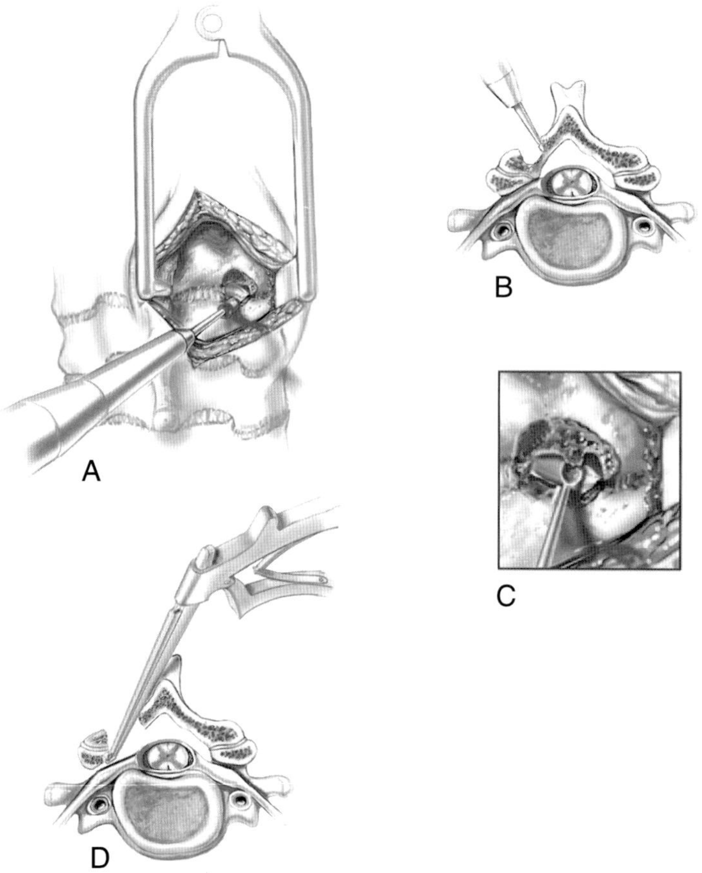

图 16–2，A ~ D. 术中再次拍片确定暴露的关节突节段正确（A）。用火柴头磨钻磨出一个小孔，包括上椎板的50%，下椎板的 50%，向外扩大不超过关节突的 50%。用“鸡蛋壳”技术将骨逐渐磨薄（B 和C）。最后用刮匙或椎板咬骨钳切除残存的皮质骨。确定到达黄韧带后用刮匙打开，并予以切除。这时即可看见硬膜的外侧缘和神经根的出口部。剥离硬膜外静脉并电凝之。做关节突下的潜行切除减压神经根。必须保留至 50% 的关节突关节以保证稳定性（D）。用1 ~ 2mm厚的椎板咬骨钳打开远侧椎间孔而不损伤表浅的关节突。如果MRI上显示有质软的间盘碎片，分离神经根肩部，电凝硬膜外静脉。可以用直角神经剥离子将间盘碎片取出。

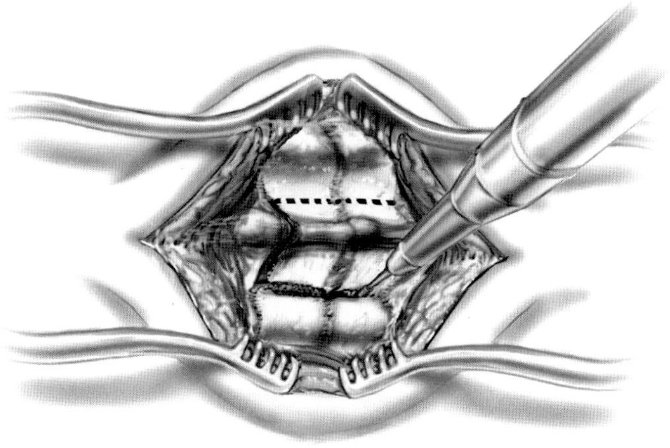

图 16–3. 后路短节段椎板切除减压时，在相应节段表面确定皮肤切口。用单极电凝骨膜下剥离显露椎板，放置自动牵开器。证实暴露节段正确并去除表面软组织后，在双侧椎板关节突接合部用火柴头磨钻离断椎板。

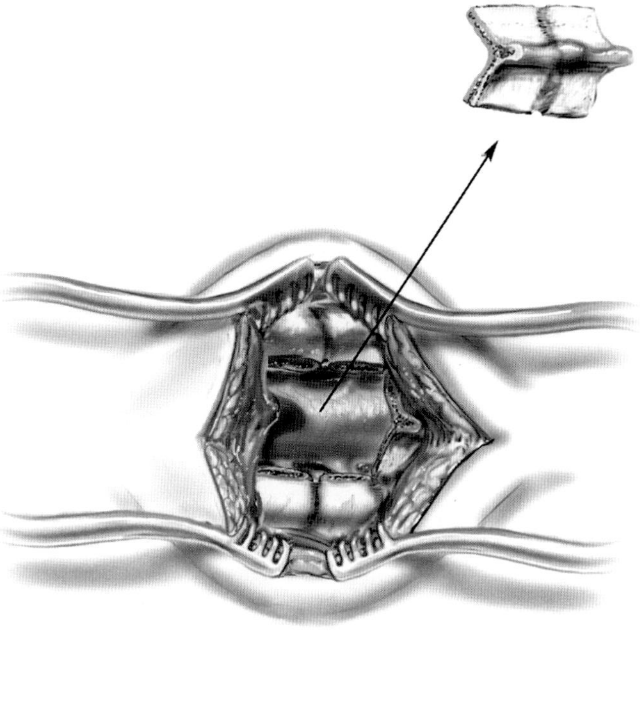

图16–4. 这时即可去除后方的椎板，脊髓得以减压，电凝硬膜外静脉。

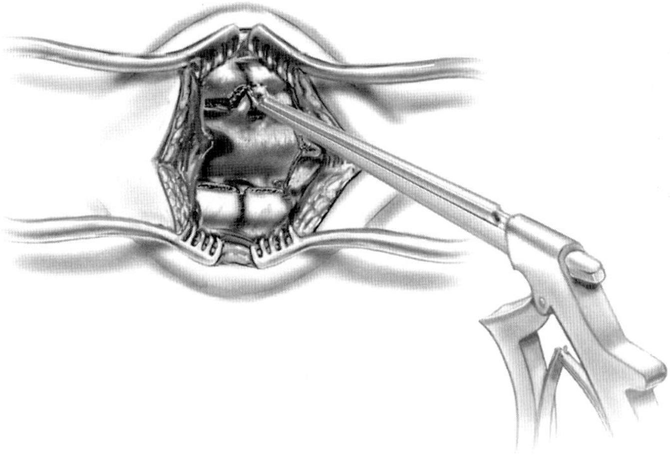

图16–5. 有根性症状的病人，可用1mm或 2mm 厚的椎板咬骨钳做椎间孔扩大。

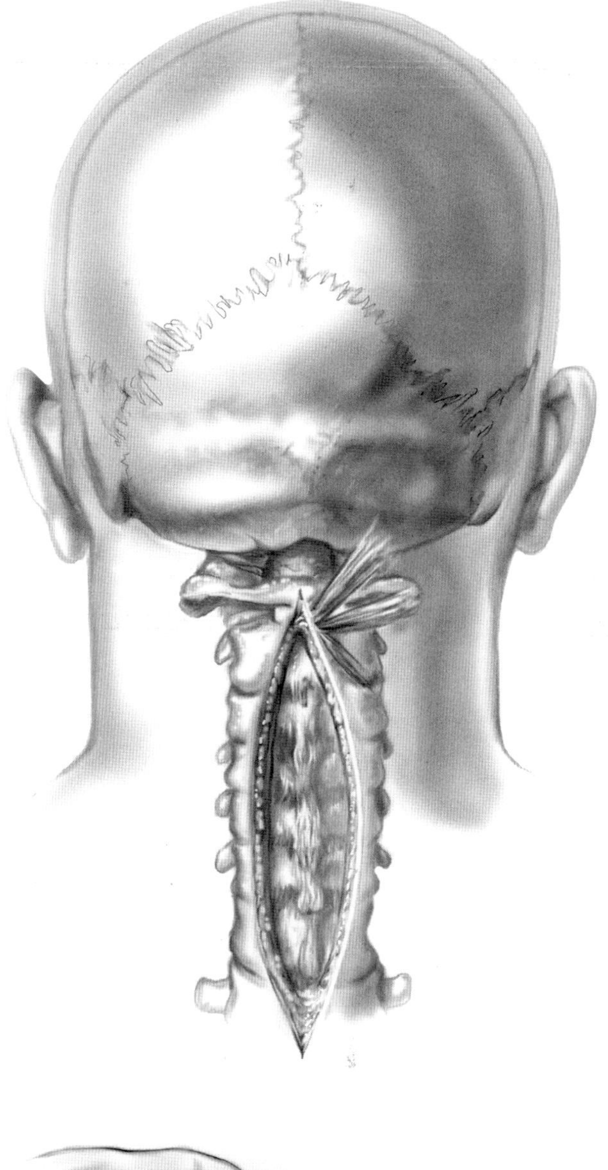

图16–6. 长节段减压的病人，切口需更长以充分显露减压的节段。椎板切除不需要暴露关节突的外侧，尽量保护关节突的血供。

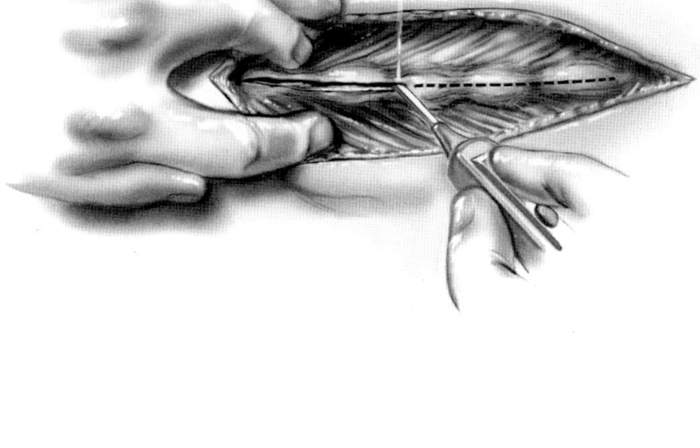

图16–7. 放置自动牵开器以前，我们一般都是用手指牵开暴露后方组织的。

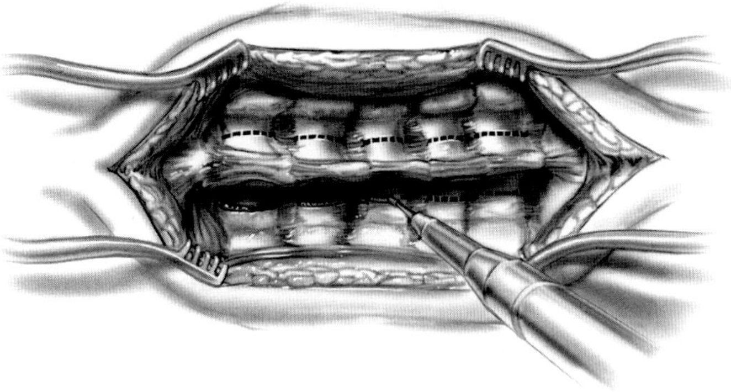

图16-8. 在双侧椎板关节突接合部用磨钻离断椎板从而切除后方的棘突椎板。尽量保护双侧关节突以维持颈椎的稳定性。

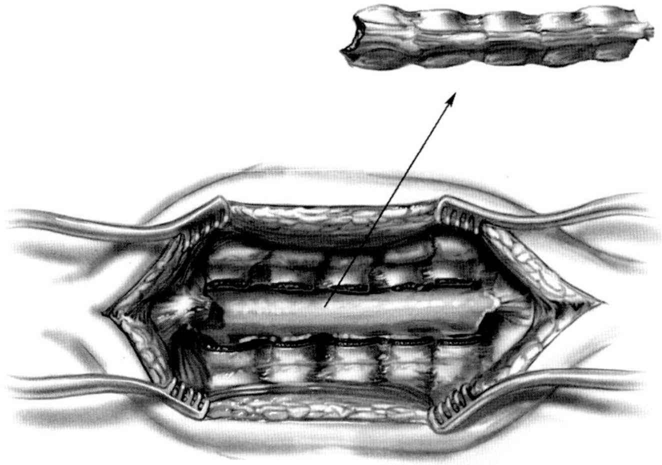

图16-9. 切除椎板后用双极电凝电灼硬膜外静脉。用2mm厚的椎板咬骨钳或向上成角的刮匙去除残存的椎板。

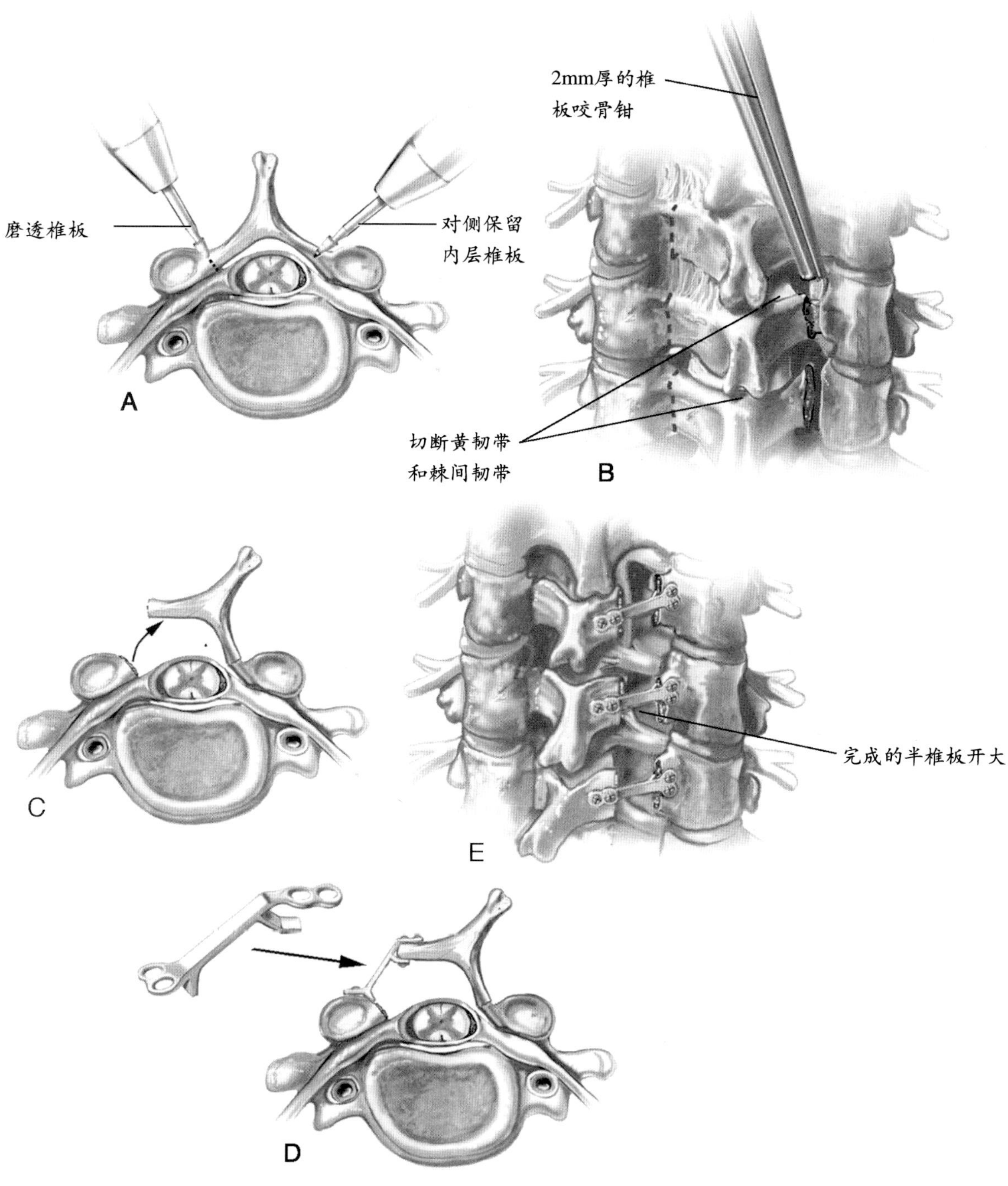

图 16–10，A ~ E. 椎板成形术是一种保留椎板的减压方法。**A 和 B，**用磨钻在一侧的椎板关节突接合部离断椎板，而在对侧保留内层椎板。在椎板离断侧用2mm厚的椎板咬骨钳切除黄韧带和残留的椎板骨质。**C，**掀开椎板造成保留内层椎板侧的青枝骨折。**D 和 E，**用植骨块或其它装置保持椎板的“开书”状态。此时可行椎板和关节突螺钉固定。此技术既达到椎板减压的目的，又保留了后方张力带的结构。

常见错误

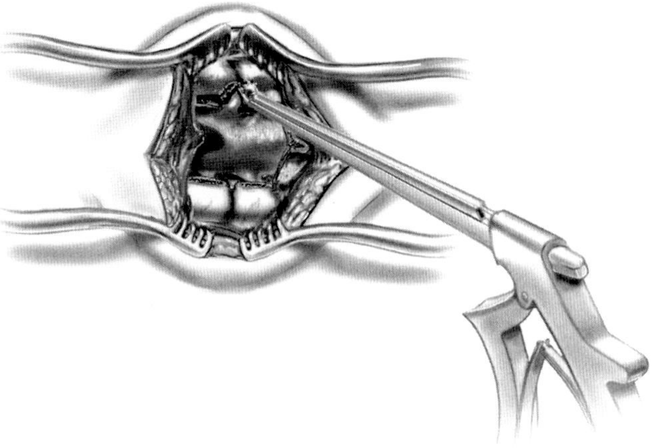

图 16-11. 一种常见的错误是椎板切除太宽，有的是因为破坏了关节突，有的是因为椎间孔扩大范围过大。多节段椎板切除时保留至少 50% 的关节突对维持颈椎稳定性十分重要。对有症状的神经根可以做神经孔扩大术，但是一定要保留大部分关节突。否则容易导致术后颈椎不稳定。

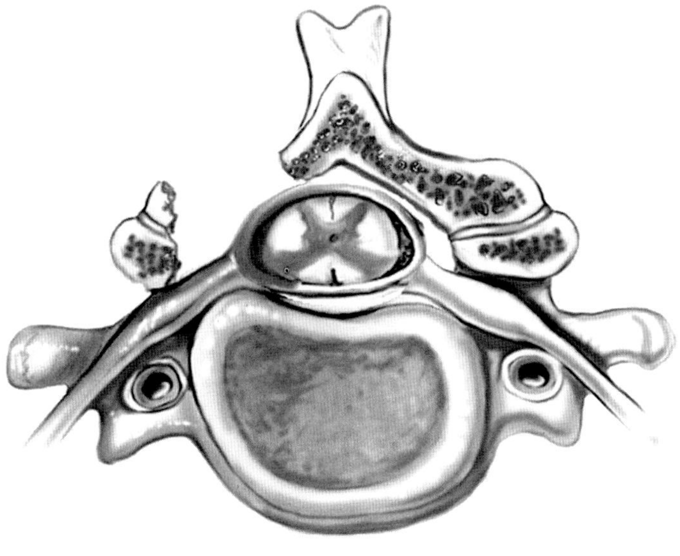

图 16-12. 另一个常见的错误是经椎板椎间孔扩大术时关节突切除过多。如果50%以上的关节突被磨除，不稳定和根性症状复发的几率就会增加。在做椎间孔扩大时，应该使用 1 ~ 2mm 厚的椎板咬骨钳潜行切除，C4−C5 水平例外（参见下一页）。

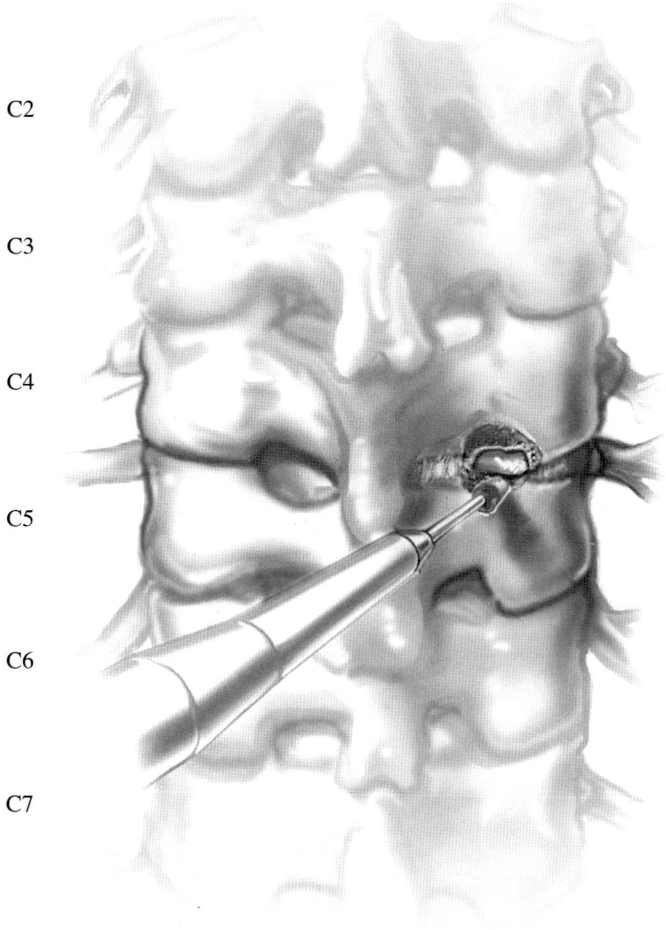

图16–13. 有C5根性症状的病人在做后路椎间孔扩大时应该特别注意。C5神经根对前路、后路的操作似乎特别敏感。因此在做C4–C5经椎板椎间孔扩大术减压C5神经根时应该特别小心。先用火柴头磨钻开窗，然后再用向上成角的刮匙刮除边缘残存的皮质骨。应该尽量避免在C4–C5节段使用厚的椎板咬骨钳，因为容易造成对C5神经根的激惹导致术后三角肌肌力减弱。

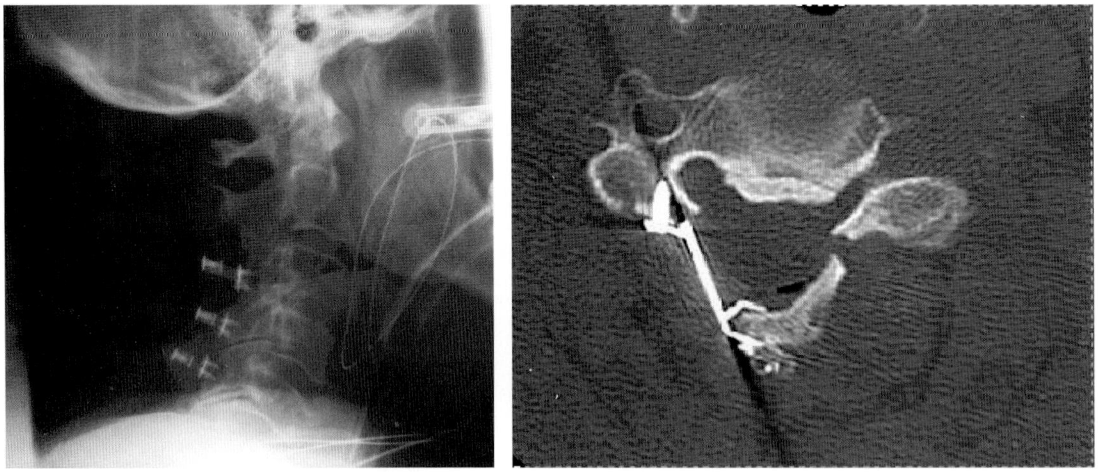

A　B

图 16-14，A 和 B．A，颈椎侧位 X 线片显示椎板成形术内固定情况。**B，**CT 轴状面片显示椎板成形术后椎管扩大和结构保留的情况。

第17章

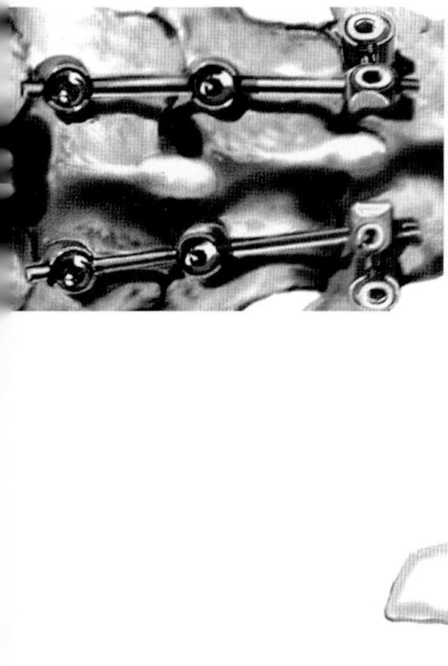

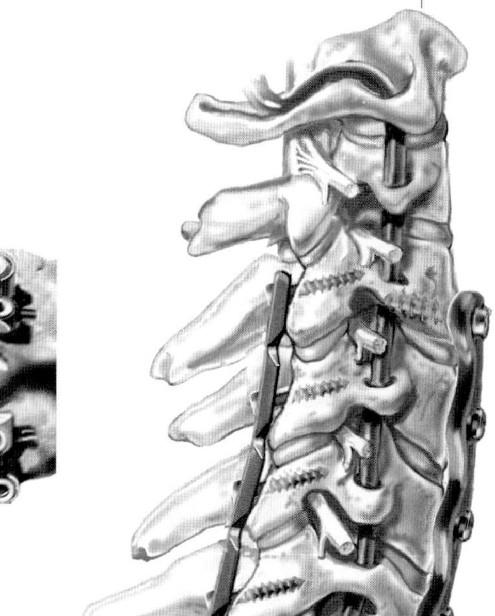

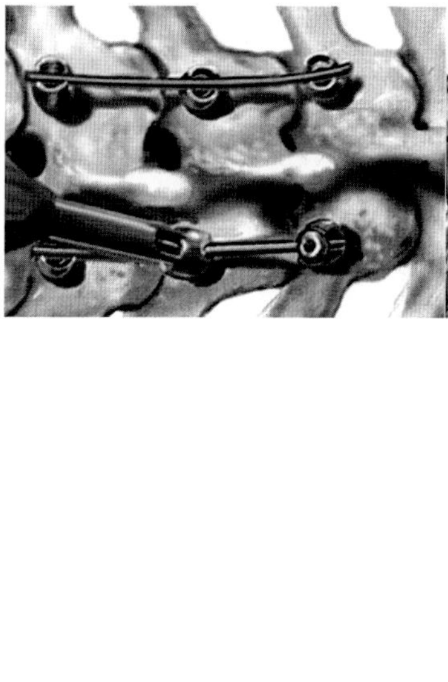

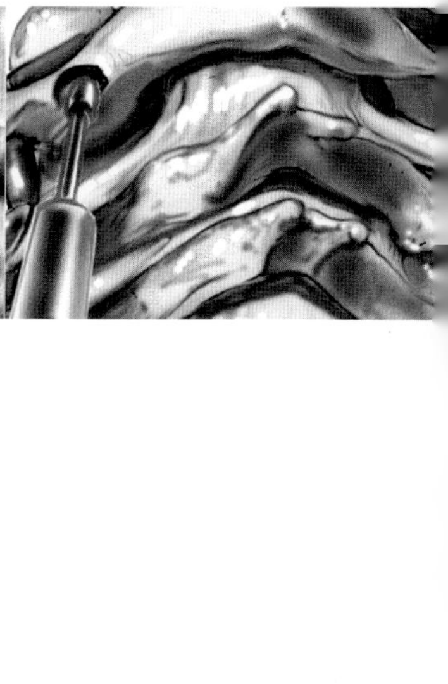

后路手术的特殊情况

本章介绍一些用于交界节段的特殊固定融合技术。第一部分介绍C2关节突峡部和椎弓根螺钉固定，它适用于上颈椎固定或下颈椎长节段固定。

第二节介绍长节段固定时节段间的转接技术。最后一节介绍前后路联合固定技术。

C2 峡部和椎弓根螺钉固定

C2峡部和相邻的解剖结构不适于侧块螺钉固定，因此当固定融合节段包括C2时，需要C2峡部或椎弓根螺钉固定。C2峡部螺钉的入钉点和钉道方向与C1-C2经关节突螺钉相同，只是螺钉长度短一些，不经过 C1-C2 关节。

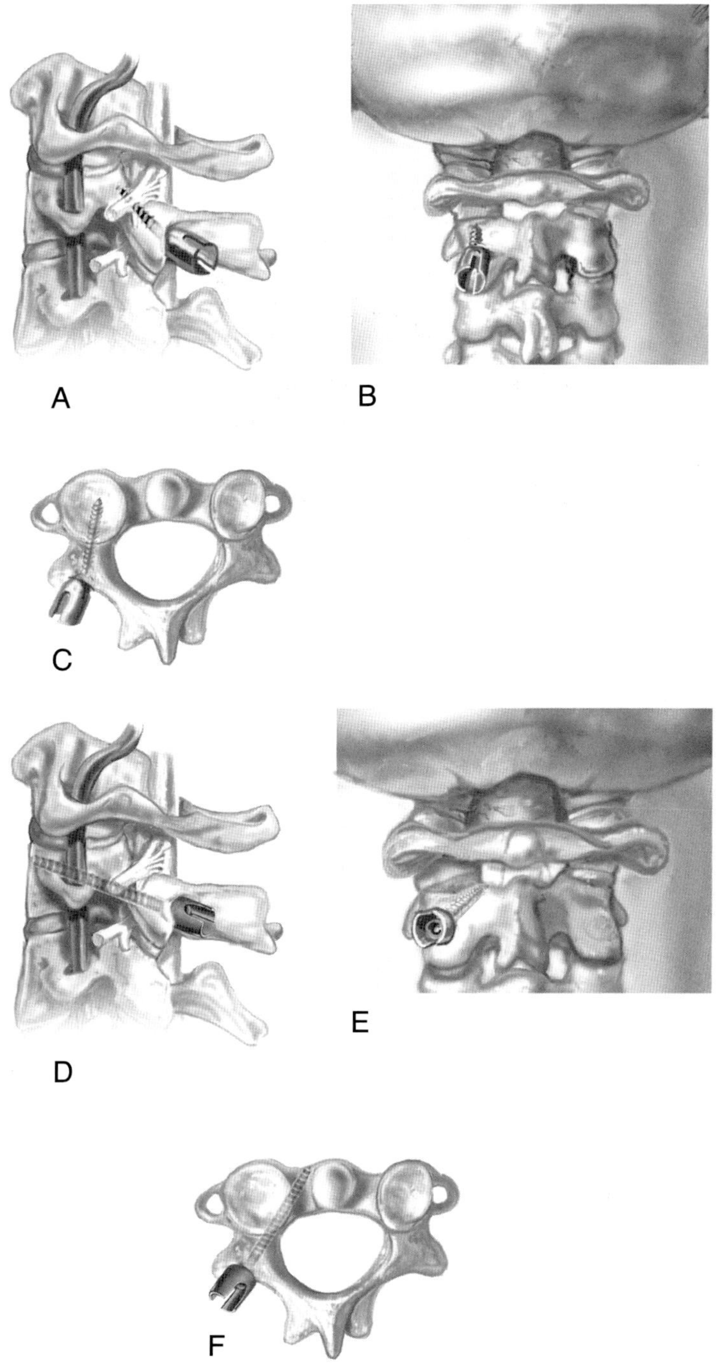

图 17–1，A ~ F. C2 峡部螺钉的侧位（A）、前后位（B）和轴位（C）观。注意螺钉的长度和钉道方向和C1–C2经关节突螺钉相同，只是螺钉的长度短，不经过C1–C2关节间隙。C2椎弓根螺钉的侧位（D）、前后位（E）和轴位（F）观。注意与峡部螺钉相比，椎弓根螺钉的长度更要长一些而且钉道更加内偏。

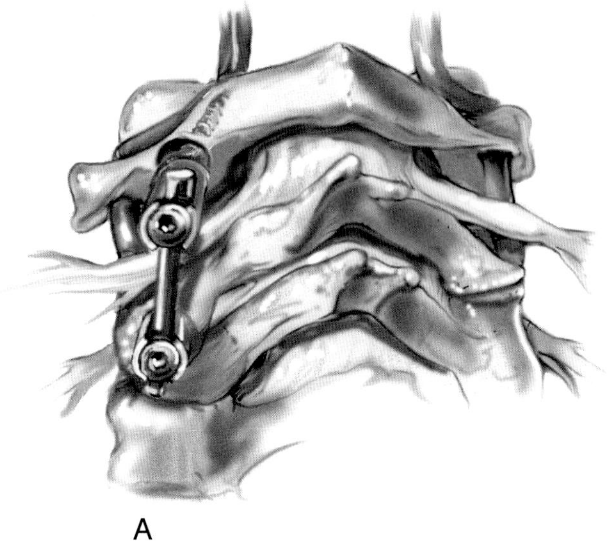

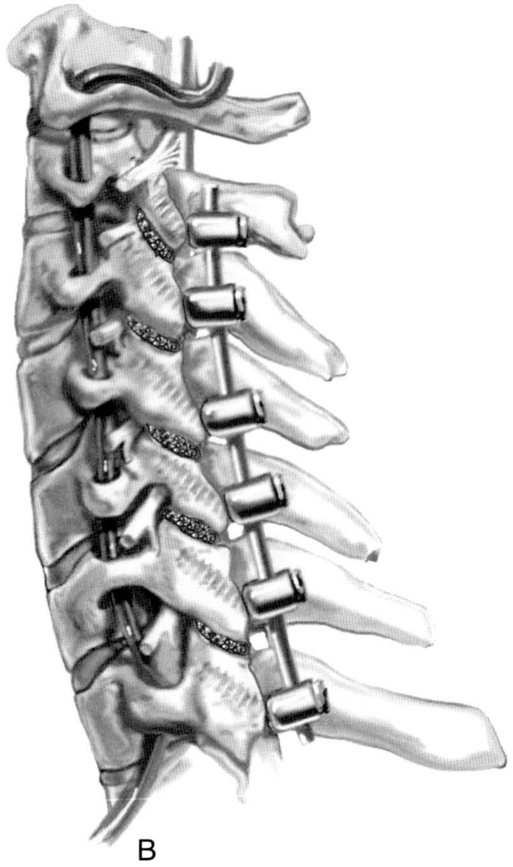

图 17–2，A. 包括 C2 的上颈椎固定装置。

图 17–2，B. 包括 C2 的下颈椎固定装置。

应用C1侧块螺钉的C1–C2螺钉固定技术

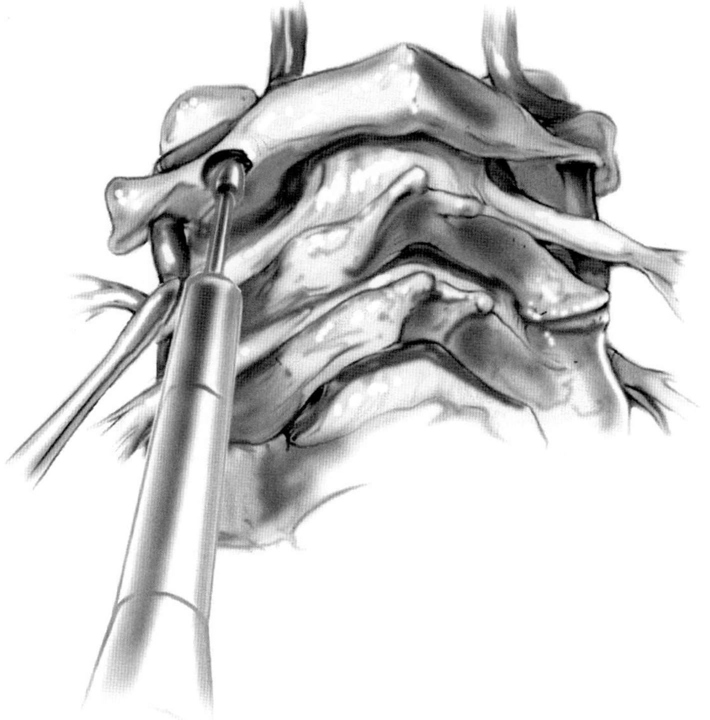

图 17–3. C1 侧块螺钉是C1–C2 经关节突螺钉固定之外又一种治疗C1–C2不稳的固定方式。暴露的节段和方法与 C1–C2 经关节突螺钉固定相同。暴露完毕，用磨钻去除C1侧块下方的一小部分以显露 C1 侧块的入钉点。将 C2 神经根拉向下方，入钉点就位于 C2 峡部的上方。

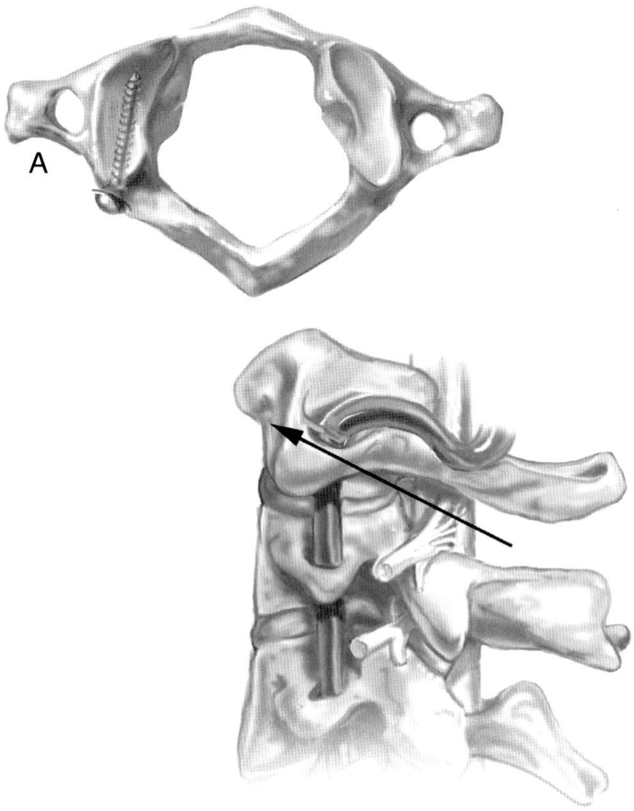

A

B

图 17–4，A 和 B. C1 侧块螺钉的钉道方向由外向内10° ~ 15° 。椎动脉在钉道的外侧和头侧。钉道在头尾方向上呈大约 0° ~ 10° 角。C 形臂侧位透视，螺钉指向C1前结节。根据术前CT上的测量决定C1侧块螺钉的长度，通常为35mm。

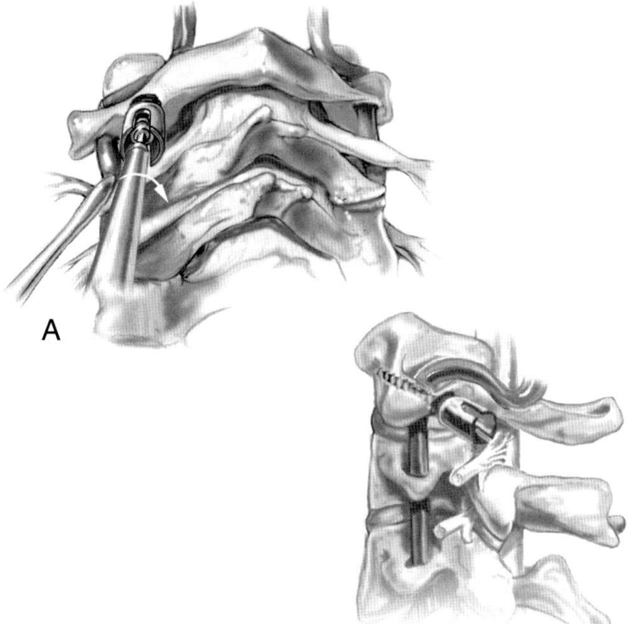

A

B

图17–5. 确定入钉点后，随即钻孔、攻丝，在C2神经根上方拧入多轴向螺钉。多轴向螺钉的头不要拧得过深以免对C2神经根造成压迫。螺钉长度一般为35mm。

图 17–6，A ~ C. A，固定C2时既可以使用峡部螺钉也可以使用椎弓根螺钉。如果选用峡部螺钉，入钉点和螺钉方向与C1–C2经关节突螺钉相同，只是螺钉长度要短一些，大约18mm，以避免穿过C1–C2关节。如果选用C2椎弓根螺钉，入钉点位于 C2–C3 关节突内缘外侧5mm。钉道方向更加内偏以穿透椎弓根。**B，**安放连接棒。多轴向螺钉的设计能够使连接棒更加贴附。注意C1多轴向螺钉钉帽的方向，要给C2神经根留出足够的空间避免其受压。**C，**双侧 C1 侧块螺钉 /C2 椎弓根螺钉固定的后面观。

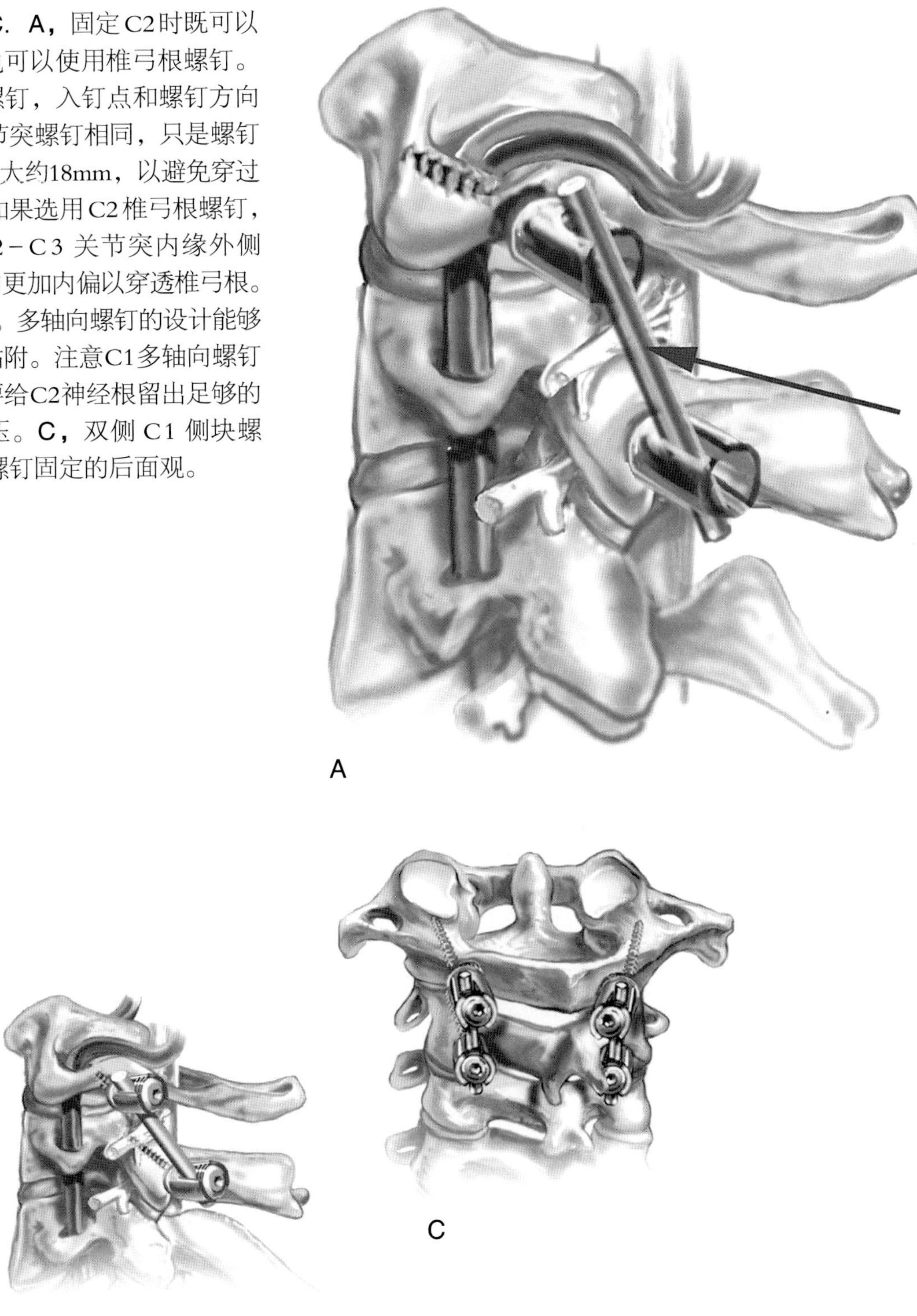
A B C

下颈椎和上胸椎椎弓根螺钉固定

如果 C6 或 C7 的侧块结构太小不足以固定侧块螺钉，可以选择使用椎弓螺钉。我们认为在选择使用颈椎椎弓根螺钉时以 C7 为主，C6 很少需要椎弓根固定。椎弓根螺钉固定的钉道方向与侧块螺钉的方向有显著的不同。术者应站在同侧操作，钉道的方向应向内 25°～30°，在头尾方向上为 0°。

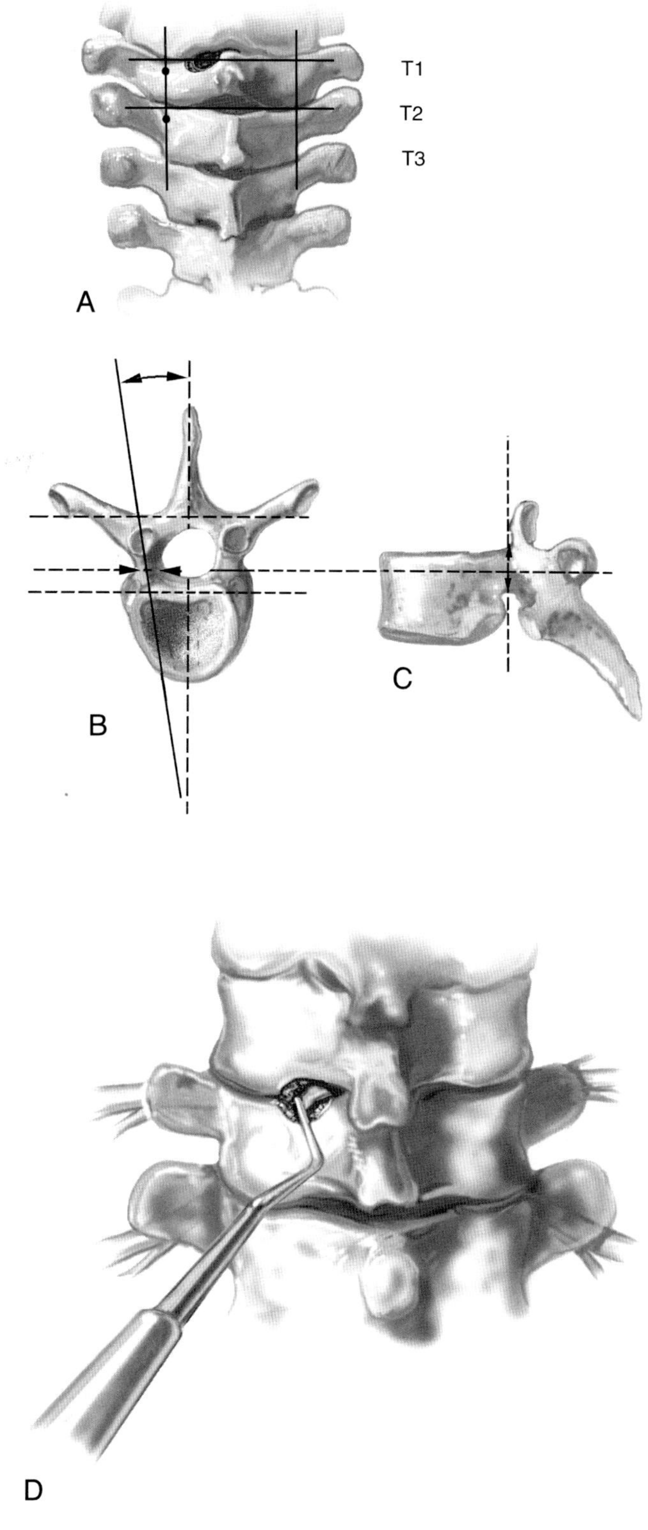

图 17–7，A ～ D. A、B 和 C，邻近颈胸段的颈椎长节段固定常需要把 T1 和 T2 包括进去以避免出现交界部位的不稳定。上胸椎椎弓根螺钉的入钉点位于上关节突关节面下方1mm 的中线上。但是因为这里的解剖结构经常有变异，所以我们建议使用导航系统，或者经椎板椎间孔开窗，可以直接探及椎弓根的内壁。术者在同侧操作，螺钉的方向从外向内 25°～30°。**D，**经椎板椎间孔扩大后，可以用 Woodson 剥离子探查椎弓根内壁。反复检查并确定入钉点，然后拧入 T1 和 T2 的椎弓根螺钉。

颈胸段融合

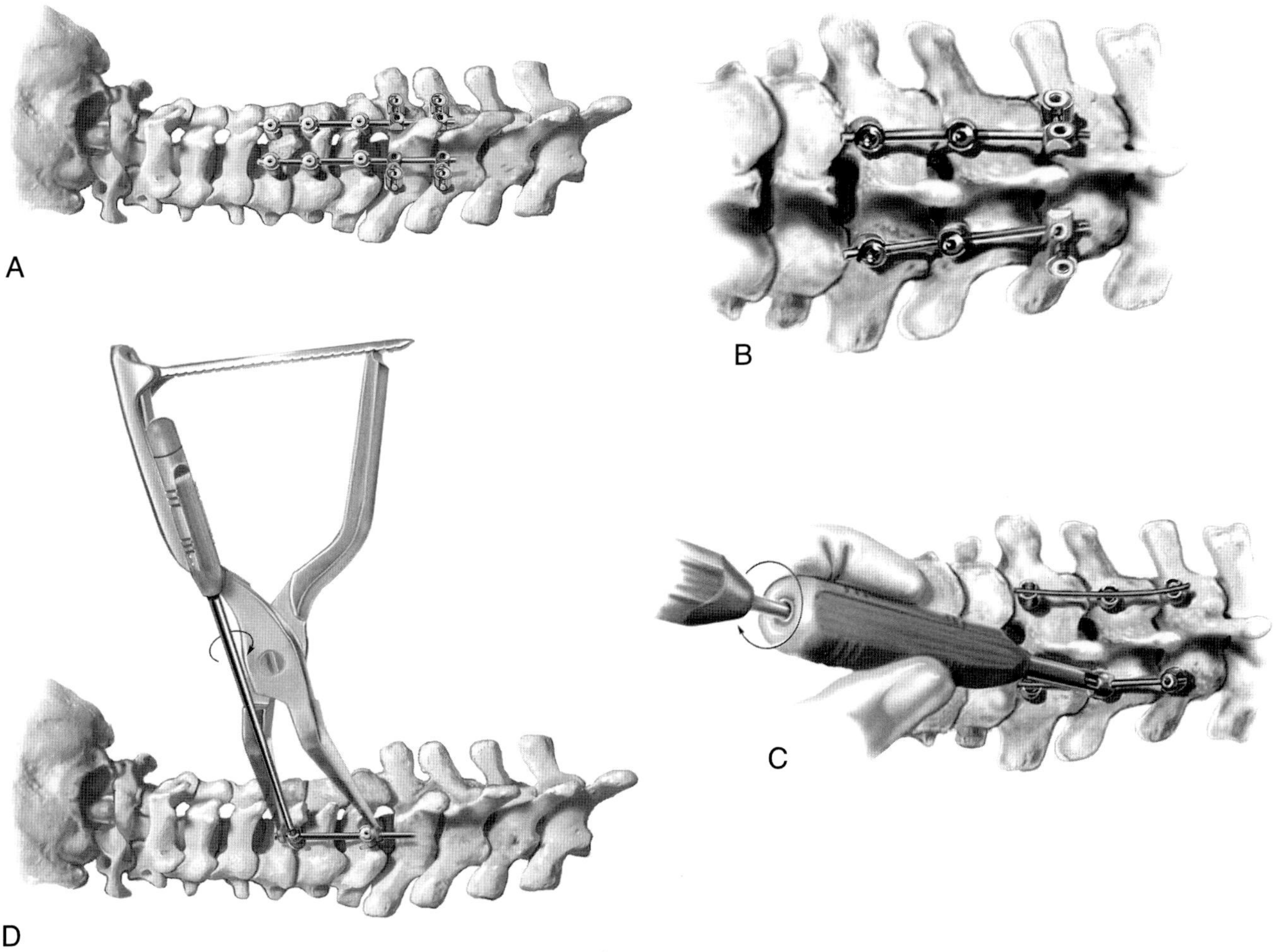

图 17–8，A ~ D. 因为颈椎侧块螺钉和上胸椎椎弓根螺钉入钉点不在一条直线上，因此颈胸交界处的固定会有一些麻烦。幸好，多轴向钉棒系统能提供一定程度的“宽容度”。**A，**多轴向螺钉的钉帽可以向内、外倾斜以适应螺钉位置的不同。如果螺钉的内外偏离太大，可以使用转接装置将螺钉和棒联接在一起。**B，**连接棒即可植入多轴向螺钉的钉帽中。**C，**拧入螺母。**D，**用加压或撑开器矫正畸形，最后拧紧螺母将棒锁定。

枕骨和颈胸固定融合

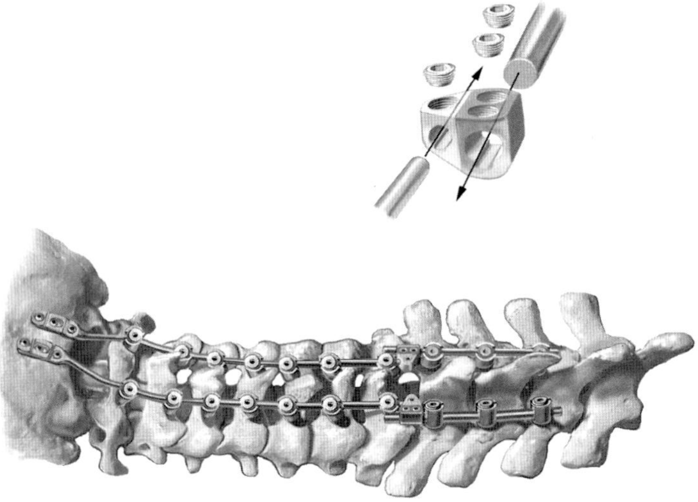

图17–9. 可以用多轴向钉棒系统将枕颈和颈胸固定结合在一起。第12章和第14章分别介绍了枕骨螺钉和颈椎侧块螺钉的入钉点。本章的前一节介绍了上胸椎椎弓根螺钉的入钉点。颈椎和胸椎使用多轴向螺钉，枕骨使用皮质骨螺钉。板棒系统结合了板和棒可用于枕颈部的固定。枕颈固定的棒可以通过domino连接器同胸椎螺钉接合在一起。拧入螺母将装置锁紧。可以根据需要在颈椎或胸椎加用横向联接。

翻修暴露中的注意事项

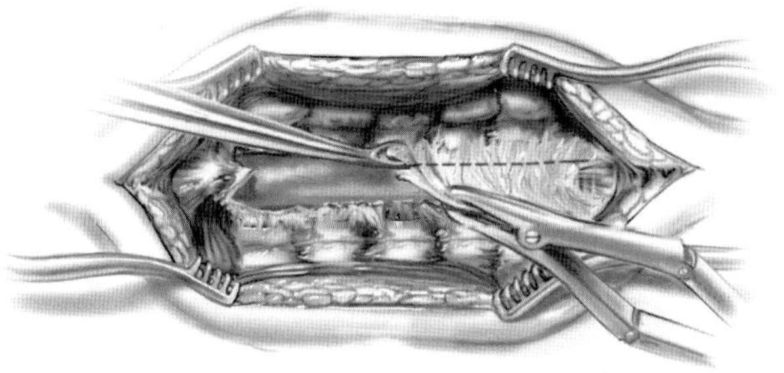

图 17-10. 据我们的经验后路减压或融合术需要再手术翻修的情况很少。这可能与我们倾向于用前路手术处理这种问题有关。这也可能说明颈椎后路减压手术的并发症是很少的。只有很少的病人是因为椎板切除后瘢痕形成造成压迫和脊髓病而需要再手术的。后路再手术中，侧块关节的骨性部分是最安全的解剖部位。骨性的解剖标志充分显露之后即可用椎板咬骨钳或刮匙开始切除瘢痕了。可以用刮匙将瘢痕组织从侧块关节处剥离开，这里的组织连接往往是正常的。

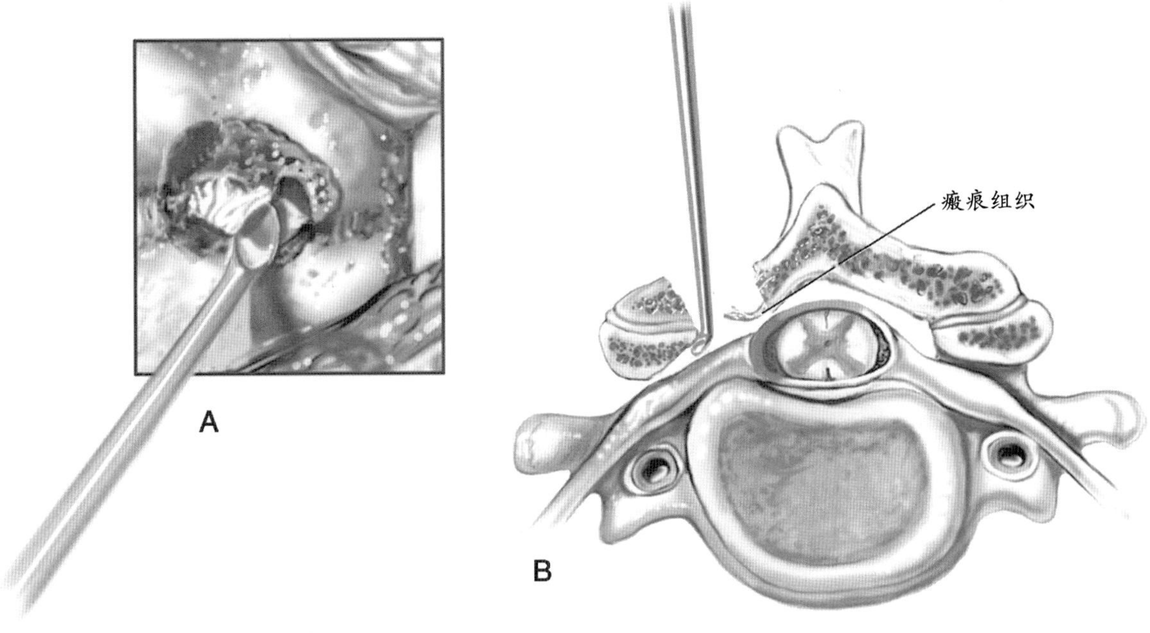

图17-11，A和B. 经椎板椎间孔扩大术后翻修的再暴露。我们很少遇到这种情况，因为绝大多数经椎板椎间孔扩大术后根性症状复发需要再手术的病人，我们都采用前路间盘切除椎间融合的方法。如果再手术依然从后路进行，则必须仔细将骨表面的瘢痕组织清除干净。用刀片或刮匙做锐性剥离。一旦确定了骨性的外侧边界，就可以把刮匙伸到椎间孔里进行扩大开窗。因为这里的硬膜外腔是上次手术没有涉及的地方，没有粘连，因此损伤硬膜和神经根的风险较小。

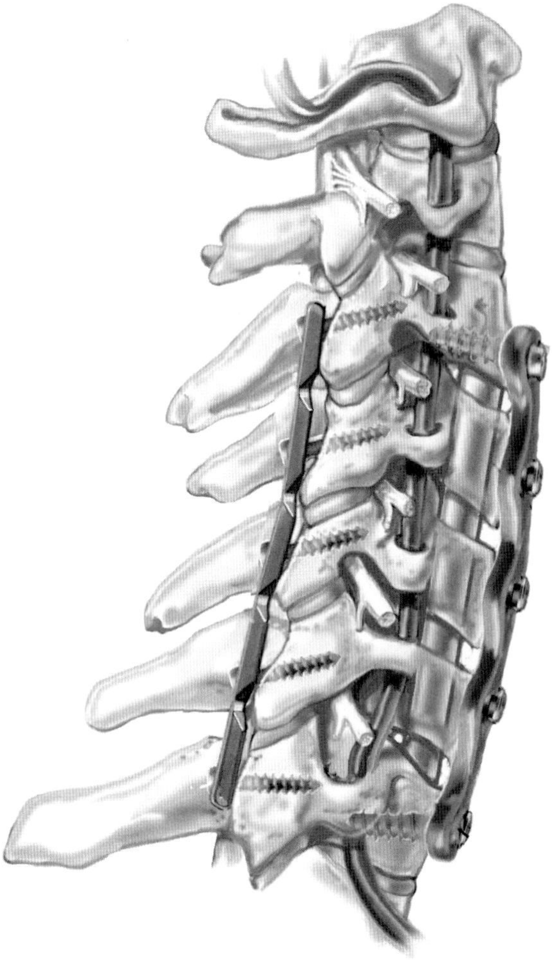

前后路联合颈椎融合技术

图 17-12. 前后路联合固定或 360°融合的必要性仍是有争论的问题。我们认为，短节段固定（1 或 2 个节段），单纯前路或后路就足以维持其稳定性了。多节段病变的病人可以考虑使用前后路联合固定手术。

常见错误

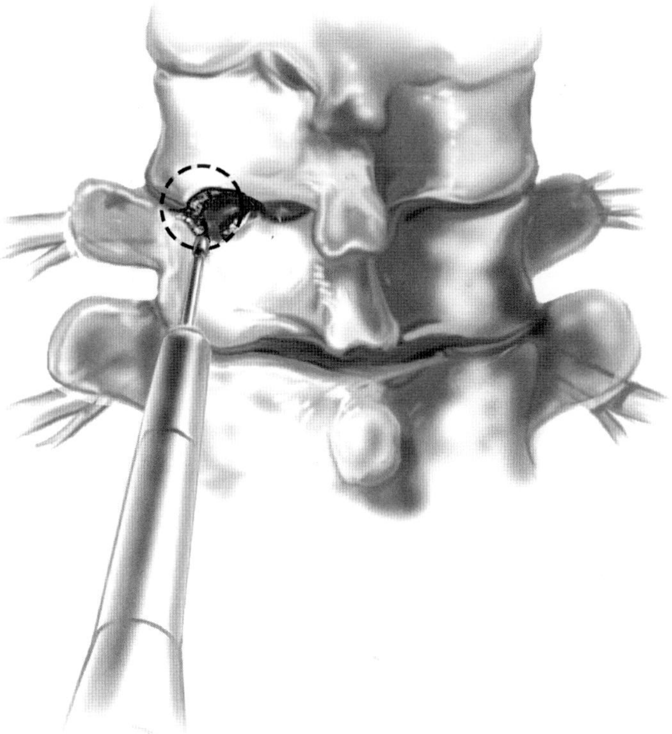

图17-13. 当采用“经椎板椎间孔开窗”显露 T1 和 T2 椎弓根时，常见的错误是磨钻开始的位置太靠外，不小心会磨掉椎弓根的内侧部分。因此在显露上胸椎椎弓根时，经椎板椎间孔开窗的部位应偏内一些，逐渐向外并可探查到椎弓根的内壁。

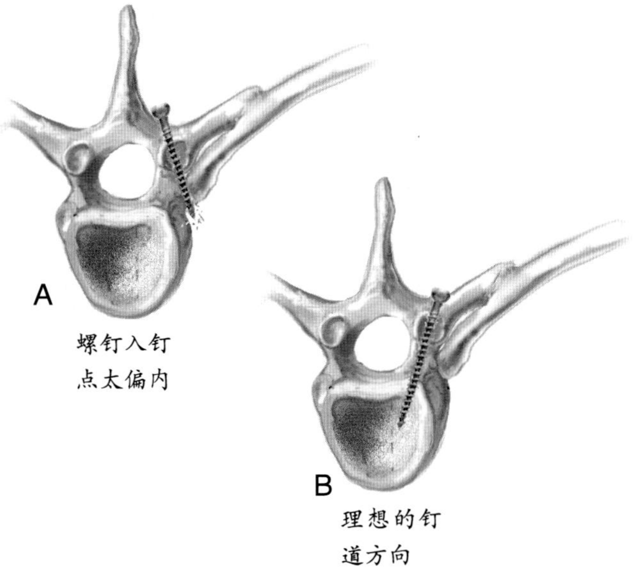

图 17-14，A 和 B. A，胸椎椎弓根入钉点位置偏内。上胸椎椎弓根螺钉入钉点要偏外，这样才能保证钉道的方向有从外向内倾斜的角度。如果螺钉的入钉点偏内，钉道的方向就要改向外，螺钉会从肋椎关节处穿出，当然，这有一定的稳定性。**B，**最佳的钉道方向是从外向内 25° ~ 30° 。

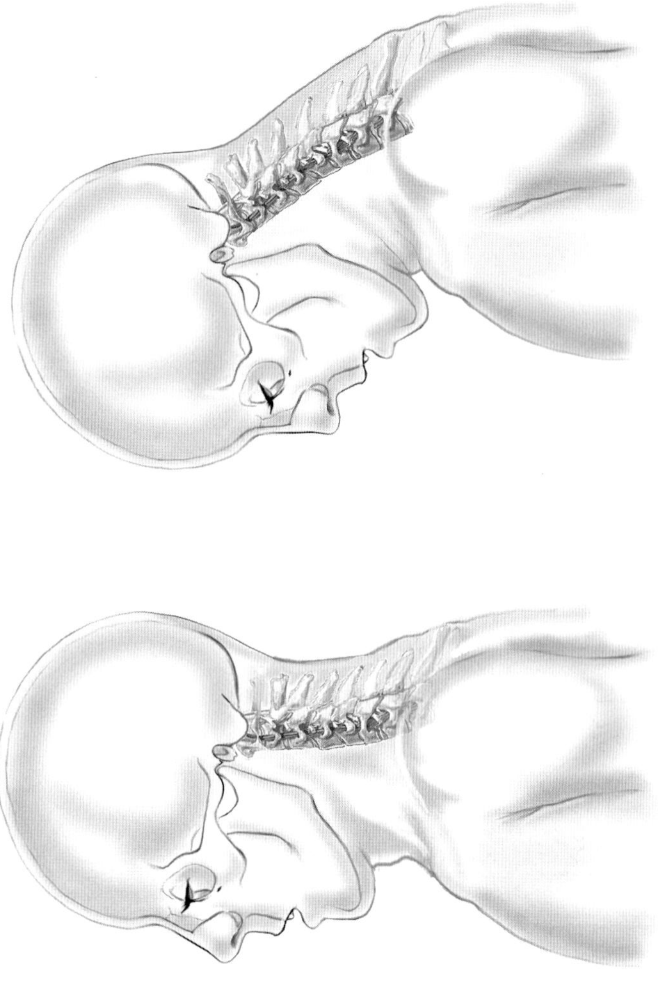

图 17–15. 体位。枕颈胸融合中保证矢状面上的平衡非常重要。我们发现将颈部融合于轻度屈曲位或military tuck位会引起吞咽困难。因此，手术铺单前用C形臂侧位透视了解颈椎矢状面的曲度情况，并可以通过调整头架改变颈椎的曲度。颈椎不稳定的病人术中在钉棒锁定前也可以根据 C 形臂的指导进行调整。

术后结果

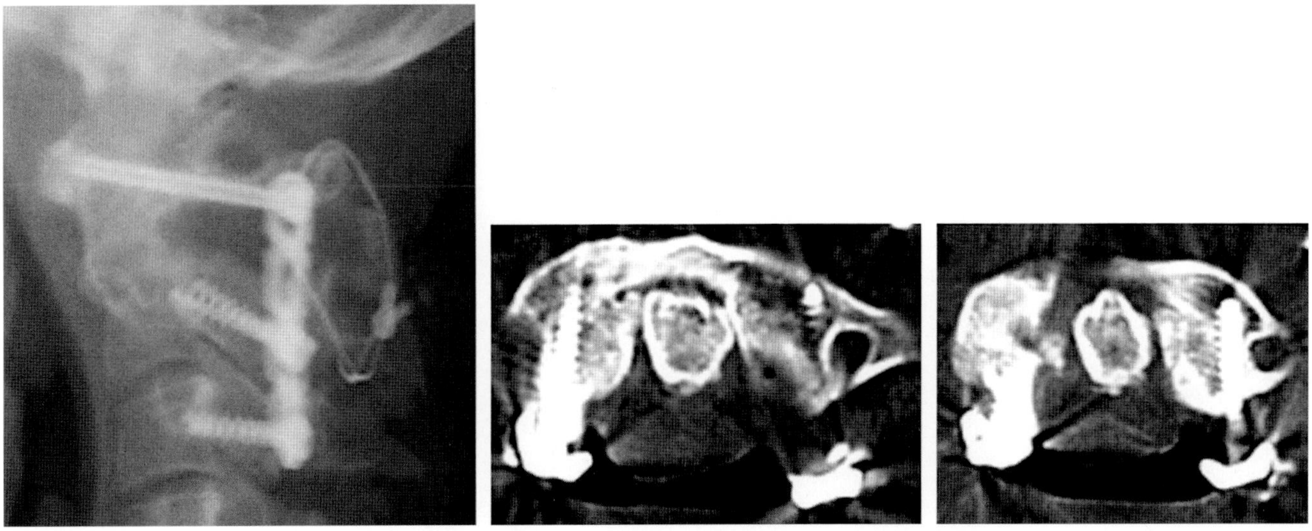

A B C

图 17–16，A ~ C. A，C1–C3 后路固定的侧位X线片。C1侧块螺钉、C2峡部螺钉、C3侧块螺钉固定。注意同时使用了后方张力带结构。**B 和 C，**CT 轴位片显示 C1 侧块螺钉的位置良好。

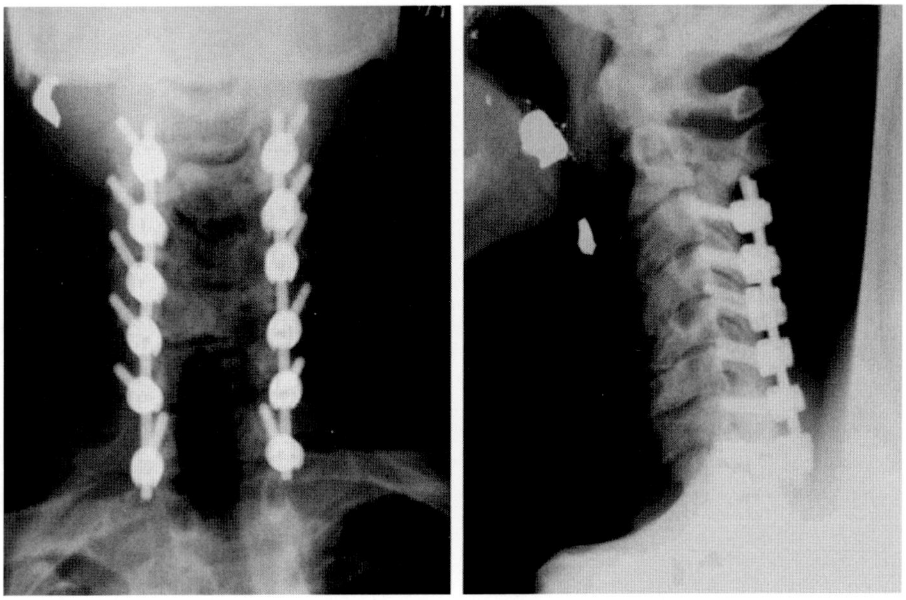

A B

图 17–17，A 和 B. 颈椎前后位 X 线片（A）和侧位片（B）显示 C3–T1 后路固定。C3–C7固定采用侧块螺钉，T1固定采用椎弓根螺钉。

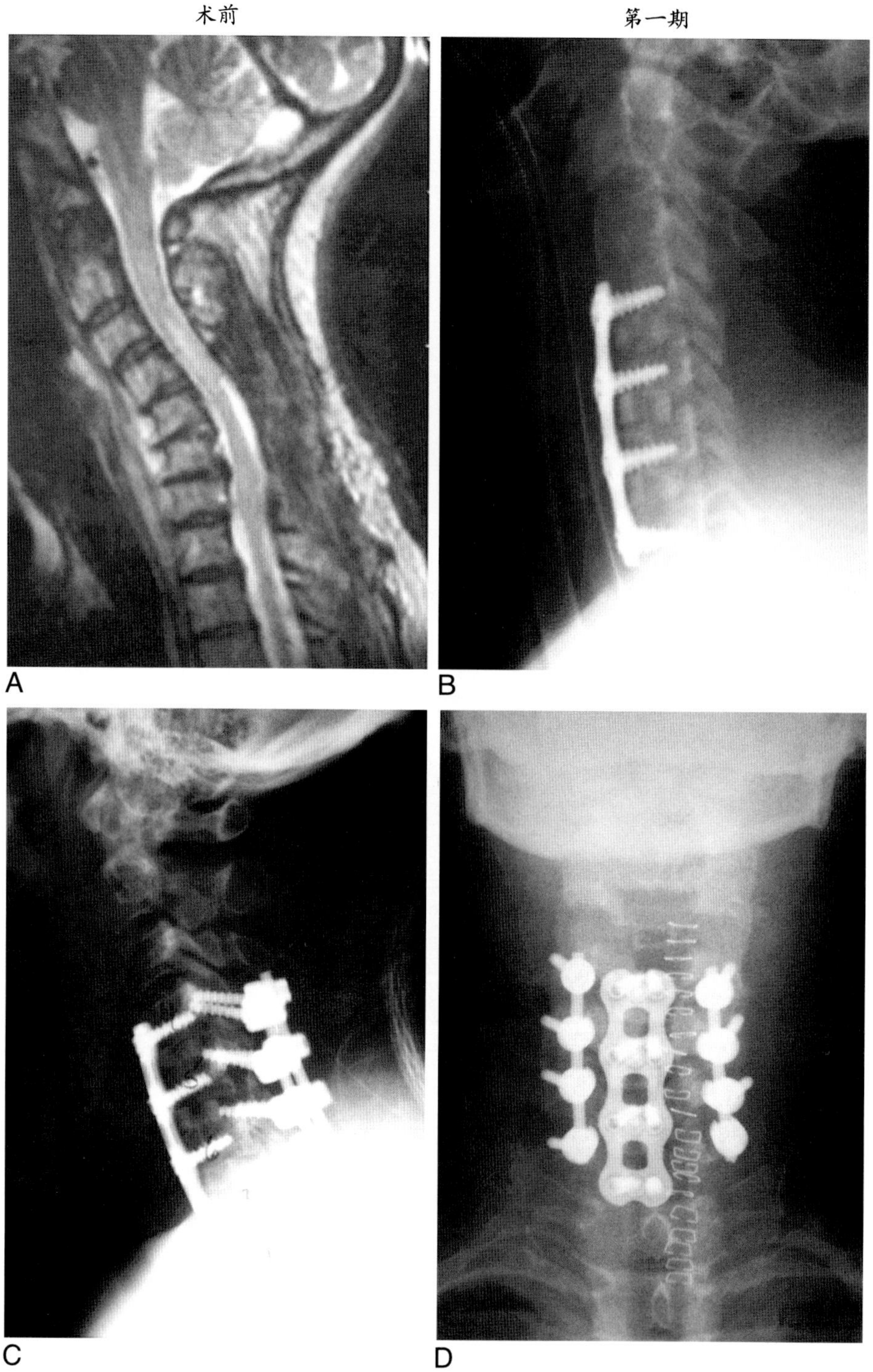

图17–18，A～D. A，侧位T2加权MRI显示椎板切除后颈椎后凸畸形。**B，**颈椎侧位 X 线片显示前路多节段间盘切除，椎间异体骨植入，钢板固定，颈椎后凸已经得到明显改善。**C，**侧位 X 线片显示后路侧块螺钉固定加强前路的固定效果，增加植骨融合的机会。**D，**前后位 X 线片显示前后路联合固定的情况。

第18章

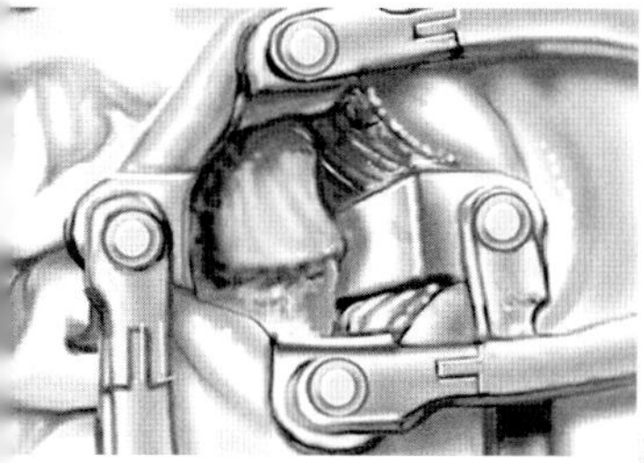

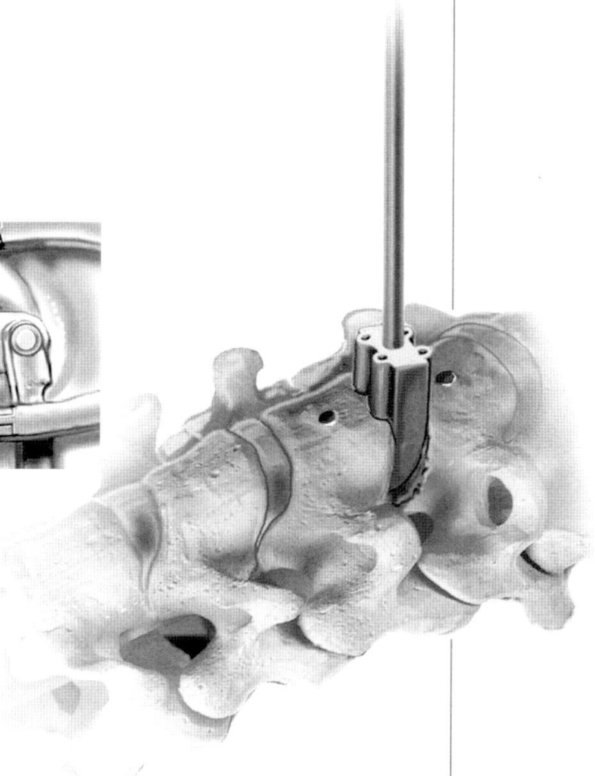

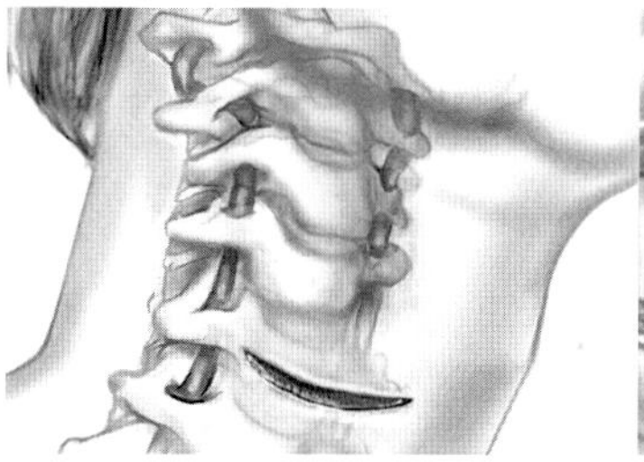

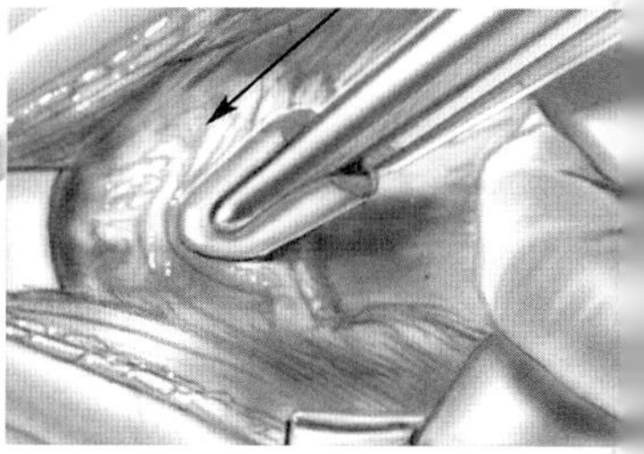

未来的技术发展

Prestige LP 人工颈椎间盘置换术

1991 年在英国的 Bristol 首次报道了金属 – 金属的人工颈椎间盘置换术。Bristol/Cummins 间盘已经有 14 年相当成功的临床与影像学随访结果。长期随访中，颈椎的屈伸位 X 线片显示仍保留有活动。第二代金属 – 金属假体，Prestige 间盘，于 1998 年首次使用。它有低剖面可植入的设计，配有新改进的植入装备。

颈椎间盘置换术的手术指征不是本章的讨论内容。许多因素需要考虑，比如病人的年龄、颈椎的活动度、关节僵硬程度和前次手术史。本章仅介绍Prestige LP 间盘的植入技术。

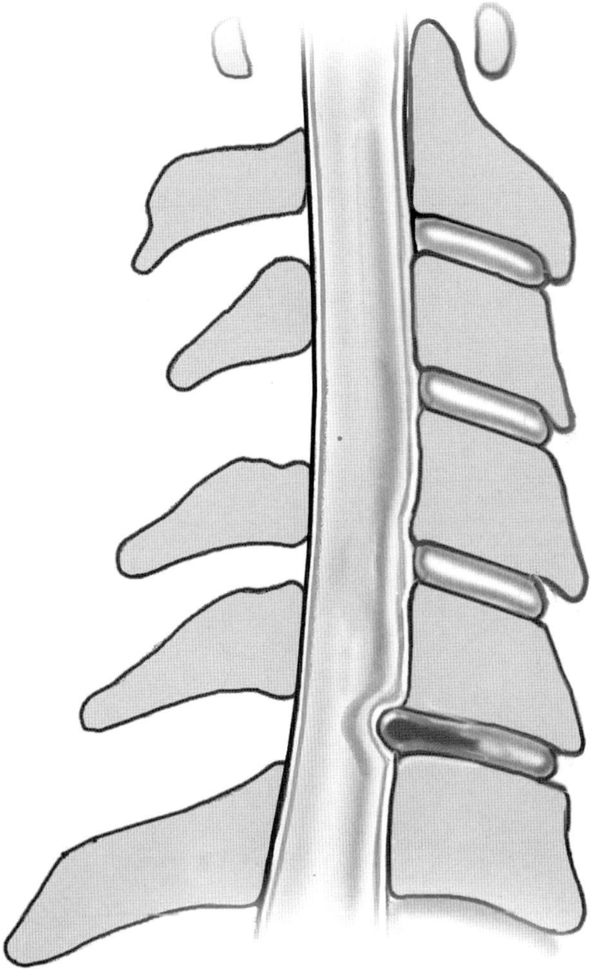

图18–1. 人工颈椎间盘置换的最佳适应证是中颈段单个椎间盘病变。椎间盘向中央或后外侧突出造成患者的脊髓或神经根受压。术前 CT 或 MRI 在受累节段平行终板处的扫描对选择假体大小很重要。应测量两个椎体中较小椎体的终板。其中CT影像更准确。测量时不应包括骨赘及一部分减压过程中须去除的椎体边缘。用Prestige LP试模测量判断放大因素。所选试模型号仅可作为术中选择模具和植入物的指导。试模可为植入假体位置的印记，但不能确定假体高度。最终假体尺寸还得依靠临床判断、术中椎间隙的准备和试置的情况而定。

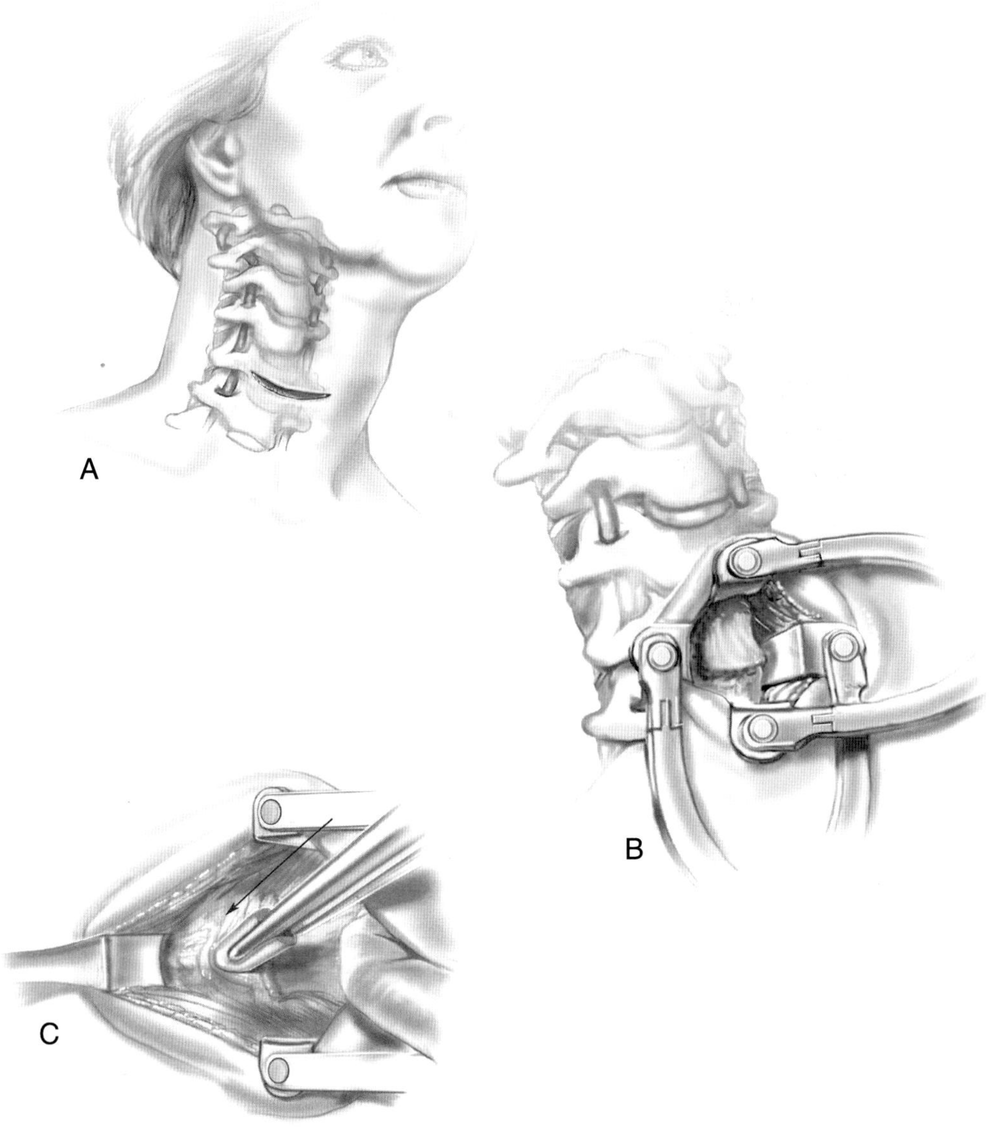

图 18–2，A ~ C. 病人仰卧头部置于中立位。颈后部垫布卷作为支撑保证颈部的前凸。下颈椎的显露需要将肩部向下拉以便透视时不受肩部的影响。在相应的节段水平做横切口（A），透视确定手术节段。将气管和食管拉向内侧，颈动脉鞘拉向外侧。暴露椎体前方，骨膜下剥离颈长肌。放置拉钩（B），清除椎体表面软组织（C）。

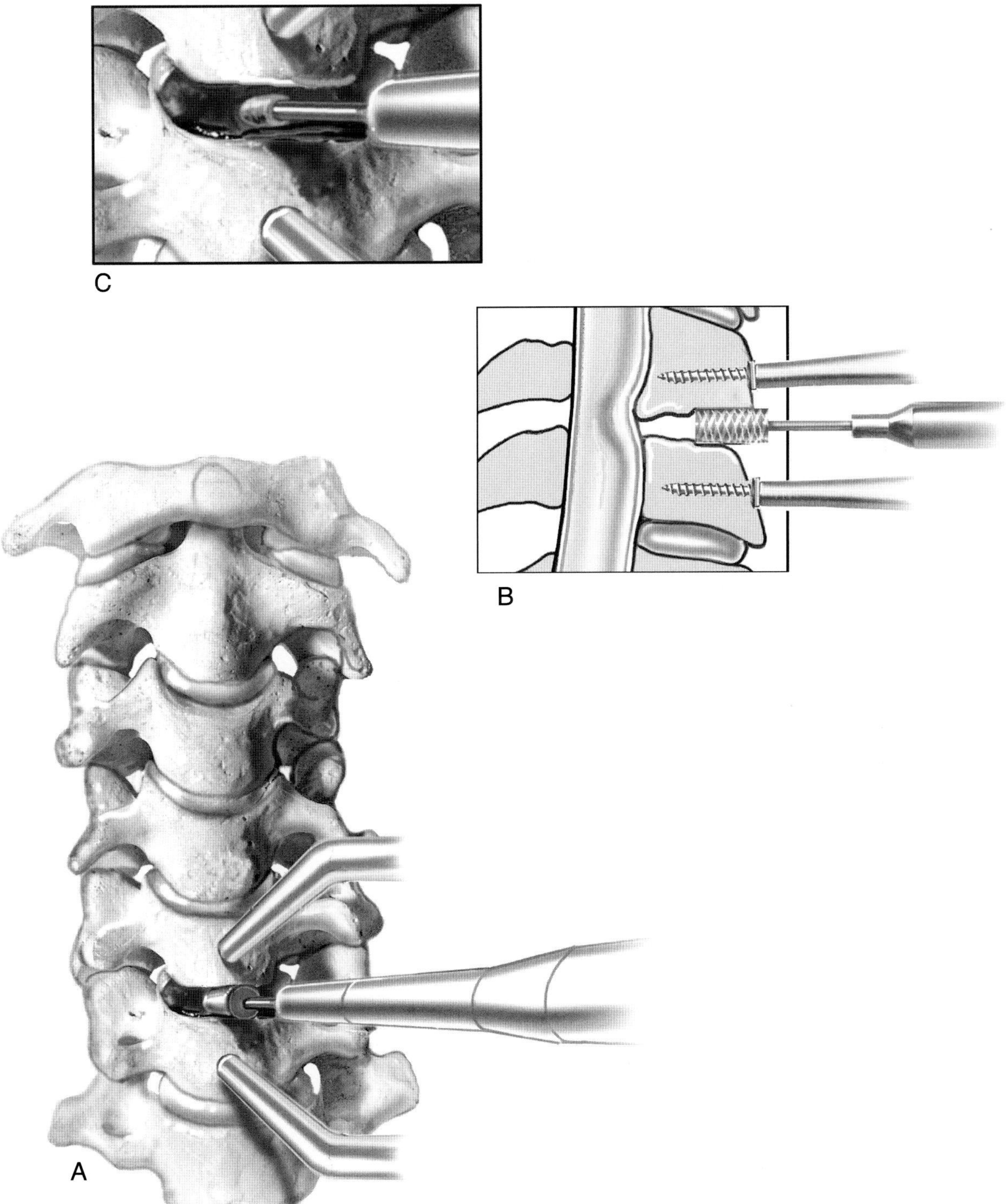

图 18–3，A ～ C. 彻底切除预定节段椎间盘的前部。按常规操作切除间盘和软骨组织，显露后纵韧带。于椎体中线拧入撑开器针，撑开椎间隙恢复前凸。用高速磨钻去除后方椎间盘和骨赘以彻底减压。去除后纵韧带，确认硬膜。用桶状磨钻扩大间盘切除的部位并创造平行的椎体终板。要注意仅仅去除软骨终板而避免去除过多骨性结构。

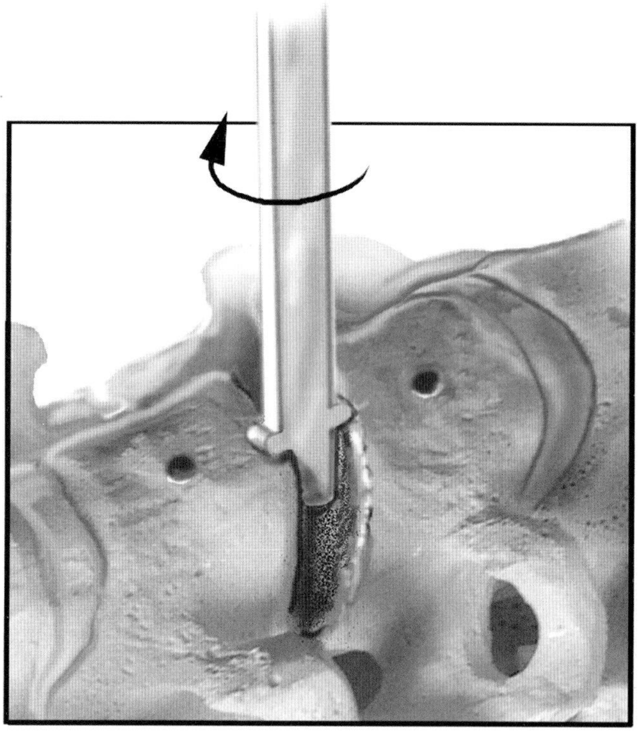

图18–4. 椎间盘切除、减压完成后，去除撑开器，椎间逐渐松弛。置入一楔形垫片，适当撑开椎间隙，以便于器械进入，修整终板。

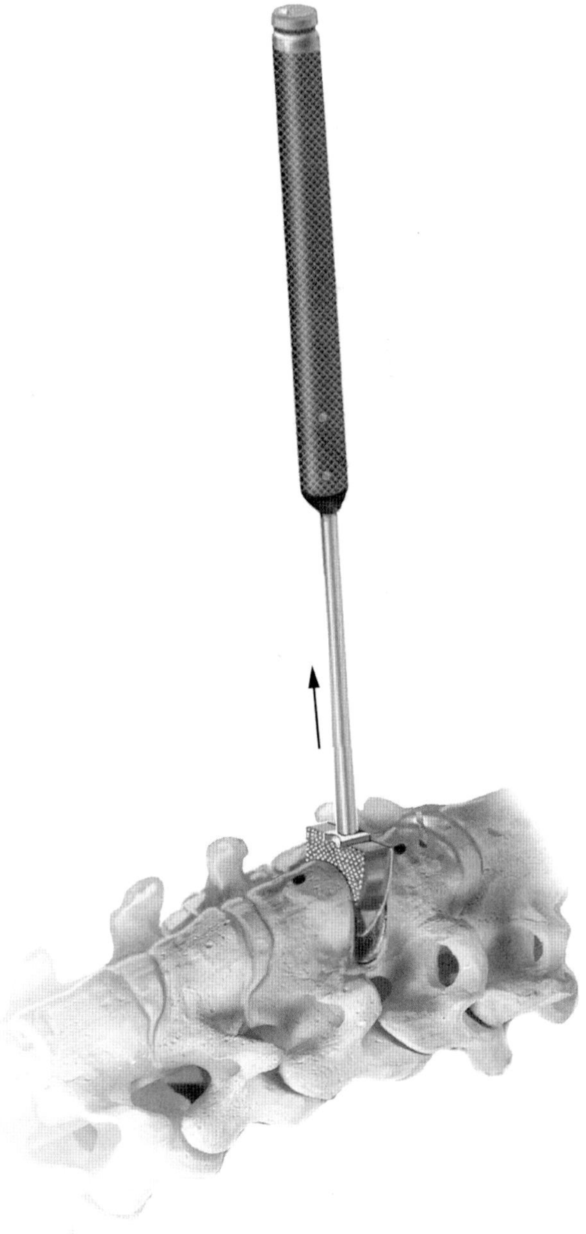

图18–5. 可以用模板锉（templated rasp）做终板准备。骨锉应与终板有最大面积的接触并且附带阻挡，以限制过度深入。将骨锉放入适当的深度向上提拉可以去除所有残存的组织。

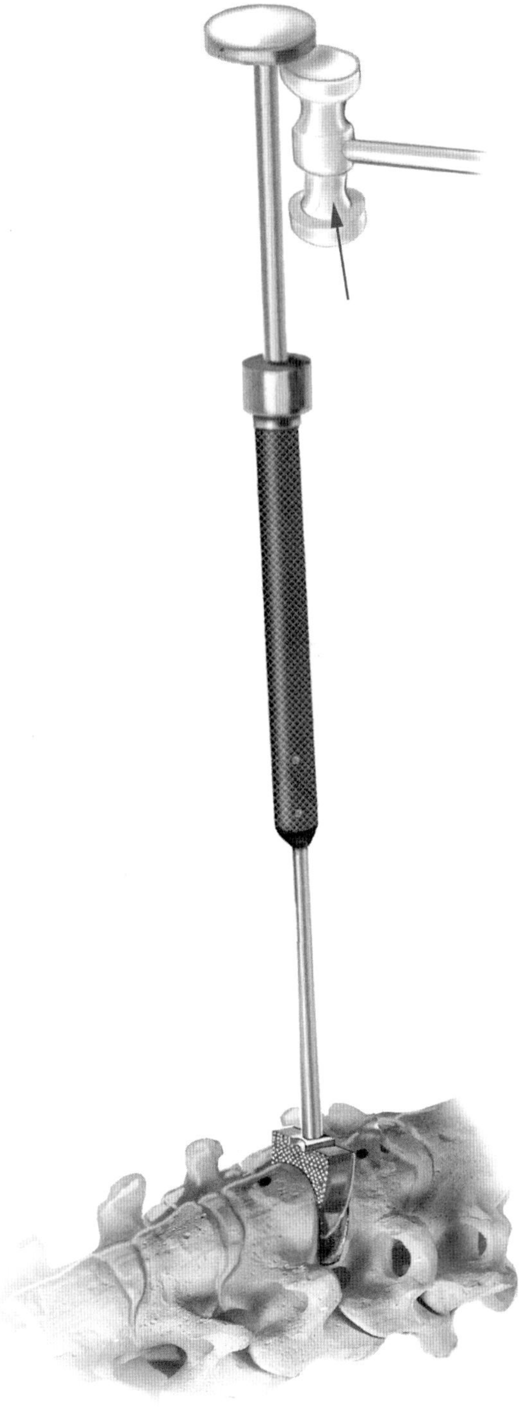

图18-6. 有时骨锉嵌入得太紧，可借助锤子将其取出。

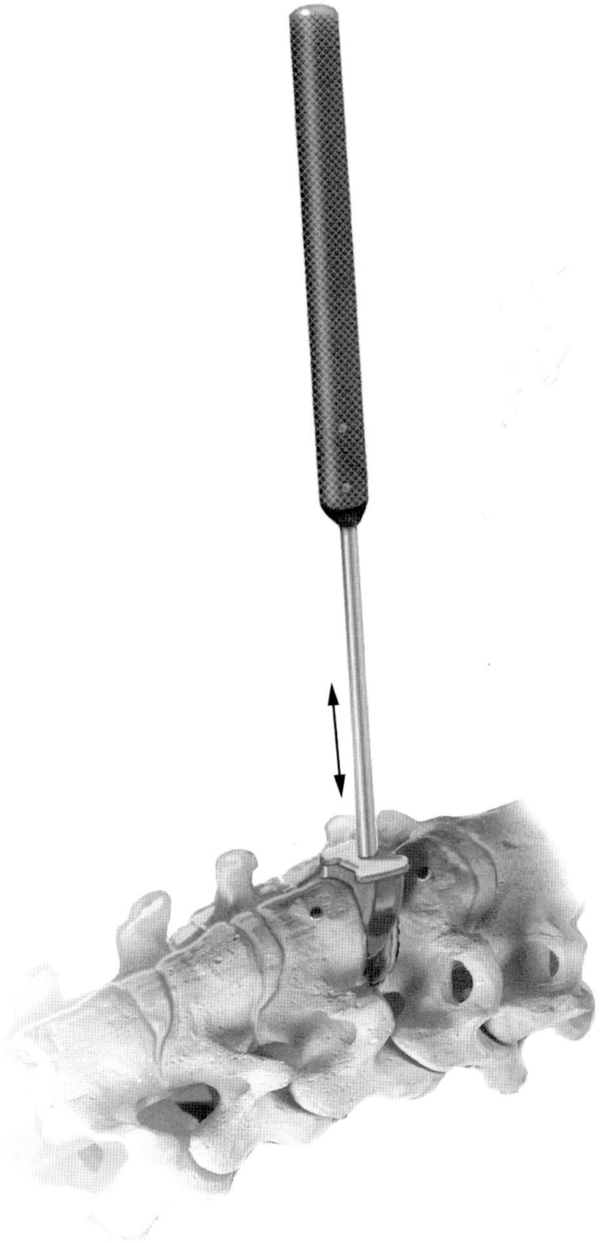

图18–7. 终板准备充分之后，可以植入试体证实椎间隙的大小。植入的试体必须与终板界面精确匹配。试体的高度和深度必须和椎间隙的高度和深度十分吻合，不能有撑开的作用。如果插入试体时有一点阻力就需要更换小一号的试体或重新准备终板。安放试体成功后，C形臂侧位透视证实其位置良好。透视应该看见准备的终板与试体的表面完全接触，试体的后缘必须到达椎间隙的后缘。试体的前面（即尾端面）有四个翼片（tabs），它必须与间盘假体的翼片相匹配。应去除椎体前缘所有骨赘，修平以使试体翼片与椎体前缘贴附。

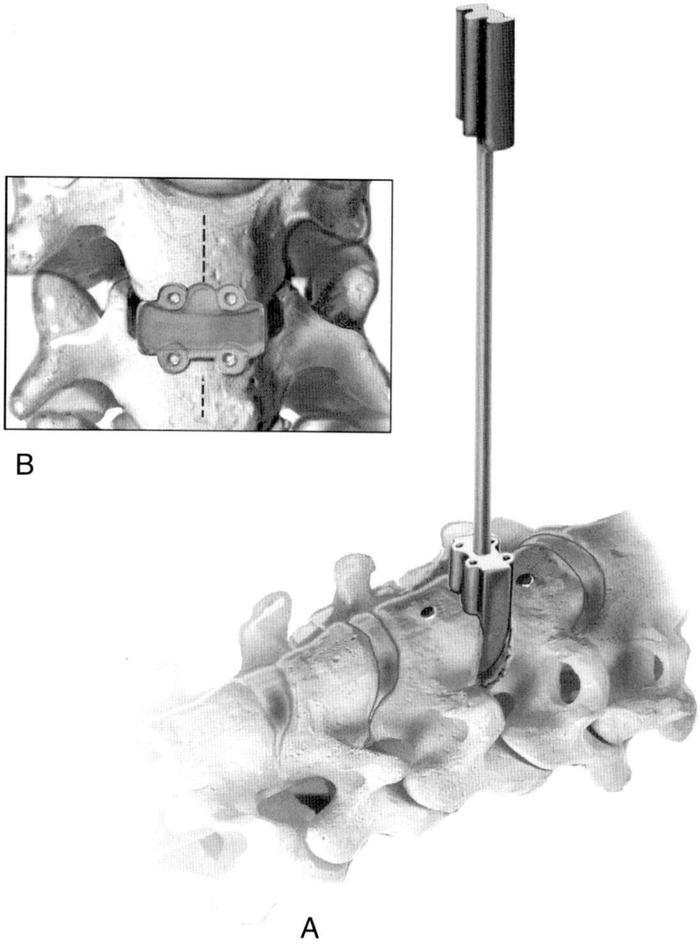

图 18–8，A 和 B. A，试体植入完毕，选用相应的轨道切割导向器做假体的固定隧道。导向器必须以椎体中线为中心，轻轻地敲入。**B，**嵌入轨道切割导向器直到四个钻孔导向器接触到椎体前缘。

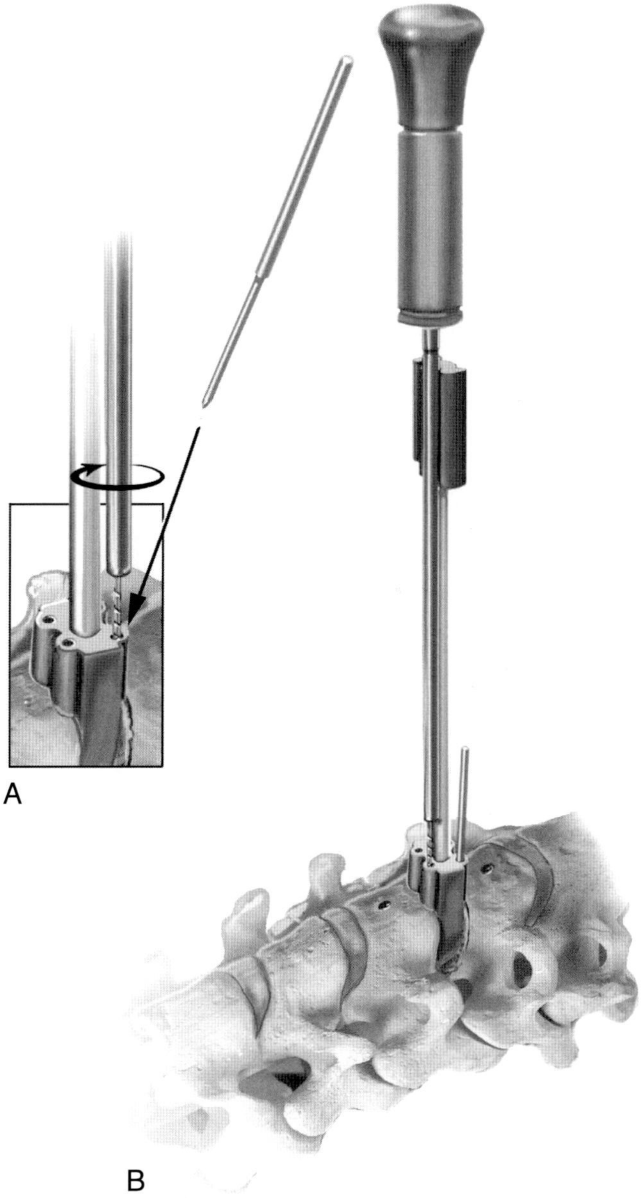

图 18–9，A 和 B. 将钻插入轨道切割导向器的导孔中。制作终板上的第一个固定隧道。保持轨道切割导向器的位置，取出钻头，插入临时固定钉。做对侧固定隧道钻孔，取出钻头后插入临时固定钉。接着做第三个、第四个固定隧道。最后取出轨道切割导向器和临时固定钉。这时两个终板上应该有两对相互平行的隧道。如果隧道不平行，则应该检查两个终板是否平行，重复上述操作步骤。

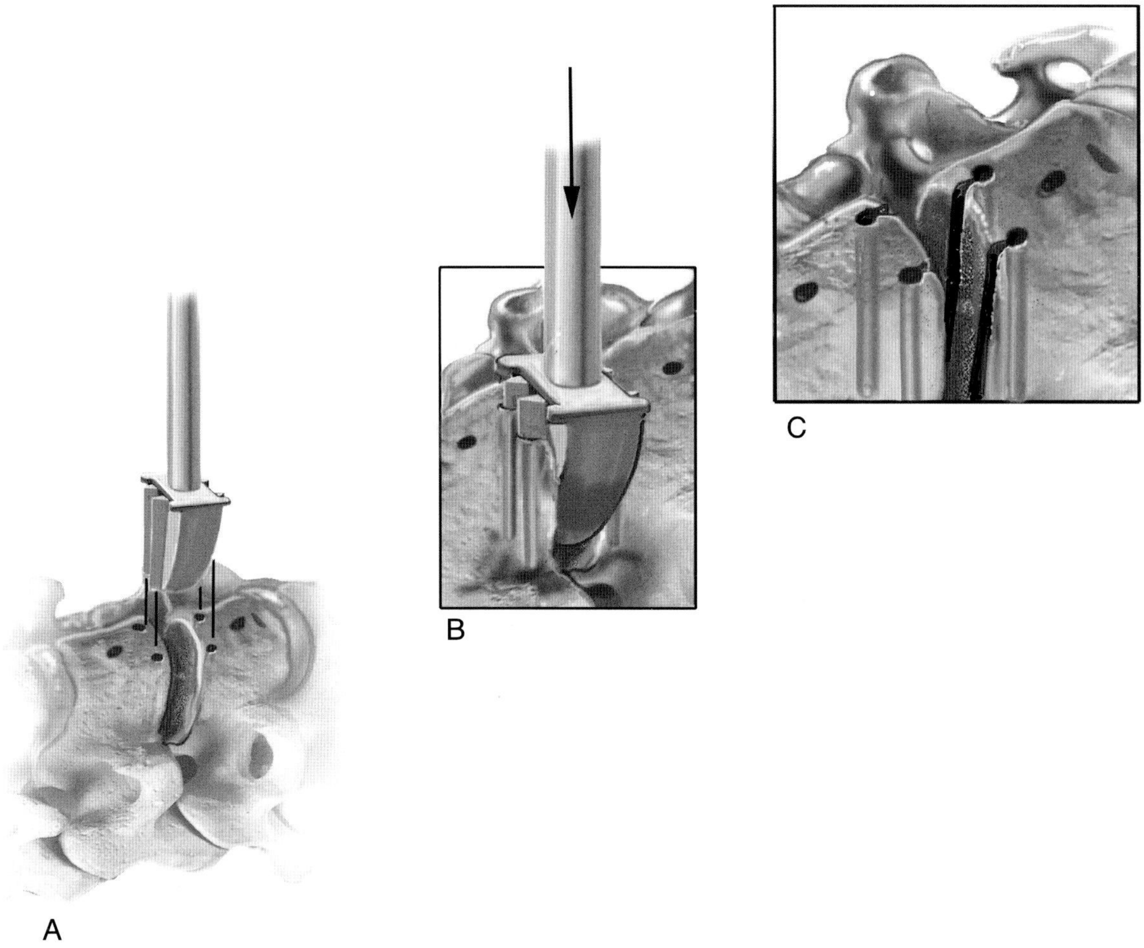

图18–10，A ~ C. A，轨道切割导向器的四个切割刃对准先前做好的四个隧道孔。**B，**轻轻敲入使之与椎体前缘平齐。**C，**切割完毕后应如图所示。

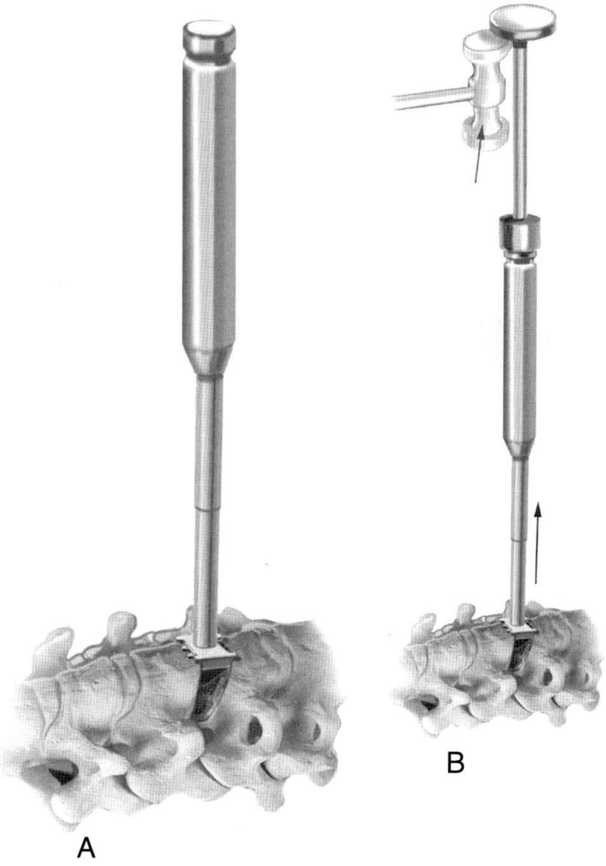

图 18–11，A 和 B. 隧道切割（A）和取出骨锉（B）的整体观。

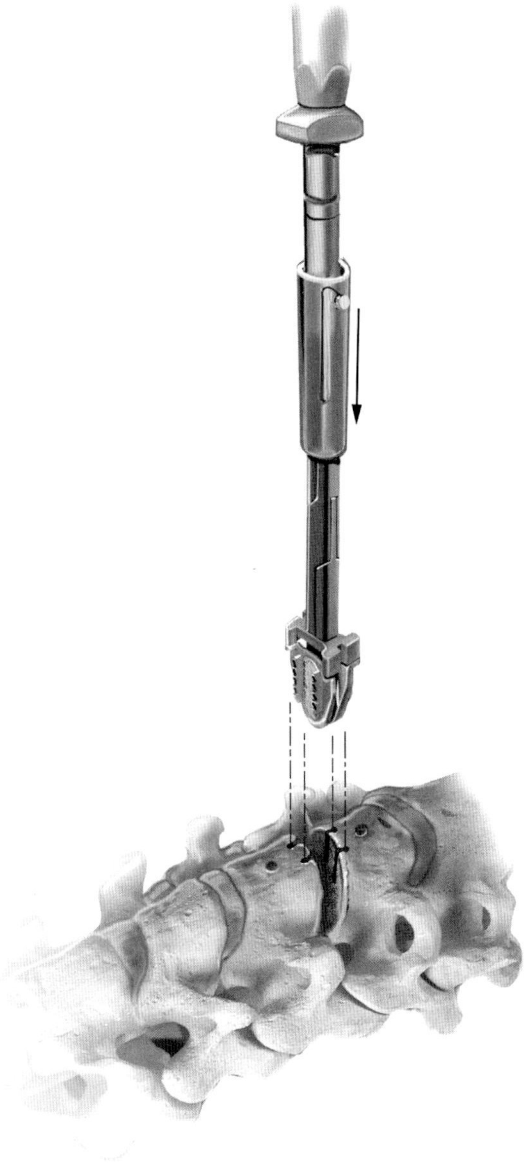

图 18–12. 选择大小合适的 Prestige LP 间盘（假体）植入相应的孔内。假体的球形部在上。假体的插入器的四个尖头分别对准四个孔，即假体前面的四个翼片上，利用插入器的尖头（inserter prongs）假体置入其中，外鞘朝向椎间盘。假体球形部在上，置入后其轨道在终板上的隧道中。

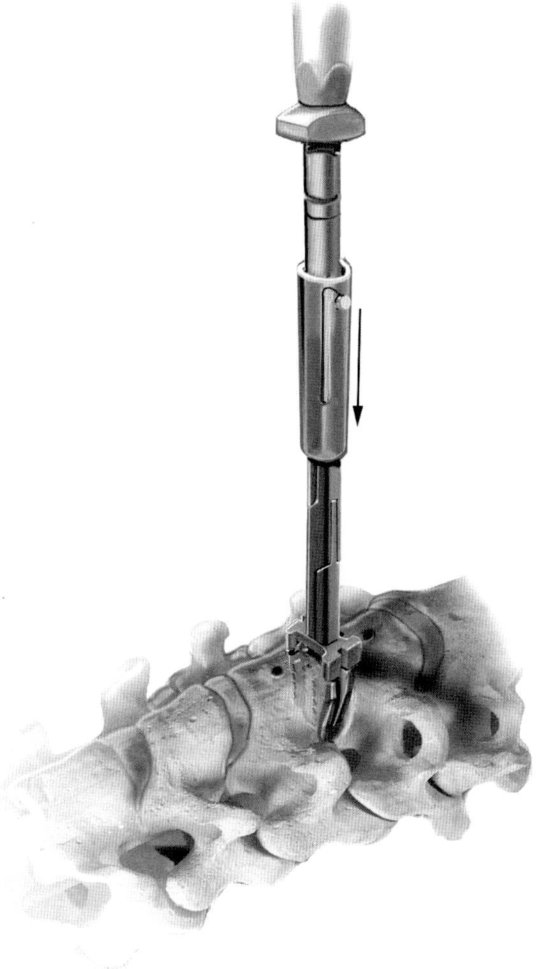

图 18-13. 将假体插入准备好的间隙后，用锤子轻轻嵌入，直至间盘翼片与椎体前面接触。如果椎体前面不平，在翼片和椎体前面之间会有一个窄窄的间隙。这是可以接受的。

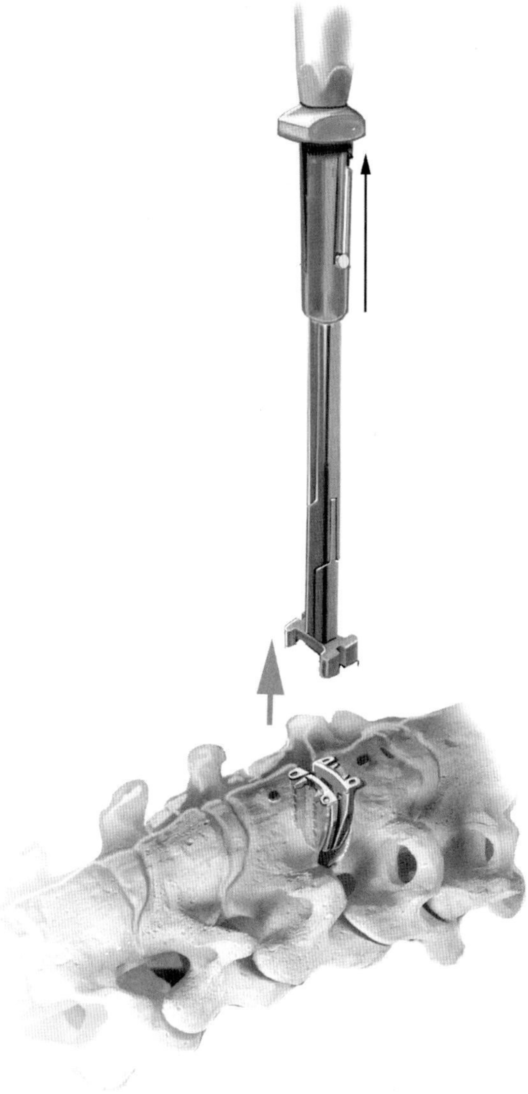

图18–14. 滑出前鞘，轻轻取出插入器。如果需要可以再次用锤子嵌紧，以使假体完全嵌入椎间隙。

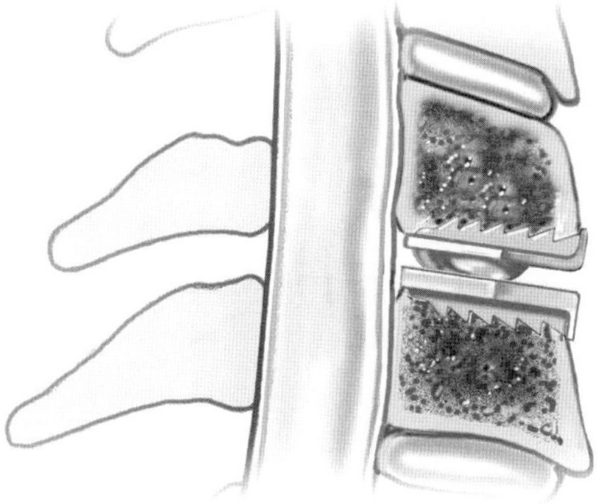

A

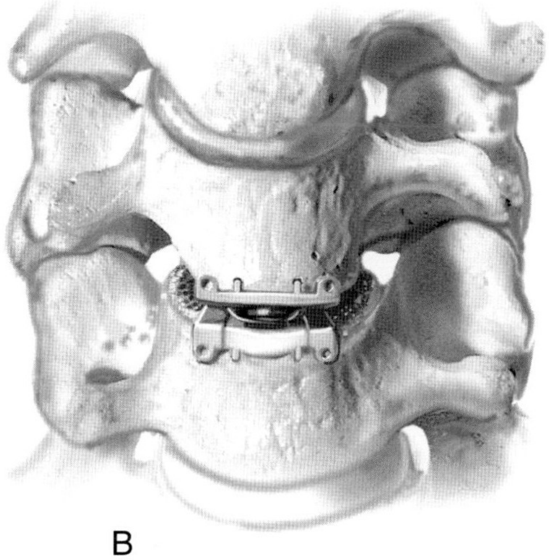

B

图 18-15，A 和 B. 假体安装完毕，拍摄前后位和侧位 X 线片证实假体的位置是否合适。常规方法关闭伤口。如果假体的位置不理想或由于某种原因必须取出假体，可以用钻在假体和终板间钻孔制作一个间隙，然后用钳子取出。

术后结果

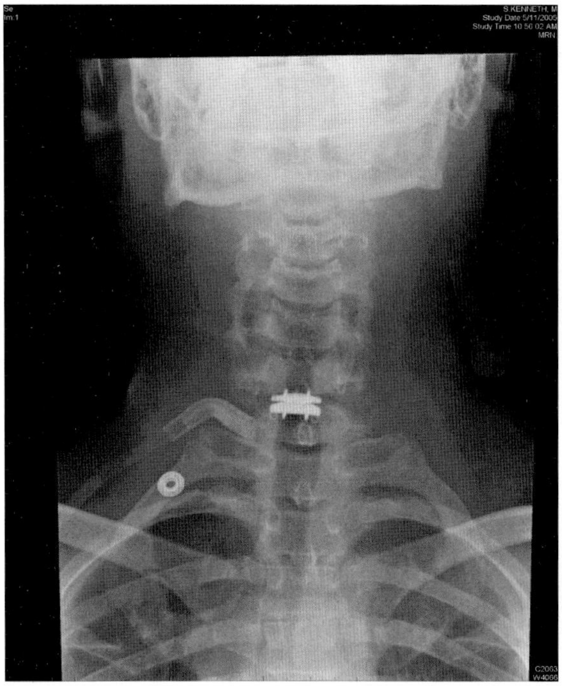

A

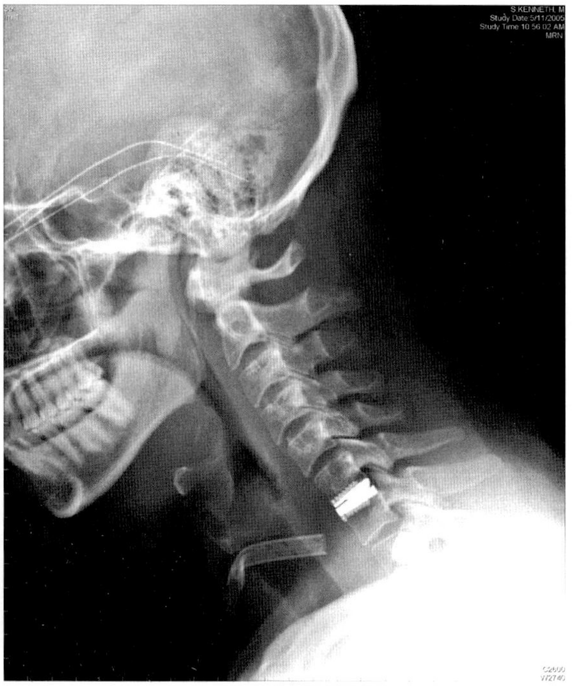

B

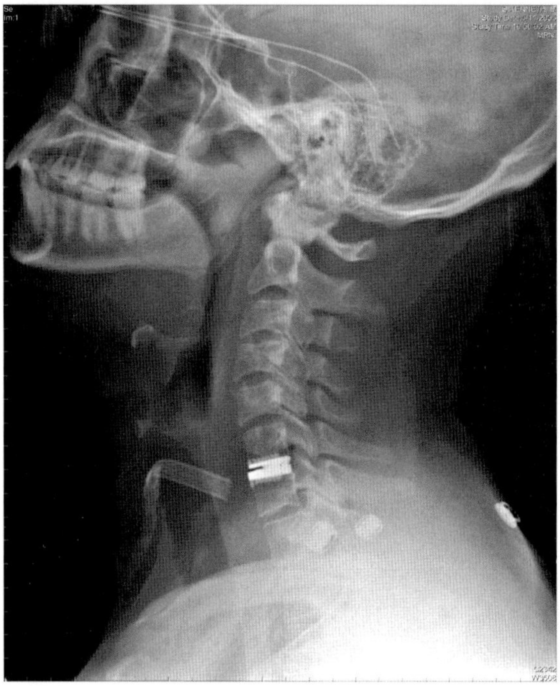

C

图 18–16，A ~ C. A，前后位 X 线片证实 Prestige LP 人工间盘位于中线位置上。屈曲（**B**）和伸展（**C**）位片证实手术节段的椎间活动得以保留。